TROUVER LE BIEN-ÊTRE

DO IN
SHIATSU

DU MÊME AUTEUR

La Voie du Yoga
Ed. De Vecchi

CLARA TRUCHOT

TROUVER LE BIEN-ÊTRE

DO IN
SHIATSU

Techniques de revitalisation

Illustré de 140 schémas
et de 200 photographies

Préface du Dr Andrée Bonneaud

Le Courrier du Livre
27, rue de Fleurus, 75006 Paris

Dessins de Claude Lorraine
Photos de Gérard Nizet

L'auteur exprime ses remerciements à Lucienne, Hortense, Karolina et Claude, qui ont accepté de poser pour les photographies de ce livre.

ISBN 2-7029-0089-5

Sommaire

PREMIÈRE PARTIE : TAO

DEUXIÈME PARTIE : DO IN

TROISIÈME PARTIE : SHIATSU

AVANT-PROPOS DE L'EDITEUR

L'expérience de Clara TRUCHOT est basée sur une formation paramédicale, de solides notions d'acupuncture et des années d'enseignement du Yoga. Son intérêt pour les mystères de l'énergie vitale l'a tout naturellement conduite à s'intéresser à DO IN et SHIATSU, techniques extrême-orientales régies par les mêmes lois énergétiques que l'acupuncture et le yoga.

Après avoir, par une pratique constante, approfondi et enrichi ses connaissances, elle a cédé à la demande de son entourage (professeurs de yoga, adeptes, éducateurs) et accepté de transmettre DO IN et SHIATSU sous leur forme simplifiée d'art familial.

Ce manuel regroupe cours théoriques et exercices pratiques. Il s'adresse (en tant qu'aide-mémoire) à ceux qui sont déjà initiés, mais il est aussi dédié à tous ceux qui, à titres divers, se devraient de connaître et de pratiquer ces merveilleuses techniques :

— si vous avez choisi d'étudier une discipline de perfection : yoga, tai-chi-chuan, arts martiaux, DO IN et SHIATSU contribueront à vous faire progresser dans cette voie ;

— si vous devez suivre une thérapie, l'adjonction de

DO IN et SHIATSU constituera une aide précieuse pour votre évolution ;

— si vous avez des difficultés de communication, voici le moyen infaillible d'établir des contacts ;

— si vous souhaitez vous rendre utile et donner un sens à votre vie ;

— si vous avez tant de mal à « émerger » le matin ;

— si, éducateurs ou animateurs, vous déplorez la fatigabilité et l'inattention de vos élèves. Vous n'ignorez pas qu'on ne peut dissocier le bien-être des enfants de celui des enseignants. En expérimentant DO IN sur vous-même et en appréciant ses ressources vous serez à même de choisir pour eux des exercices simples, amusants qui en quelques minutes pourront stimuler l'énergie défaillante et redonner entrain et bonne humeur ;

— si vous êtes une personne dite du troisième ou quatrième âge, vous pouvez trouver ici la possibilité de vous revitaliser ;

— sans oublier les handicapés pour qui DO IN, même partiellement pratiqué, peut être une ressource inespérée de prise de conscience du corps.

En bref, ce livre s'adresse à presque tout le monde, car les techniques proposées sont présentées de façon claire et simple.

Puisse-t-il atteindre son but : faire comprendre au lecteur que seuls la connaissance et le respect des lois profondes de la nature peuvent permettre à l'homme bien portant de ne plus être un malade qui s'ignore.

« Connais-toi toi-même et tu connaîtras l'Univers et les Dieux. »

SOCRATE.

Il ne tient qu'à vous de faire vôtre ce grand précepte de la Sagesse des Anciens...

PREFACE

Devant les progrès de la Science en général, et de la médecine en particulier, aucun être raisonnable ne peut rester indifférent.

L'intelligence humaine mérite certes l'admiration, et certains sont fiers d'être un animal supérieur.

Cependant, il est permis d'avoir peur et de se poser des questions : Où allons-nous ? L'homme ne joue-t-il pas à l'apprenti sorcier ? Ne méconnaît-il pas trop souvent les lois de l'Univers ?

Selon ces lois, l'homme n'est qu'un maillon entre deux mondes : il est la jonction entre les énergies célestes et les énergies terrestres (idéogramme ci-contre).

Que va devenir notre pauvre petit homme du XXe siècle (sans doute plus encore celui du XXIe) devant les énormes perturbations énergétiques produites par l'hypertrophie des acquisitions matérielles (terrestres) aux dépens des progrès spirituels (célestes).

Il est notoire que la société de consommation enferme l'individu dans un espace matérialiste : il n'a plus le temps de penser, et il trouve à peine le temps de se défendre pour vivre à travers des besoins matériels de plus en plus contraignants qui ne le satisfont que momentanément.

Les conséquences pathologiques sont inévitables. Les médecins ont créé le mot « stress » pour désigner à la fois le concept d'agression et de réaction à l'agression.

L'exemple d'un pauvre petit rat ligoté dans un espace restreint et chez lequel se développe un « ulcère de contrainte » est significatif. Ce petit animal ligoté (agression) a mal réagi au stress, c'est-à-dire que ses centres supérieurs n'ont pas su ouvrir le robinet de la neuro-sécrétion qui aurait empêché l'inondation de son estomac par un suc gastrique trop acide.

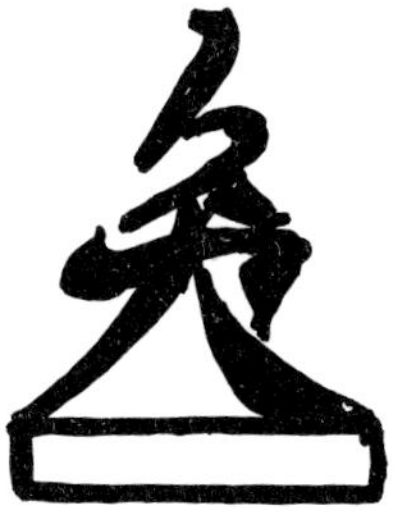

Actuellement, tout être humain reçoit inévitablement un excès d'agressions.

La neuro-endocrinologie, science de pointe, étudie les réactions sécrétoires du cerveau aux agressions. Mais la médecine contemporaine n'a pas encore trouvé la thérapeutique des mauvaises réponses au stress. Et afin d'aider l'individu à récupérer ou à maintenir son bon équilibre énergétique qui seul peut lui permettre d'affronter avec succès les agressions constantes, la médecine moderne commence à admettre la *relaxation,* la *psychothérapie,* l'*hypnose* (appelée sophrologie), certaines formes de *yoga,* etc.

L'*acupuncture,* méthode thérapeutique millénaire venue de Chine, est enfin prise au sérieux, à tel point que des chercheurs éminents établissent actuellement les correspondances entre les neuro-sécrétions et les méridiens. Et, du Japon, nous parviennent aujourd'hui des techniques de bien-être, qui s'appuient sur les mêmes principes philosophiques que l'Acupuncture : *do in* et *shiatsu.*

Clara Truchot, déjà spécialiste d'une technique de bien être, et non des moindres, puisqu'il s'agit du *yoga,* souhaite faire connaître ces moyens de rééquilibration venus du Japon.

Après avoir étudié les bases de l'Acupuncture, et approfondi les techniques de *do in* et *shiatsu,* elle en expose les principes dans ce livre pratique, simple, direct, qui doit aider chacun de nous à « répondre au stress » en retrouvant ou en maintenant son équilibre énergétique, c'est-à-dire sa santé physique et mentale.

Avec elle, je vous engage à utiliser ces clés du bien-être que sont *do in* et *shiatsu.*

Dr Andrée Bonneaud
Neuro-endocrinologue
Acupuncteur

AVERTISSEMENT DE L'AUTEUR

« *Il faut partager son savoir avec tous les hommes afin de bâtir une société meilleure.* »

T. NAMIKOSHI

Cette profession de foi et l'insistance de tous ceux qui, autour de moi, apprennent à gérer leur capital santé m'ont décidée à consigner dans un manuel les techniques de base de *do in* et *shiatsu*.

Cet ouvrage ne prétend surtout pas s'adresser à des professionnels. Il n'est question ni de les concurrencer ni de remettre en cause leur habileté et leur savoir.

Il est conçu pour tous ceux qui éprouvent le besoin de connaître leur corps, de savoir l'entretenir, de faire face aux petits problèmes quotidiens ne relevant pas du spécialiste, de permettre à l'organisme d'utiliser son merveilleux pouvoir d'autoguérison.

Le *shiatsu* est au Japon une science officielle. Il n'en demeure pas moins, comme l'explique le grand maître T. Namikoshi, un art familial à la portée de tous :

« *L'instinct,* dit-il, *est à la base de cette science, et si les maladies sérieuses nécessitent l'intervention du spécialiste, n'importe qui, avec des connaissances de base, peut réaliser des traitements simples qui feront disparaître la fatigue, les douleurs d'épaules et de dos, etc. Il est non seulement possible d'utiliser le* SHIATSU *pour rendre la vie des autres plus saine et plus agréable, mais il est aussi bénéfique d'appliquer ces techniques à soi-même.* » (Shiatsu, T. Namikoshi, Ed. G. Le Prat.)

C'est dans cet esprit et avec cet objectif que je vous invite à prendre connaissance de cet ouvrage.

INTRODUCTION

Nul n'ignore plus actuellement que la vie moderne et son rythme diabolique exposent l'individu à des situations dites « stressantes ».

Il en résulte une fatigue nerveuse qui caractérise notre époque et tient une place prépondérante parmi les nombreux maux dont notre siècle est atteint.

C'est un fait que la plupart des gens vivent aujourd'hui dans un état de tension permanente dû tant à la sédentarité et à une mauvaise hygiène alimentaire qu'aux agressions de toutes sortes créées par un milieu artificiel dans lequel l'être humain est bien obligé de vivre mais avec lequel il a de plus en plus de mal à composer.

Cette fatigue nerveuse se traduit par des symptômes variés qui vont de la simple migraine à la dépression en passant par l'insomnie, les troubles de la mémoire, les troubles digestifs, cardio-vasculaires, respiratoires, etc.

Ces symptômes, simplement fonctionnels à leur début, peuvent évoluer vers de véritables lésions organiques et avoir à la longue des effets désastreux sur toute la personnalité.

Ajoutons à cela et pour couronner le tout, qu'il existe de nos jours un langage spécial, réel phénomène d'intoxication psychologique, tendant à convaincre l'individu qu'il est malade ou malheureux. Pauvre homme moderne « *névrosé, aliéné, étranger en terre étrangère, angoissé, surmené, stressé, déraciné, infirme, humilié, battu, tourmenté, désespéré, désenchanté, essoufflé, en plein désarroi physique et mental...* » Belle propagande qui arrive hélas à créer un climat de doute et d'insécurité dans les esprits les plus solides ! Quelle manne pour les thérapeutes de tous ordres et les multiples marchands de bonheur chimique !

Alors ce pauvre « *homme-zombi* », voué, semble-t-il à une aliénation totale, n'a-t-il plus aucun recours ? Si ! Car la nature, qui heureusement fait bien les choses, place, comme il se doit, le remède à côté du mal.

Les excès mêmes de notre époque ont provoqué une réaction salutaire et suscité la découverte et l'éclosion de techniques de bien-être qui ont toutes comme dénominateur commun l'épanouissement de l'homme, la prise de conscience et l'utilisation de ses facultés latentes, la recherche d'un mode de vie harmonieux.

Dans l'ensemble ces techniques sont loin d'être une acquisition moderne. Elles nous viennent pratiquement toutes de l'Extrême-Orient où, depuis le fond des âges elles ont été préservées et transmises à travers vicissitudes et changements.

Parmi un large éventail de procédés qu'un lien subtil relie toujours entre eux, citons le *Yoga,* venu de l'Inde, le *Tai Chi Chuan,* de Chine, *l'Aïkido* du Japon. Le succès foudroyant que connaissent actuellement ces disciplines ne peut s'expliquer que par le besoin profond d'un retour aux sources au milieu d'un environnement oppressant. On retrouve dans toutes ces méthodes le même souci d'harmoniser, de revitaliser l'être humain tant sur le plan physique que sur le plan psychique et mental.

DO IN et SHIATSU que nous vous présentons dans cet ouvrage poursuivent le même but.

C'est du Japon, léguées par la sagesse des Anciens, que nous parviennent ces deux techniques simples, efficaces, accessibles à tous, véritables panacées familiales pour la prévention et l'entretien de la santé.

DE L'ORIENT A L'OCCIDENT

Aboutissement de quarante siècles de médecine, de thérapie et de philosophie orientale, *do in* et *shiatsu* commencent enfin à retenir l'attention d'un vaste public en Occident.

Ce sont donc de véritables sciences ancestrales, mais ce sont également, et c'est sous cette forme que nous les présentons ici, des techniques de bien-être destinées à prévenir la maladie, à maintenir et renforcer santé et équilibre. Elles se suffisent à elles-mêmes mais elles peuvent s'allier avec bonheur à d'autres techniques orientales telles que *Yoga, Tai Chi, arts martiaux,* ou devenir de précieux adjuvants aux thérapies occidentales modernes, *Shultz, Alexander, sophrologie, gymnastiques douces, etc.*

Do in et *shiatsu* sont de pratique courante au Japon où ils font partie de la vie familiale et débouchent sur un véritable art de vivre. Ils ont pour but immédiat la libre circulation de l'énergie dans le corps, condition primordiale d'une bonne santé physique et mentale.

Contrairement à l'Orient, l'Occident a toujours dédaigné le corps et perdu la compréhension de son langage. Force est de constater qu'à notre époque pratiquement nul n'ignore le fonctionnement d'une fusée interplanétaire alors que bien peu de gens s'intéressent au mécanisme et à la réfection de leur propre véhicule : ce corps avec lequel ils vivent et qui doit les conduire jusqu'à la mort...

Qui se soucierait de son corps s'il ne se manifestait un jour par la souffrance ! Devant la douleur, ce signal d'alarme naturel, l'homme atteint se découvre soudain démuni de ressources en lui-même. En désespoir de cause il fait appel aux petites pillules de toutes les couleurs. Et le cercle vicieux s'installe : plus il accepte cette médecine chimique, plus il s'éloigne des lois de la nature, moins il accorde d'autonomie à son organisme et de possibilité d'autoguérison.

Do in et *shiatsu* sont une providence pour l'Occidental. A travers une technique extrêmement simple dont chacun peut, a priori, assimiler les bases, ils offrent une nouvelle approche du corps, facilitent la compréhension de ses possibilités et contribuent à la reconstitution de son équilibre énergétique, facteur primordial de santé et de vitalité. Mais au-delà de ce qui pourrait déjà être admis comme une fin en soi *do in* et *shiatsu* ont une portée psychologique considérable : favorisant la connaissance de soi-même et donc des autres, ils conduisent insensiblement vers une autre conception de vie et on peut affirmer que l'équilibre qu'ils instaurent crée et sauvegarde l'harmonie, la paix en soi et autour de soi.

DO IN est une technique d'harmonisation et de revitalisation qui se pratique par soi-même sur soi-même. Elle constitue une remarquable mise en route matinale et permet une approche lucide des événements journaliers et de l'environnement.

SHIATSU, dans le même but, s'adresse aux autres. Outre le bien-être physique qu'il procure, il représente un extraordinaire moyen de contact et de communication avec autrui.

Ces deux techniques faciles à apprendre et à appliquer viennent aujourd'hui à point dans un monde deshumanisé. Elles méritent d'être répandues afin que tous les gens de bonne volonté puissent participer à la renaissance d'un monde meilleur.

Première partie

Tao

Regards sur l'acupuncture

« Le Tao sans nom est à l'origine du Ciel et de la Terre. Avec un nom, le Tao est la mère de toutes choses. »

Lao Tse.

Do in et *shiatsu* sont considérés comme une émanation de l'*acupuncture,* médecine chinoise traditionnelle. Il est donc indéniable que ces méthodes que nous envoie aujourd'hui le Japon sont issues de la Chine ancienne.

La culture chinoise s'est infiltrée au Japon vers le VIe siècle s'adaptant rapidement à la forme de pensée japonaise. Certaines disciplines y ont même connu un développement plus important. Modelées dans la forme, mais non dans le fond, elles sont devenues des arts martiaux, *disciplines de la perfection,* voies de l'Absolu. Citons entre autres, Ju*do,* Aïki*do,* Kyu*do,* Karaté*do,* Shiatsu*do,* Sen*do.*

Le terme DO — déformation du mot chinois *tao* signifie VOIE :

AÏ KI DO — voie qui unit l'énergie et l'esprit ;

JU DO — voie de la non-résistance ;

KYU DO — voie du tir à l'arc ;

SHI ATSU DO — voie par pression du doigt ;

DO IN fait partie d'une discipline appelée *sen do — voie* de l'homme de la montagne ;

DO JO, école du *do,* de la *Voie,* est le lieu privilégié où l'être humain apprend à se structurer selon la loi du *tao.*

APPROCHE DU TAO

Evidemment il n'est pas indispensable de connaître la philosophie du *tao* pour pratiquer *do in* et *shiatsu.*

Il est cependant incontestable qu'une meilleure compréhension des lois qui gouvernent l'Univers contribue à améliorer l'efficacité dans l'action.

Dans cet ouvrage essentiellement pratique il n'est pas question de développer cette philosophie mais d'avoir un aperçu de la conception philosophique chinoise. Un grand nombre d'ouvrages qualifiés pourront satisfaire le lecteur désireux d'approfondir ses connaissances.

DÉFINITION

Le *tao* pour les Chinois (*Dharma* pour les Hindous) représente le Principe Suprême, créateur de tout ce qui existe.

De ce Principe Suprême sont nées les énergies opposées, bases de la vie et de l'équilibre de l'Univers, manifesté ou non. Les Chinois appellent :

- YIN l'énergie *négative* (—)
- YANG l'énergie *positive* (+)

REPRÉSENTATION DU TAO

Cette conception est matérialisée par un diagramme symbolique connu en Occident mais dont le sens demeure parfois encore obscur. (Schéma A)

Schéma A

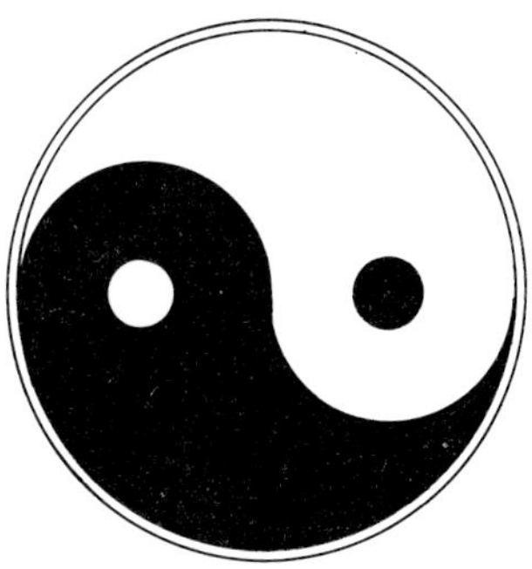

TAO

Ce diagramme est constitué par un cercle : *tai chi,* représentant le principe premier absolu qui engendre la dualité *négatif-positif* figurée par 2 grosses virgules qui s'ajustent parfaitement :

- une *noire* énergie YIN, négative (—)
- une *claire* énergie YANG, *positive* (+).

Chaque virgule est rigoureusement égale à l'autre mais contient en germe son opposé car RIEN dans la nature ne peut être absolument *yin* ou rigoureusement *yang.*

LOIS DES ÉNERGIES OPPOSÉES

Ces deux énergies sont associées partout en proportions différentes, mais ne s'annulent jamais. C'est de leur interaction continuelle que découle toute vie.

Les caractères fondamentaux de la relation *yin yang* sont :

— l'opposition
— la complémentarité : l'un ne peut être sans l'autre
— l'interpénétration : il y a toujours du *yin* dans le *yang* et inversement
— l'action réciproque de génération ou d'inhibition.

Ainsi l'activité contient en elle-même le germe du repos (— dans +), le repos implique obligatoirement l'activité (+ dans —), la nuit engendre le jour qui engendre la nuit, etc.

AU YIN (—) correspondent les notions de	AU YANG (+) correspondent les notions de
Terre	Ciel
Lune	Soleil
nuit	jour
obscurité	luminosité
femelle	mâle
sommeil	veille
expiration	inspiration
élimination	absorption
parasympathique (dilatateur-frénateur)	sympathique (constricteur-activateur)

L'homme (*microcosme*) étant le reflet de l'Univers (*macrocosme*) devrait répondre aux rythmes cosmiques YIN-YANG pour ajuster ses fonctions et s'harmoniser avec tout ce qui l'entoure.

Un dicton chinois énonce : « Le ciel est *yang,* la terre est *yin,* entre les deux se trouve l'homme qui participe des *deux.* » (Schéma B)

Les Chinois sont tellement imprégnés de cette notion de TAO que même leur nourriture (qui fait partie des soins à donner au corps) est équilibrée selon la loi d'harmonie.

Cette conception de l'Univers se retrouve encore dans la forme de la monnaie chinoise : une pièce ronde avec un trou carré. La subtilité et le symbolisme de cette forme demanderaient une longue explication qu'il est impossible de développer dans le cadre de cet ouvrage. Il vous suffit de savoir que :

- le cercle représente le *ciel :* YANG (+)
- le trou carré la *terre :* YIN (—)
- le métal de la pièce qui relie les deux : l'HOMME.

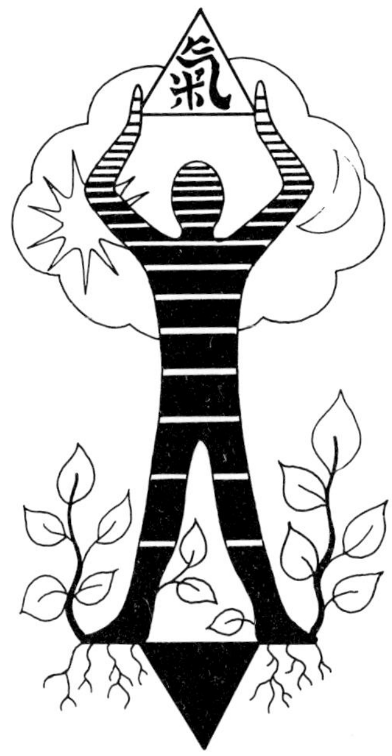

Schéma B

EN CONCLUSION

Le TAO, *voie* d'harmonie représente donc :
— la loi du *juste équilibre* entre l'homme et ses fonctions
— la loi du *juste équilibre* de l'Univers
— la loi du *juste équilibre* entre l'homme et l'Univers.

Do in et *shiatsu* sont un des moyens d'appréhender ces lois, de les comprendre, de se mettre en accord avec soi-même et avec les rythmes et vibrations cosmiques (comme le font tout naturellement les animaux et les plantes non domestiqués).

REGARDS SUR L'ACUPUNCTURE

Do in et *shiatsu* sont nés de l'acupuncture. Ici encore, il va de soi qu'il n'est pas indispensable de connaître cette science très élaborée pour pratiquer dans le cadre de ce que propose cet ouvrage.

Néanmoins l'efficacité ne peut se contenter d'un travail sans fondement, « dans le vide ». De plus, autant un geste bien accompli peut être bénéfique, autant un geste au petit bonheur peut s'avérer malencontreux...

Précisons dès maintenant que si *do in* et *shiatsu* sont profondément liés à l'acupuncture traditionnelle, ils ont, au Japon, pris leur caractère propre : alliant et combinant la médecine chinoise traditionnelle et une forme de massage japonais appelé *amma* (frictions et pressions), ils utilisent partiellement méridiens et points d'acupuncture (sans aiguille) mais possèdent également leurs trajets, leur sens d'application et leurs zones électives de sensibilité.

QU'EST-CE QUE L'ACUPUNCTURE ?

Le terme français : *acupuncture* — du latin *acu* aiguille et *punctura* piqûre — désigne une méthode thérapeutique chinoise découverte empiriquement il y a environ 6 000 ans, et dont le postulat est d'ajuster l'homme à ses fonctions.

(Notons pour la petite histoire que ce vocable a été créé au XVIIe siècle par des jésuites missionnaires envoyés en Chine à cette lointaine époque, dans le but de se documenter sur la civilisation chinoise et d'en rendre compte à Louis XIV.)

C'est une médecine qui s'est transmise depuis des siècles sans discontinuité. Elle connaît aujourd'hui en Occident un essor considérable et commence à s'intégrer à la médecine classique.

Sa conception de l'être humain repose sur des principes assez mystérieux pour l'esprit occidental. Elle admet en effet l'existence d'une énergie vitale « CHI » polarisée : YIN (—) YANG (+) qui soutend le corps humain et l'anime.

Cette énergie circule dans le corps de point en point, en profondeur et en surface selon des lignes de force KING, c'est-à-dire *fil-trame* (nous les appelons *méridiens*). La libre circulation de l'énergie dans les méridiens est facteur d'équilibre et de bonne santé physique et mentale. Que l'énergie se bloque quelque part et c'est la maladie. Les petites aiguilles d'or ou d'argent piquées sur le parcours d'un ou plusieurs méridiens ont pour charge de rétablir l'écoulement correct du CHI.

Points et méridiens n'ont, il va de soi, aucune réalité anatomique. Cependant le développement de l'électronique a permis de les mettre en évidence, donnant ainsi valeur de fait à ce qui semblait empirique depuis des siècles.

De tous temps, l'Acupuncture a été utilisée à deux fins :
— curative : pour rétablir un déséquilibre énergétique responsable de la maladie ;
— mais surtout préventive : pour modifier un terrain en mauvais état de défense.

Autrefois les médecins chinois payés à l'année ne percevaient leurs honoraires que si leurs clients n'avaient pas été malades. Dans le cas contraire, leur « salaire » était amputé d'autant de pièces d'or qu'il y avait de jours de maladie... Inutile de dire qu'ils avaient intérêt à faire souvent des rondes !

« Le médecin qui évite la maladie » dit un vieux précepte chinois « est un artiste, celui qui attend la maladie pour la soigner est un mauvais artisan ».

Puissions-nous un jour nous en inspirer...

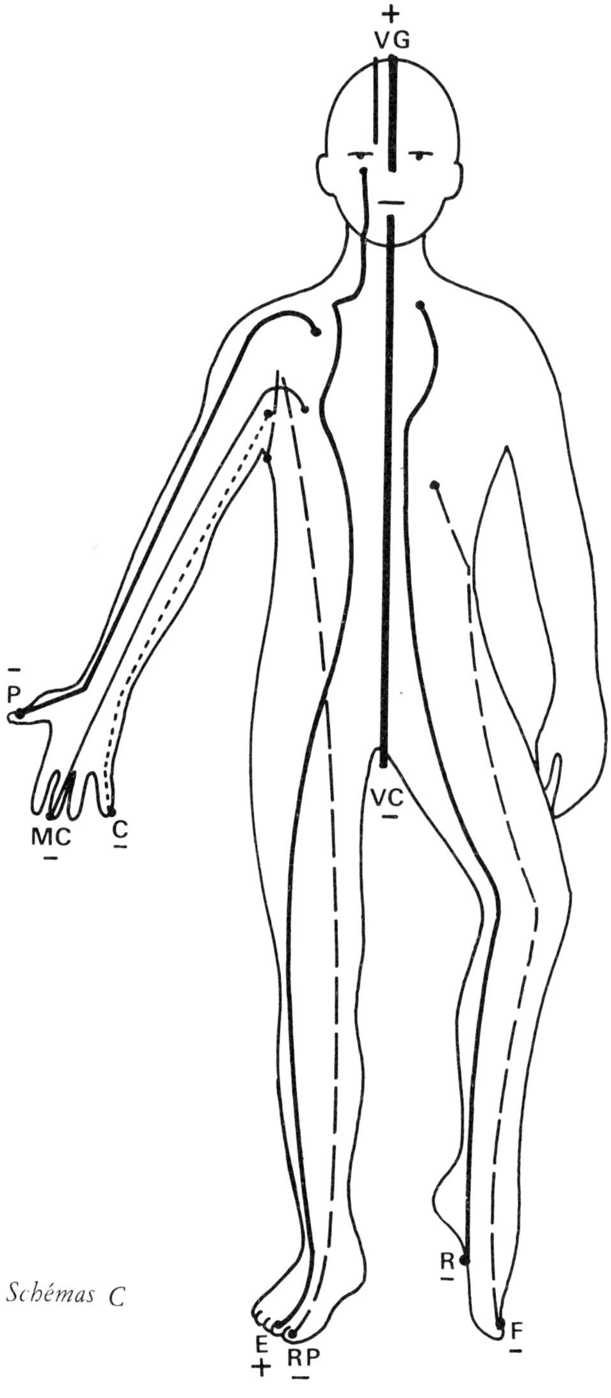

Schémas C

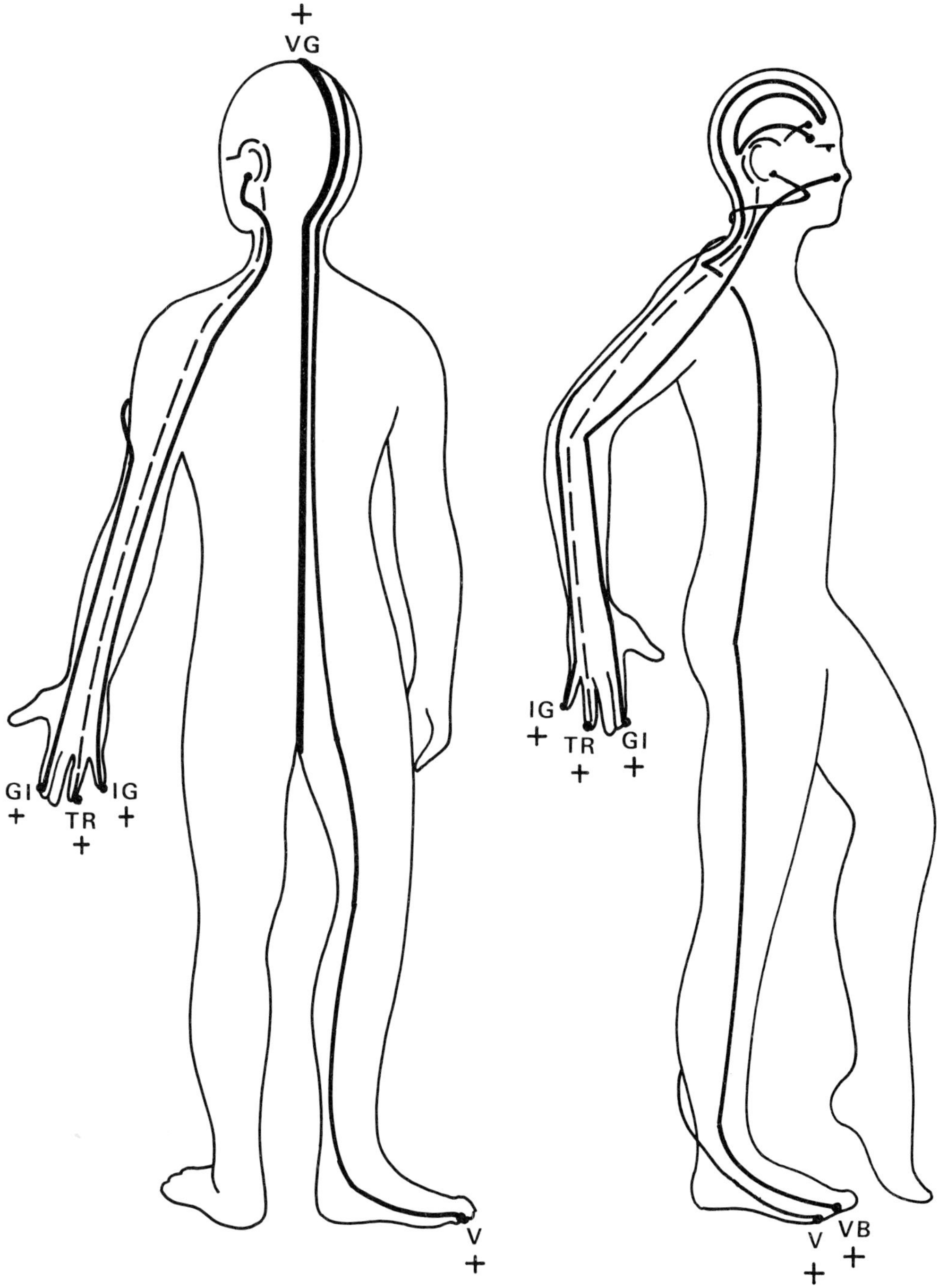
+
VG
GI
+
TR
+
IG
+
V
+
IG
+
TR
+
GI
+
V
+
VB
+

LA CIRCULATION DE L'ENERGIE

L'énergie se distribue dans l'organisme à travers un réseau de vecteurs formant deux circuits distincts mais solidaires :
— un *circuit permanent* le long duquel l'énergie s'écoule perpétuellement ;
— un *circuit occasionnel,* d'appoint, dans lequel l'énergie ne circule qu'en cas de perturbation dans le premier circuit.

Le circuit permanent, superficiel, comprend :
— 12 méridiens *bilatéraux* et symétriques qui portent le nom des organes ou de la fonction auxquels ils sont rattachés ;
— 2 méridiens *médians,* de fonction.

Le circuit éventuel, profond, comprend :
— 6 vaisseaux dits « *merveilleux* » (dont nous parlerons pour mémoire).

CIRCUIT SUPERFICIEL (Schéma C)

1) *Méridiens bilatéraux*

Les 12 méridiens superficiels, 6 *yin* (—), 6 *yang* (+), sillonnent la surface du corps où les aiguilles peuvent les atteindre, mais chacun d'eux, par un trajet interne, rejoint l'organe dont il porte le nom. Ce qui explique qu'une perturbation de l'organe se répercute en surface. Inversement, l'action sur un point superficiel retentit sur le plan profond.

Les méridiens *yin* (—) se distribuent à l'avant du corps :
— 5 portent le nom des organes avec lesquels ils sont en relation : *Poumon - Cœur - Foie - Reins - Rate - Pancréas.*
— le 6e, *Maître du Cœur* représente une fonction qui correspondrait à la fonction parasympathique.

Les méridiens *yang* (+) sont disposés à l'arrière du corps :
— 5 portent le nom des viscères auxquels ils sont rattachés : *Gros Intestin - Intestin Grêle - Estomac - Vessie - Vésicule Biliaire*
— le 6e, *Triple Réchauffeur,* représente une fonction qui correspondrait à la fonction sympathique.

Les organes sont appelés « TRÉSORS ». Ils assurent le stockage, la purification, la distribution de l'énergie.

Les viscères appelés « ATELIERS », assurent l'absorption, la transformation, l'élimination.

Chaque organe TRÉSOR (—) est couplé avec un viscère ATELIER (+)

Poumon	P (—)	avec	G.I.	(+)	Gros intestin
Cœur	C (—)	avec	I.C.	(+)	Intestin grêle
Foie	F (—)	avec	V.B.	(+)	Vésicule biliaire
Rein	R (—)	avec	V.	(+)	Vessie
Rate Pancréas	RP (—)	avec	E.	(+)	Estomac (1)

Il va de soi que les 2 méridiens de fonction :

Maître du Cœur (—) et Triple Réchauffeur (+), sont couplés ensemble.

Ces douze méridiens s'enchaînent et s'articulent à la façon d'un collier (Schéma C^{bis}).

L'énergie vitale polarisée *yin/yang* s'y distribue de façon très précise, alimentant successivement viscères (+) et organes (—), ce qui a pour effet de maintenir un état d'équilibre à peu près stable, condition de bonne santé de l'organisme.

La maladie peut donc être considérée comme un blocage sur ce circuit.

2) *Méridiens médians* (Schéma C)

— l'un antérieur : *Conception* (—)

— l'autre postérieur : *Gouverneur* (+)

Ils servent en quelque sorte de régulateurs aux 12 méridiens bilatéraux.

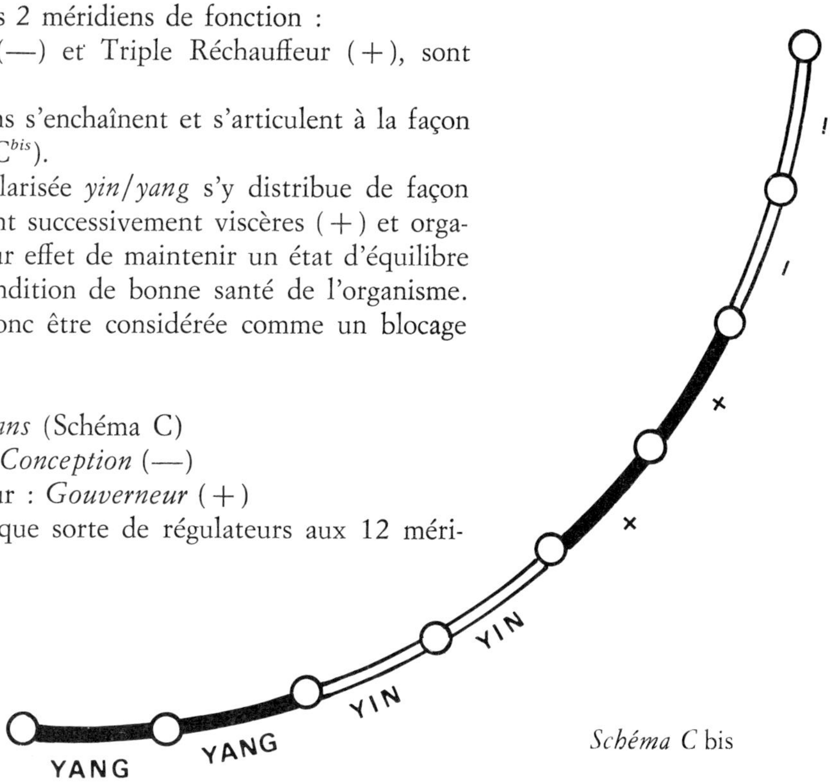

Schéma C bis

(1) Les méridiens dans le texte sont couramment nommés par leurs initiales : PP. P. C. GI, etc.

CIRCUIT PROFOND

Ce circuit énergétique est très compliqué. Il est formé de voies dites secondaires qui sont en quelque sorte des canaux de dérivation chargés d'assurer l'équilibre énergétique dans les méridiens superficiels.

Ces vecteurs n'entrent donc en action qu'en cas de besoin (*circuit éventuel*),

— 5 de ces « merveilleux vaisseaux » sont bilatéraux et symétriques

— le 6e, est impair et ceinture le corps à la taille, d'où son nom « *Vaisseau Ceinture* » très concerné par Do in et Shiatsu.

Outre ces deux circuits, superficiel et profond, il faut savoir qu'il existe encore :

1°) 1 canal direct dit *tsing lo,* transversal, qui relie deux méridiens couplés l'un INN, l'autre YANG.

2°) Des vaisseaux dits secondaires de très grande importance :

a) Le *tsing Kan :* double en surface le méridien principal. Il véhicule l'énergie *oé* ou *wei,* défensive.

b) Le *tsing Pié :* véhicule l'énergie depuis le méridien vers son organe ou viscère.

c) Le *tsing lo,* longitudinal : pour chacun des méridiens principaux il assure de multiples communications avec d'autres méridiens, avec des organes, avec des viscères, avec la profondeur.

La circulation de l'énergie est conditionnée par les rapports entre les méridiens principaux. Il existe à ce propos trois grandes lois fondamentales :

La première : *Loi de la mère et du fils :* chaque méridien transmet l'énergie à celui qui le suit dans le cycle énergétique.

La deuxième loi : *Rapport midi-minuit :* elle concerne les méridiens diamétralement opposés sur l'horloge chinoise. Exemple : Poumon et Vessie.

La troisième loi : *Rapport Epoux-Epouse :* concerne le passage énergétique entre 2 méridiens de même signe.

Ajoutons encore, à titre d'information, qu'il existe :

— des points agissant à la fois sur 3 méridiens voisins

Ex. : 6 RP agit sur { RP Rate Pancréas
F Foie
R Rein }

— des points dits « *clés* » qui font entrer en action les canaux de dérivation
— des points « *assentiment* » qui dispersent l'excès d'énergie
— des points « *héraut* » qui tonifient
— des points « *maîtres* », points d'ouverture des merveilleux vaisseaux
— des points *saisonniers,* des points spécifiques aux noms poétiques : maître du souffle ; maître du vent ; point des 4 mers ; fond de la vallée, etc.

Ce survol succinct ne peut donner qu'un faible aperçu de l'Acupuncture qui tient compte également de la circulation horaire de l'énergie, du cycle des saisons, de la lune, des 14 pouls, des 5 éléments (formes d'énergie particulières à chaque saison), des conditions atmosphériques, de la tonicité de la peau, de la couleur du teint, de l'éclat des yeux, de la vivacité du regard, de l'état de la langue, de la longueur du nez, de la forme de la bouche, de la largeur des épaules, etc., avant de déterminer LE point à piquer pour disperser l'énergie en excès, tonifier le méridien déficient ou remettre en circuit l'énergie bloquée.

Comme nous sommes loin des « *points recette* » proposés un peu partout de nos jours, qui donnent à l'Acupuncture un caractère magique et en font une médecine miracle à la portée de tous !

Certes il existe quelques points dont la stimulation peut produire des effets spectaculaires passagers. Ces points qu'on pourrait appeler « *points dépannage* » présentent cependant l'avantage non négligeable de faire patienter sans souffrir en attendant les soins d'un praticien compétent qui saura, lui, soigner la cause et non l'effet.

Car en elle-même l'*Acupuncture* est et demeure une véritable *Science de l'homme* qui exige du médecin une longue initiation pratique étayée par la compréhension de la philosophie extrême-orientale, fondement même de cette magistrale médecine.

L'ENERGIE VITALE

L'Acupuncture et toutes les techniques qui en découlent sont fondées sur une notion essentielle, l'existence d'une énergie vitale subtile — CHI — qui anime tout l'univers, y compris la matière apparemment inerte.

Cette notion n'est d'ailleurs pas propre aux Chinois. On la retrouve chez tous les peuples anciens. C'est le *pneuma* des Grecs, le *ka* des Egyptiens, le *rvah* des Hébreux, le *prana* des Indiens. C'est, en Occident actuellement, la *bio-énergie.*

Notons au passage que le *yoga,* discipline venue de l'Inde n'a d'autre but que l'équilibre des énergies + et — pour un meilleur épanouissement physique, psychique et spirituel de l'être humain.

COMMENT DÉFINIR LE CHI ?

Peut-être pourrait-on le comparer au courant qui forme les ondes dans l'espace, ondes invisibles, impalpables, mais dont on peut constater à tous moments l'existence, les manifestations et surtout l'utilisation.

Ce *chi* mystérieux, immatériel, impondérable, imperceptible, est partout, il imprègne tout, soutend toute vie et assure notre existence.

Il est dans l'air que nous respirons sans entrer dans sa composition, dans les rayons solaires, dans l'eau, dans les aliments.

Avez-vous remarqué qu'un petit « coup de barre » disparaît comme par magie avec une bouchée de nourriture alors que celle-ci est à peine dans l'estomac. C'est, selon les Orientaux, parce que le *chi* de l'aliment passe immédiatement dans le corps par l'intermédiaire de la langue.

D'après le concept chinois le *chi* se différencie et se manifeste sous différentes formes d'énergie, bien définies dans les lois de l'Acupuncture :

Energie cosmique	YANG (+)	Céleste rayonnement solaire, influences sidérales)
	YIN (—)	Terrestre

Energie vitale

- *Iong* — nourricière, polarité *yin*
(alimentation, boisson, oxygène de l'air)
- Energie *wei* — énergie défensive, polarité *yang*
(combat les attaques des énergies externes perturbatrices)
- Energie *t'sing,* énergie ancestrale, double polarité
(potentiel énergétique héréditaire) circule partout
- D'autres formes de l'énergie sont représentées par le sang, les liquides organiques, l'énergie mentale.

En résumé, l'homme puise son énergie aux sources suivantes : énergie solaire, respiration, alimentation, capital génétique d'énergie, et... énergie des autres (magnétisme humain).

L'HORLOGE CHINOISE

Mystère de l'énergie, mystère constaté mais non encore éclairci de la circulation du CHI d'un organe à l'autre de notre corps à travers un réseau de vecteurs définis et selon des horaires bien précis.

Du moins a-t-on pu vérifier maintenant et grâce aux expé-

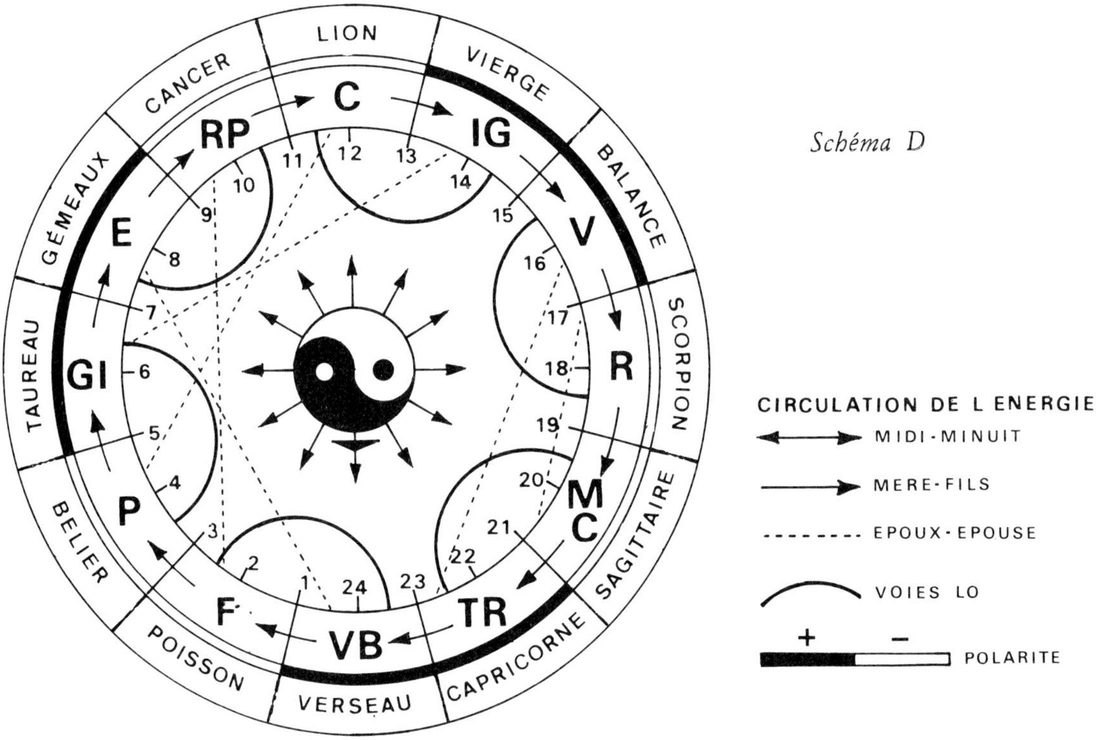

Schéma D

riences faites sur les rythmes biologiques la réalité de certains horaires. Ainsi :

— l'activité du Cœur diminue vers minuit alors qu'elle est à son maximum vers 12 heures ;

— la phase *yang* du Poumon se situe entre 3 et 5 heures du matin, heure idéale pour les exercices respiratoires mais aussi heure de la crise d'asthme si l'énergie se bloque ;

— la colique hépatique nocturne, la défécation matinale sont respectivement liées au maximum d'activité de la Vésicule biliaire et du Gros Intestin.

L'énergie IONG parcourt successivement les 12 méridiens selon un ordre toujours identique, décrivant ce qu'on appelle le circuit de l'*horloge chinoise.* (Schéma D)

Le CHI est censé entrer dans le Poumon à l'aube pour y aboutir 24 heures plus tard, après être passé, de 2 h en 2 h, par les 12 méridiens

Poumons P (—) 3 à 5 h
Gros Intestin GI (+) 5 à 7 h
Estomac E (+) 7 à 9 h
Rate-Pancréas RP (—) 9 à 11 h
Cœur C (—) 11 à 13 h
Intestin Grêle IG (+) 13 à 15 h
Vessie V (+) 15 à 17 h
Rein R (—) 17 à 19 h
Maître du cœur MC (—) 19 à 21 h
Triple Réchauffeur TR (+) 21 à 23 h
Vésicule biliaire VB (+) 23 à 1 h

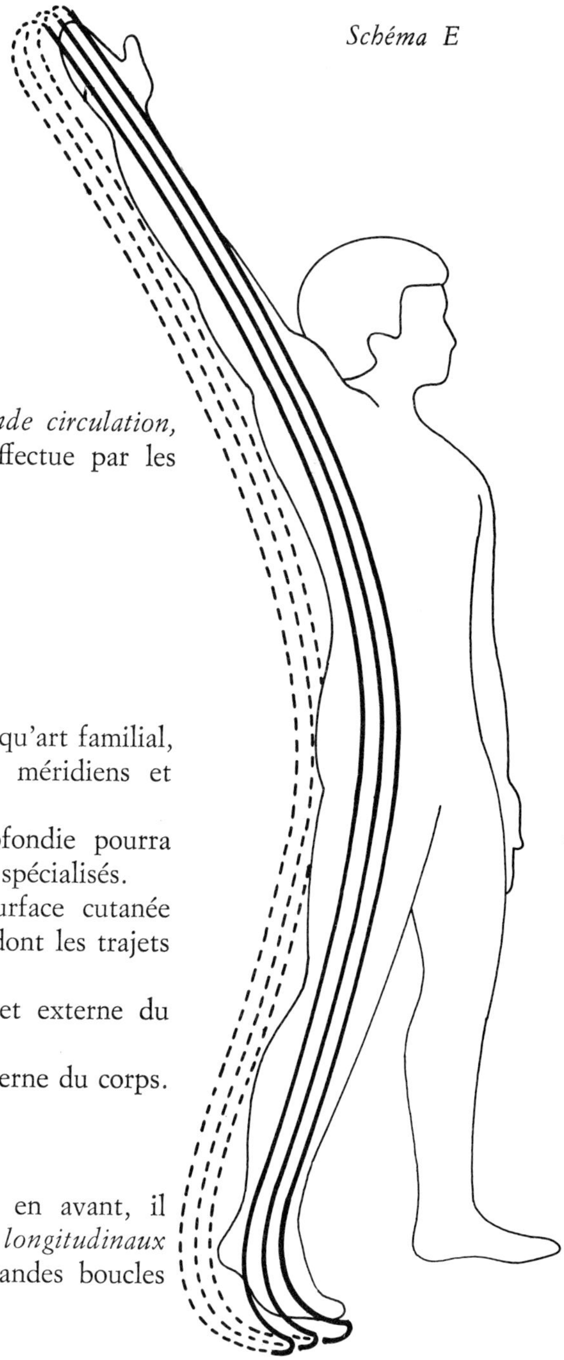

Schéma E

Ce circuit de 12 méridiens est appelé *grande circulation,* en opposition à la *petite circulation* qui s'effectue par les 2 méridiens médians.

LES MÉRIDIENS

Pour la pratique de *do in* et *shiatsu* en tant qu'art familial, il est suffisant de connaître le schéma des méridiens et quelques points principaux.

Le lecteur intéressé par une étude approfondie pourra s'adresser sans peine aux nombreux ouvrages spécialisés.

La médecine chinoise considère que la surface cutanée est soutendue par tout un réseau énergétique dont les trajets se distribuent de la façon suivante :

— méridiens *yang* sur les faces postérieure et externe du corps
— méridiens *yin* sur les faces antérieure et interne du corps.

1) *Méridiens bilatéraux*

Sur un sujet debout, bras levés, paumes en avant, il ressort que l'énergie circule selon 3 circuits *longitudinaux* et *symétriques* faisant en quelque sorte 3 grandes boucles qui s'enroulent en spirale. (Schéma E)

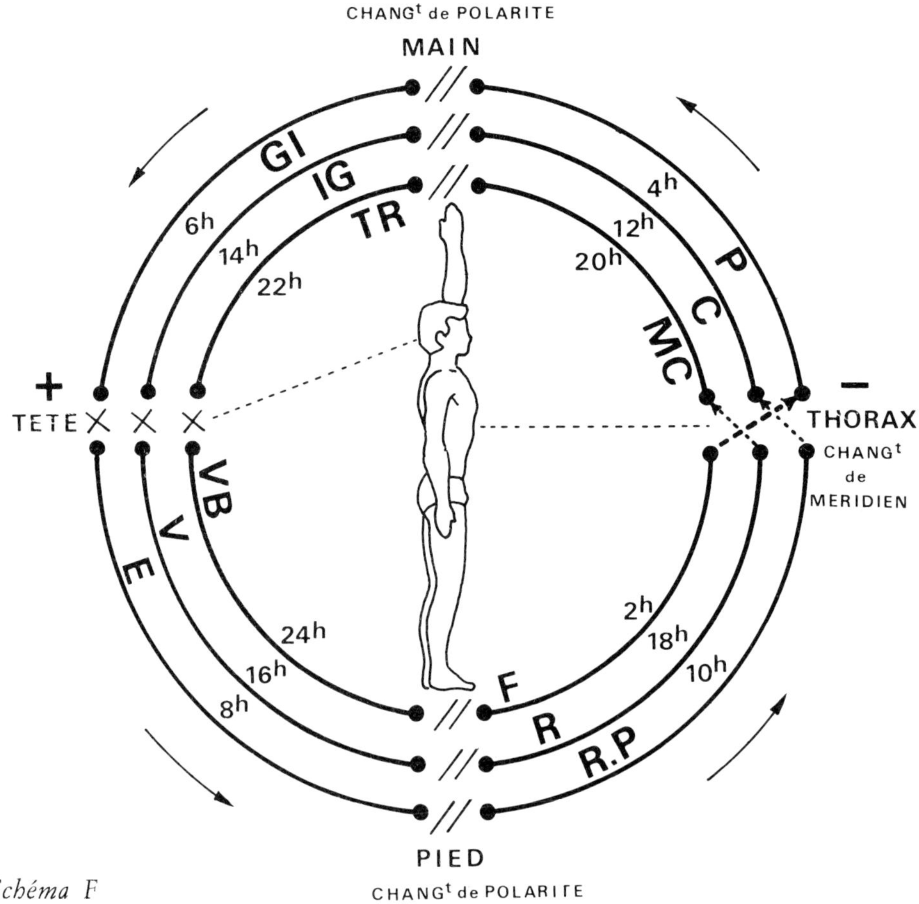

Schéma F

Le schéma F fait apparaître
— à l'avant du corps : 1/2 boucle formée par 2 méridiens ascendants se continuant
— à l'arrière du corps : par 1/2 boucle formée de 2 méridiens descendants se continuant sur le devant du corps par 1/2 boucle de 2 méridiens ascendants, etc.

Le changement de polarité a lieu aux extrémités (pieds, mains).

On observera que les méridiens *yin* s'articulent entre eux au niveau de la poitrine, alors que les méridiens *yang* s'articulent entre eux au niveau de la tête.

2) *Méridiens médians*

Les méridiens médians antérieur (—) et postérieur (+) ont la particularité d'être tous les deux ascendants mais étant reliés en profondeur par un circuit descendant, ils forment à eux deux une grande boucle où l'énergie tourne en permanence. (Schéma G)

On considère qu'ils sont les supérieurs hiérarchiques des 12 méridiens principaux car ils véhiculent l'énergie *t'sing* — ancestrale — alors que les 12 méridiens véhiculent l'énergie *iong* — nourricière.

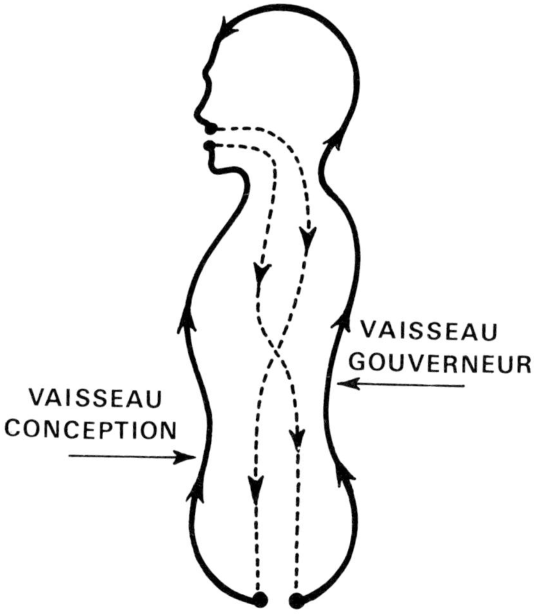

Schéma G

TRAJET ET ACTION DES MERIDIENS
(Schémas H)

1) *Les 12 méridiens bilatéraux*

Trajet	*Action*
Foie F (—) angle GO ⟶ mamelon (côté 2ᵉ orteil)	muscles — ligaments — appareil génital — œil
Poumon P (—) Thorax ⟶ pouce	voies aériennes — peau
Gros intestin GI (+) Index ⟶ aile du nez	viscères — rhinopharynx
Estomac E * (+) Œil ⟶ 2ᵉ orteil	viscères — glandes salivaires
Rate Pancréas RP (—) Gros orteil ⟶ thorax	organes — sang — sexualité — psychisme
Cœur C (—) Aisselle ⟶ auriculaire	vaisseaux — myocarde — psychisme — pression sanguine

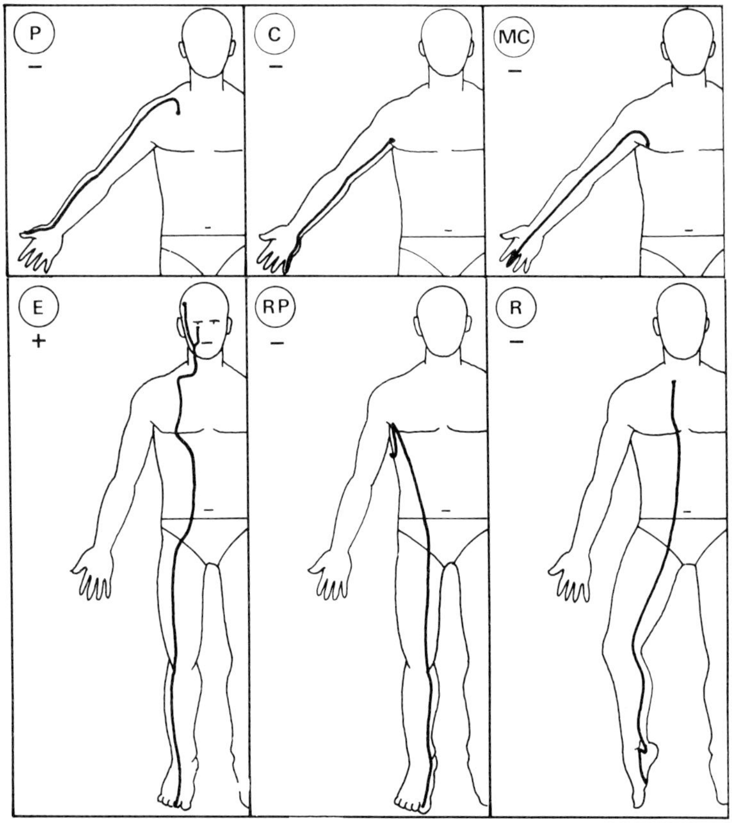

Les 12 méridiens bilatéraux

Schémas H

Trajet	*Action*
Intestin grêle IG (+) Auriculaire ⟶ oreille	viscères — assimilation — nuque — tête — bras
Vessie V (+) Œil ⟶ 5e orteil	viscères — dos — nuque — tête
Rein R (—) Plante pied ⟶ clavicule	appareil urinaire — surrénales — reins — organes génitaux
Maître du cœur MC (—) Mamelon ⟶ majeur	circulation — sexualité — vaso-motricité sympathique
Triple Réchauffeur TR (+) Annulaire ⟶ sourcil	fonctions respiratoire — digestive — génito-urinaire — para-sympathique — oreille
Vésicule biliaire VB (+) Œil ⟶ 4e orteil	viscères — côtes — foie — tête

* Le méridien E constitue une exception. Bien qu'étant *YANG,* il se trouve sur le devant du corps.

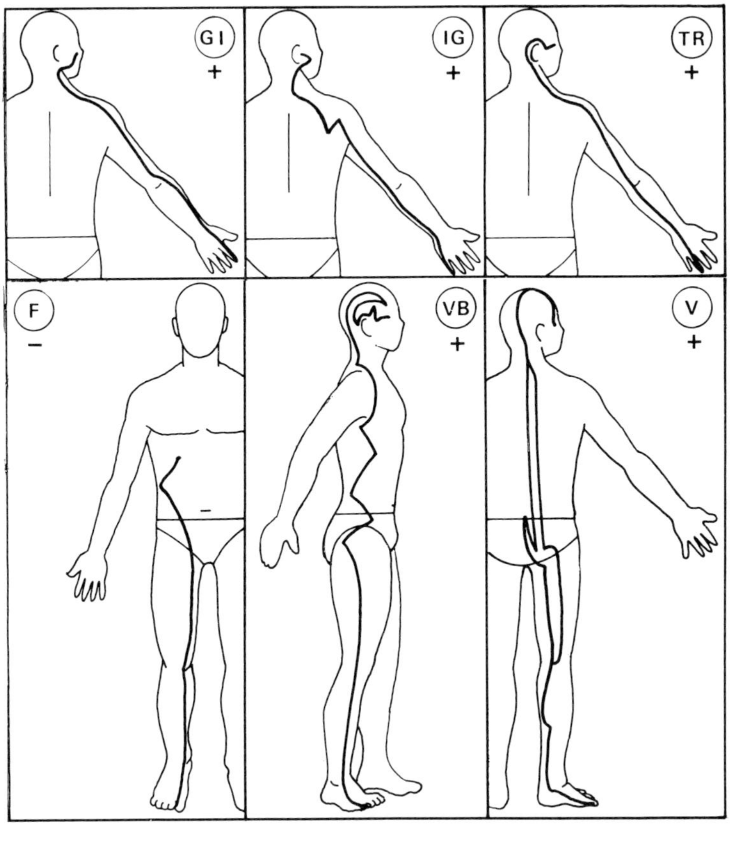

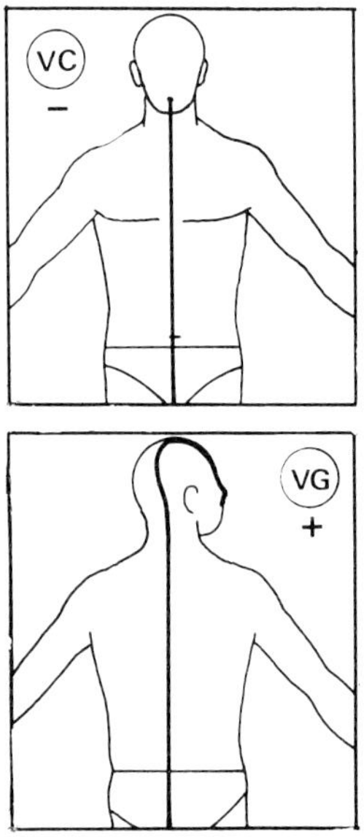

Les méridiens médians

2) *Les méridiens médians*

Trajet :
conception (—) antérieur, monte du périnée jusqu'à la lèvre inférieure ;
gouverneur (+) postérieur, monte du coccyx à la lèvre supérieure en contournant le crâne.

Ces 2 vaisseaux « nobles » ont leurs points propres mais « supervisent » en quelque sorte les 12 méridiens bilatéraux.
Action :
conception (—) fonction respiratoire, génito-urinaire, énergie ancestrale ;
gouverneur (+) vigueur physique - psychisme.

QUELQUES RÈGLES DE L'ACUPUNCTURE

— L'action du méridien retentit sur l'organe même qui lui correspond et sur le *territoire de son trajet.*

— La perturbation de l'énergie dans un organe se reflète tout au long de son méridien le rendant sensible spontanément ou à la pression.

— Chaque organe *Trésor* (—) est en relation directe avec un viscère *Atelier* (+). Ils agissent et réagissent l'un sur l'autre et le trouble de l'un peut entraîner la perturbation de l'autre. Exemple : une vésicule biliaire (+) spasmée peut provoquer une crise de foie (—).

— La perturbation d'un méridien peut retentir sur celui qui le suit.

Reprenons l'exemple précédent et rappelons que sur l'horloge chinoise F précède P. Si l'énergie, perturbée dans le Foie passe mal dans le Poumon, celui-ci réagit à son tour : rhumes, toux, troubles respiratoires, etc.

Les acupuncteurs connaissent bien les bronchites des lendemains de fête provoqués par les abus de chocolats de Noël.

QUELQUES SYMPTOMES DE LA PERTURBATION ENERGETIQUE	
DÉFICIENCE	EXCÈS
P — frissons - toux légère	poitrine congestionnée douloureuse
GI — douleurs d'épaules - bras	constipation - lèvres sèches
E — manque d'appétit - jambes molles	gloutonnerie - fièvre - crampes à l'extérieur des jambes
RP — envie de sucreries - aérophagie - aérocolie	appétit irrégulier - corps lourd - besoin fréquent de repos
C — anxiété - incapacité de prendre des décisions	dépression avec fièvre - bouche sèche - lourdeur poitrine
IG — douleurs tempes - côté cou épaules - bras	douleurs autour oreille ou d'un côté tête - bourdonnement oreilles
V — mixion fréquente et peu abondante - douleur vertébrale	douleurs taille à jambe - pied
R — pieds froids - tension nuque	hyperactivité inusitée
MC — mauvais sommeil - souffle court - vertiges	maux tête - maux d'estomac - tête fiévreuse
TR — sensation de froid	douleurs membres supérieurs - oreilles - épaules
VB — pas d'énergie - frissons - gros soupirs - souffle court	tête lourde - estomac lourd - crampes côté
F — maladresse dans les jambes - yeux fatigués - mauvais caractère	larmes faciles - irritabilité - hyperactivité (ne sait pas s'arrêter)

LES POINTS : « TSIVE »

Tous les points d'Acupuncture sont situés dans de petites dépressions aisément perceptibles par des doigts experts. L'énergie y est comme cristallisée. On pourrait considérer les TSIVE comme des mini-émetteurs récepteurs qui mettent en relation notre univers interne avec l'Univers externe.

L'alignement des points forme les *king* (méridiens). Véritables sonnettes d'alarme, les TSIVE deviennent spontanément douloureux avant même l'altération de l'organe qui leur correspond. On compte 750 à 800 points chinois dont une centaine hors méridien.

Leur utilisation « juste » relève de savantes déductions. Les Chinois mettent d'ailleurs une certaine coquetterie à ne pas utiliser les points locaux, trop faciles, et à calculer LE point efficace dit « *à distance* », apparemment sans relation aucune avec la région à traiter.

Stimuler le bon point, au bon endroit, au bon moment, tel est le secret du bon acupuncteur.

Pour *do in* et *shiatsu,* tels que nous les proposons, il suffit de connaître quelques points principaux qui permettent de faire face aux petits problèmes quotidiens.

Notons bien que :

— les points situés entre coudes et doigts, genoux et orteils sont les plus sensibles à la stimulation ;

— les méridiens changent de polarité aux extrémités ;

— le point d'entrée ou de sortie du méridien se trouve au « *coin* » de l'ongle. (Schéma I)

C'est la raison pour laquelle *do in* et *shiatsu* insistent particulièrement sur ces derniers.

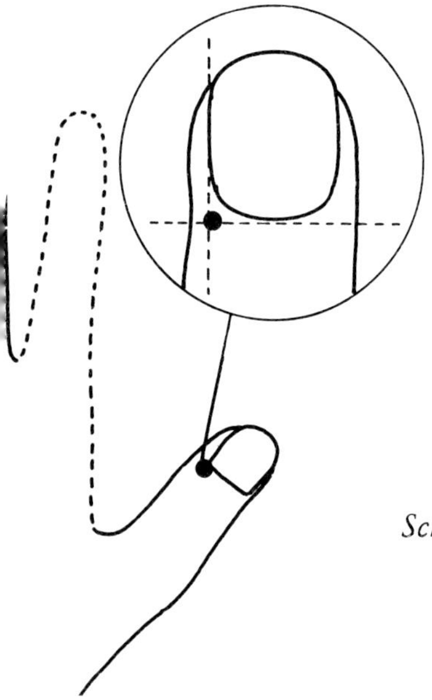

Schéma I

LES ZONES SENSIBLES

Outre les méridiens et les points d'Acupuncture, il existe, réparties sur le corps, des zones de sensibilité en relation étroite avec des organes, même lointains.

Ce sont des régions où en quelque sorte, le corps se projette en miniature (il y aurait fort à dire à ce sujet sur la conception ésotérique de certaines traditions mais là n'est pas notre propos dans cet ouvrage).

Cette projection est particulièrement flagrante aux oreilles et aux pieds. Le crâne, les mains, les yeux sont aussi des miroirs de l'organisme en modèle réduit. Nous y reviendrons au cours de la pratique.

Les pressions sur l'une de ces zones, peuvent à distance soulager nombre de petits maux ou, mieux, les prévenir. Bien longtemps après les Orientaux, certains médecins occidentaux ont redécouvert l'évidence de ces zones de projection et en ont codifié la topographie.

C'est ainsi que de leurs recherches sont nées :

l'*auriculothérapie* — acupuncture qui se limite à l'oreille ; la *réflexologie du pied* — massage scientifique de la plante du pied et de la cheville ; l'*iridologie* — technique de diagnostic par l'étude des taches provoquées sur l'œil par les perturbations organiques.

Deuxième partie

Do in

L'homme qui sait comment circule son KI préserve l'intégrité de son moi et éloigne les puissances mauvaises qui pourraient lui nuire.
Baopu Zi (écrit taoïste).

L'ART ASIATIQUE DU BIEN-ETRE

Alors que le massage classique occidental est tourné vers une action mécanique, *do in* et *shiatsu* visent surtout à une action énergétique.

Les manœuvres sont caractéristiques. Les *instruments* utilisés sont évidemment les mains et les doigts, mais, particularité du *shiatsu,* principalement la pulpe des pouces. Leur efficacité ne tient d'ailleurs pas tant aux pressions exercées qu'à ce qui « *passe* » à travers les doigts. Ceux-ci doivent canaliser et distribuer le KI, énergie vitale, fluide subtil que les magnétiseurs utilisent dans un but curatif. Mais le pouvoir guérisseur des mains est en chacun et il ne tient qu'à vous de le cultiver et de le développer. Vous êtes sceptique ? Eh bien faites l'expérience suivante. Levez les bras au-dessus de la tête et joignez les mains. (Schéma 01) Frottez énergiquement les paumes l'une contre l'autre jusqu'à ce que ça « chauffe ». Alors, lentement, écartez les mains de quelques centimètres et sentez ce qui se passe, ou plutôt ce qui passe d'une main à l'autre. Ecartez encore et appréciez... La chaleur vibrante qui se dégage est la manifestation même de votre magnétisme. Ce geste est souvent repris en *do in* et *shiatsu.*

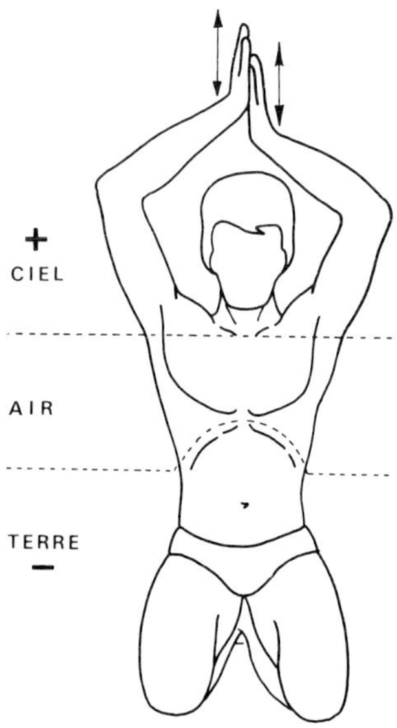

Schéma 01

Les Orientaux considèrent que le corps humain, à l'image de l'Univers est constitué par trois « champs » de vibrations qui se correspondent

TERRE	AIR	CIEL
ventre et *jambes*	*poitrine*	*bras* et *tête*

Les vibrations les plus subtiles se trouvent naturellement vers le ciel, c'est pourquoi il est préférable de se recharger à ce niveau avant de pratiquer ou au cours de la pratique.

Ce geste (se frotter les mains) est d'ailleurs instinctif dans la vie courante, et différent selon qu'il est destiné à se détendre, se calmer, se reprendre, se concentrer, réfréner une inquiétude, exprimer son contentement, etc.

DO IN

DÉFINITION : DO — La *Voie* ; IN — *Gestes* — *Sceau. Gestes qui conduisent à la Voie* (TAO). (Le terme IN signifie aussi *recevoir - assimiler*).

OBJET : Le but de *do in* est de mettre l'homme en accord avec la loi d'harmonie.

Do in est une self-technique de revitalisation encore appelée *auto-Shiatsu.* Il est si simple, si facile à appliquer qu'il peut apparaître comme un art mineur, primaire. Il n'en est rien cependant. *Do in* est à la base d'une discipline spirituelle appelée *sendo* : l'homme de la montagne (au jugement élevé, libéré).

Conjointement à *do in,* série d'exercices qui « font » un corps sain, le pratiquant doit observer :
— une alimentation saine : la nourriture est source d'énergie et il est souhaitable de fournir au corps les meilleurs éléments énergétiques ;
— la pratique de la respiration « *juste* » ;
— la pratique des exercices de concentration et de méditation qui conduisent à
— la compréhension des êtres et des choses au-delà des apparences.

Au Japon, *do in* est un rituel familial matinal qui réharmonise le « terrain » et prépare à une journée efficace. Un corps sain, paisible, une respiration aisée favorisent un mental détendu, vigilant, capable de discernement, sachant s'adapter au milieu ambiant, maître de ses émotions et de son comportement.

Dans la vie moderne, avec ses tensions éprouvantes et ses activités poursuivies au-delà des limites énergétiques, *do in* est une façon inattendue mais efficace de « *recharger ses batteries* ». C'est aussi une façon d'apprendre à écouter et à sentir exister son corps, instrument de la conscience, à le comprendre, à l'accepter et... à y mettre de l'ordre. Apparemment il semble difficile de se traiter soi-même, et pourtant vous serez étonné de tous les lieux que vous pourrez toucher directement mais surtout de tous ceux que vous pourrez atteindre, par ricochet, en profondeur, sans avoir — cela va de soi — aucun contact direct avec ces endroits.

LES BIENFAITS DE DO IN

La pratique générale du *do in* équilibre tous les méridiens et de ce fait l'énergie s'y écoule librement. Nous vous laissons découvrir par vous-même les innombrables bénéfices que vous pourrez en tirer et qu'il serait fastidieux d'énumérer ici : du cuir chevelu aux orteils, en passant par le dos, l'abdomen, les mains, tout le corps est concerné et tire profit de ces manœuvres.

Si dans l'immédiat de petites améliorations peuvent être obtenues (sur maux de tête, rhumes, digestion difficile, fatigue, etc.) disons en bref qu'à la longue :
— les tensions musculaires s'effacent ;
— les douleurs s'atténuent ou même disparaissent ;
— le système nerveux s'équilibre ;
— la frilosité se réduit ;
— la respiration s'amplifie ;
— l'activité mentale parasite décroît, etc.

Et tout ceci ne dépend que de vous !

Alors prenez-vous en main tout de suite et... pratiquez avec assiduité et persévérance.

LES CONTRE-INDICATIONS DU DO IN

Il y en a vraiment très peu :
— pas de *do in* en cas de fièvre ou d'infection
— pas de *do in* sur une fracture
— pas de pression sur le lieu même où la peau présente une inflammation.

CONSEILS POUR UNE BONNE PRATIQUE

• *Intensité du* do in

Do in léger en cas de somnolence, douleurs, fatigue, et après le réveil matinal.

Do in plus *appuyé* en cas d'excitation, d'énervement dû à la sédentarité, ou après un bon repas bien arrosé...

• *Où et quand pratiquer ?*

De préférence le matin à jeun ou une heure après un petit déjeuner léger, si possible face au soleil levant, seul ou en groupe. Après *do in,* votre corps bien réveillé, votre mental énergisé, seront prêts à affronter les événements de la journée quels qu'ils soient.

Dans le courant de la journée si c'est nécessaire.

Mais surtout pas dans la soirée à moins que vous ayiez besoin de veiller très tard. N'oubliez pas que *do in* stimule les énergies.

POSITION DU CORPS

La position traditionnelle est en « SEIZA », c'est-à-dire à genoux, talons ouverts mais gros orteils en contact ou croisés. (Schéma 1) Les genoux sont plus ou moins écartés, selon l'aisance (en principe un poing d'écart pour les femmes, deux pour les hommes).

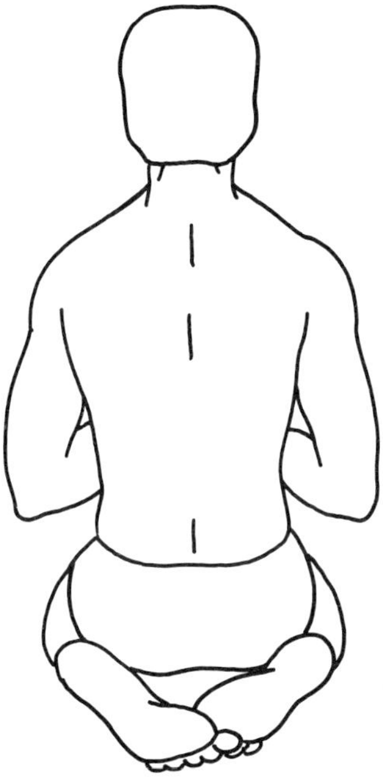

SEIZA

Schéma 1

Cette posture doit être tenue sans difficulté. Il faudrait la prendre souvent dans la vie courante : non seulement elle permet une position correcte du bassin et de la colonne vertébrale, mais de plus, par la pression exercée sur les méridiens des jambes, elle accroît la concentration énergétique dans la partie supérieure du corps, ce qui a pour effet de stimuler toutes les fonctions.

C'est ainsi que pratiquée après ou, mieux, pendant les repas (à la japonaise), elle facilite la digestion et le transit intestinal.

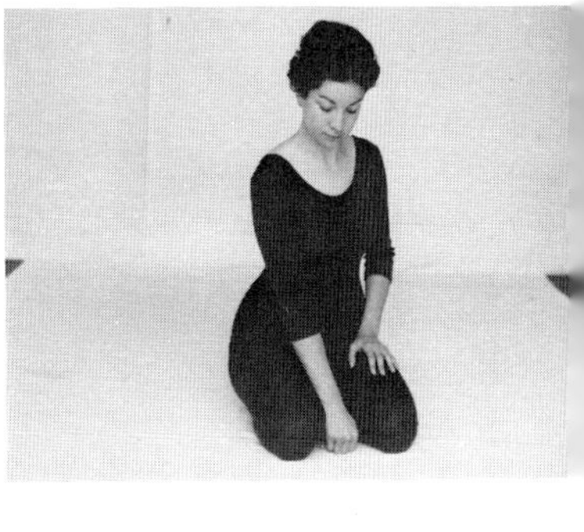

Si vous avez des difficultés à maintenir cette position, ne forcez pas (pour ne pas léser les articulations des genoux), gardez-la simplement tant qu'elle est supportable. Elle s'améliorera avec le temps. En attendant, pratiquez en tailleur ou assis sur un siège ou même debout. Les alités ne doivent pas se priver de *do in* qui peut être pour eux si bénéfique physiquement et psychiquement. Ils peuvent très bien pratiquer couchés en faisant les manœuvres qui leur sont possibles — ce qui est mieux que rien.

POSITION DES MAINS (Schéma 2)

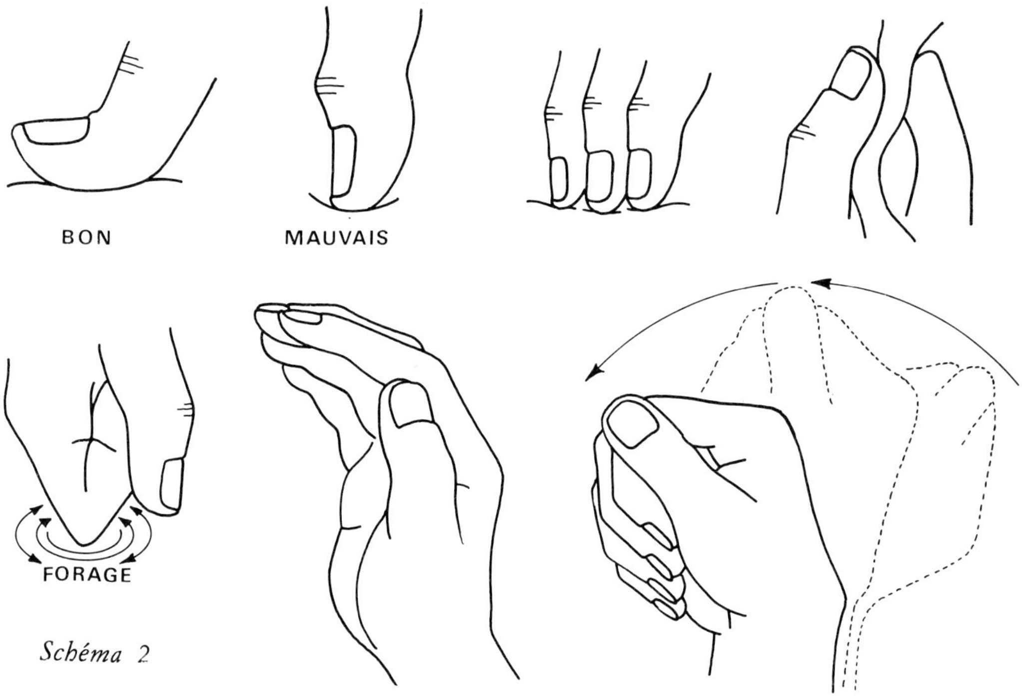

Schéma 2

Do in se fait par

— pressions	— avec le bout des doigts — avec la pulpe du pouce tendu — avec pouce et index
— forage	— avec l'index replié
— frictions	— avec la paume des mains
— frappes	— avec les mains à plat ou en coupe
— martelage	— avec le poing 1/2 fermé en veillant à garder le poignet très souple (un poing trop fermé, un poignet trop raide font mal)

DÉROULEMENT D'UNE SÉANCE

Do in commence rituellement par une *Salutation au Soleil* pratiquée en « *seiza* ».

Ensuite les manœuvres s'enchaînent de haut en bas, dans un ordre précis, facile à mémoriser.

Toujours en *seiza*	visage et cou tête et nuque épaules, bras, mains buste, abdomen dos
Jambes libres	cuisses jambes pieds

Nous vous proposons également une courte série debout que vous pouvez pratiquer, au choix, soit seul, soit avant ou après la série assise.

Et maintenant, passons à la pratique.

DO IN PRATIQUE

SALUTATION AU SOLEIL

PRÉPAREZ-VOUS

Installez-vous de préférence face au Soleil levant si vous pratiquez le matin, dans la direction du Soleil à d'autres moments de la journée.

Dans la position « *seiza* », recueillez-vous quelques instants dos droit, tête en équilibre sur l'axe vertébral, mains sur les genoux, lèvres relachées. (Photos 1-2)

Vous pouvez soit fermer les yeux, soit les garder mi-clos.

Respirez calmement : le souffle qui vous anime est le lien constant entre votre être profond et tout ce qui vous entoure. A travers lui, vous êtes en communion permanente avec le Souffle et le rythme de l'Univers. Prenez-en conscience.

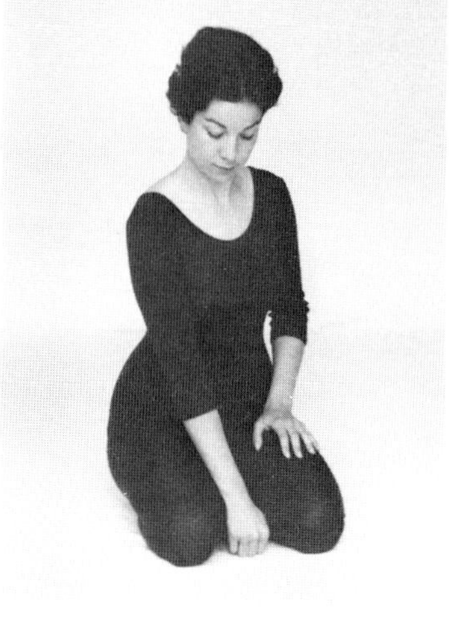
1

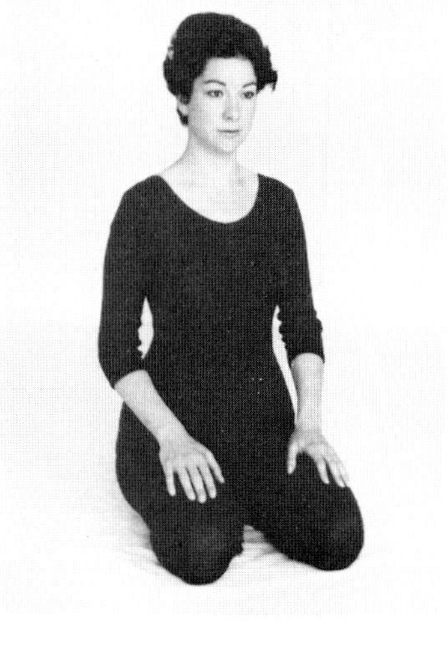
2

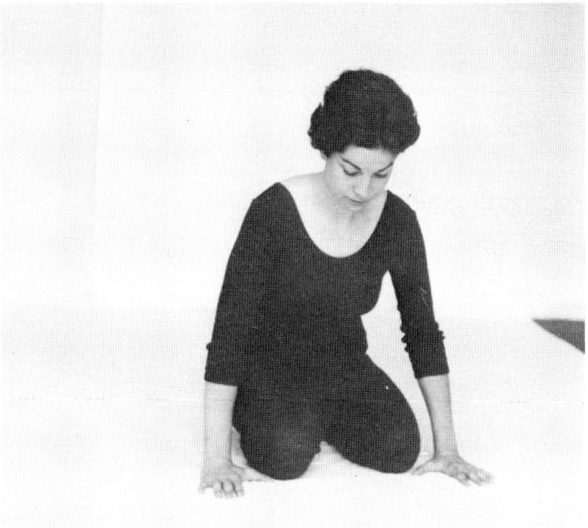

3

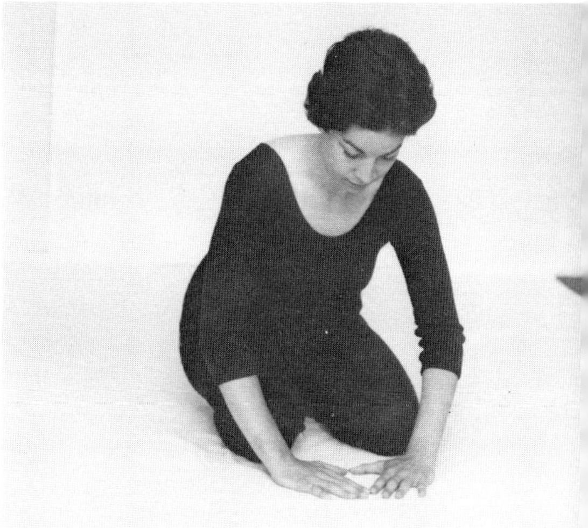

4

LA SALUTATION

Rituellement *do in* commence par cet hommage au Soleil, symbole même de la force cosmique dont dépend toute forme de vie dans la nature.

TECHNIQUE

Posez les mains à plat de chaque côté des genoux, puis glissez les mains au sol devant vous en les juxtaposant de façon telle que les pouces et les index forment un triangle pointe en haut, symbole de l'énergie YANG, *Solaire*. (Photos 3-4bis) Inclinez-vous et posez votre front dans ce triangle. (Photo 5)

Dans l'idéal, le buste repose sur les cuisses, dos droit, ventre rentré.

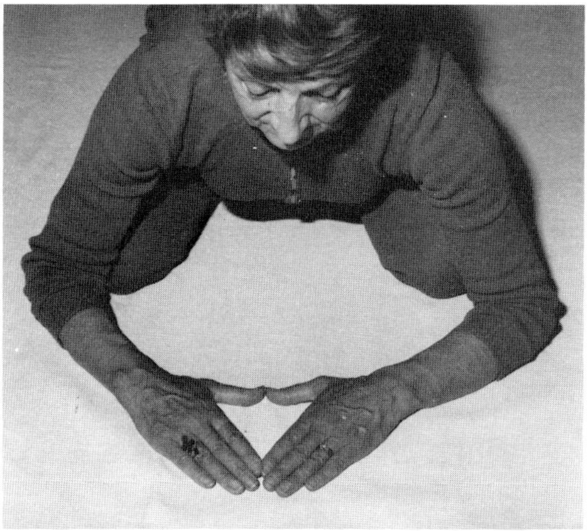

4 *bis*

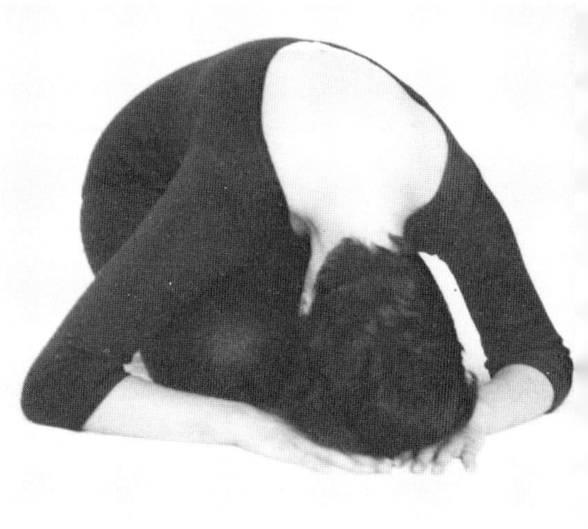

5

Maintenez la posture quelques instants en conscience de tout ce qu'elle représente : reconnaissance — gratitude — humilité mais aussi union et fusion en vous de l'énergie cosmique *yang* et de l'énergie de la Terre *yin*.

Redressez-vous ensuite lentement, marquez une pause et reprenez ce geste de prosternation. Traditionnellement, il se répète trois fois.

RESPIRATION

L'expiration — volontaire — débute avec le mouvement des mains glissant au sol et s'achève en même temps que la flexion.

L'inspiration — naturelle — indique le moment du retour.

Pratiquée en groupe, cette salutation cosmique, encore appelée *salutation-respiration,* instaure instantanément un climat harmonieux entre les participants.

Il existe plusieurs variantes de ce salut au soleil. Nous

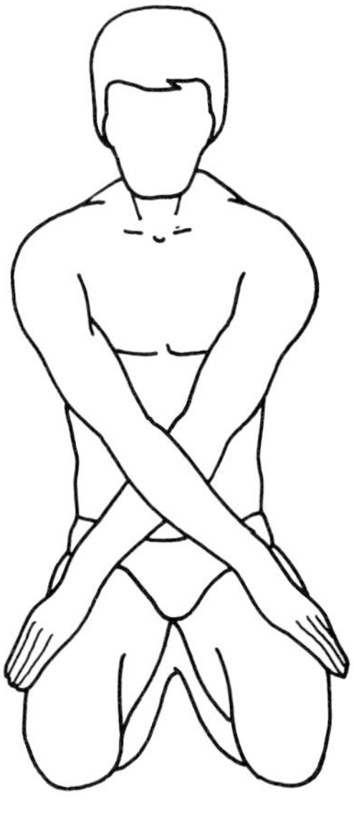

SALUT AU SOLEIL (VARIANTE)

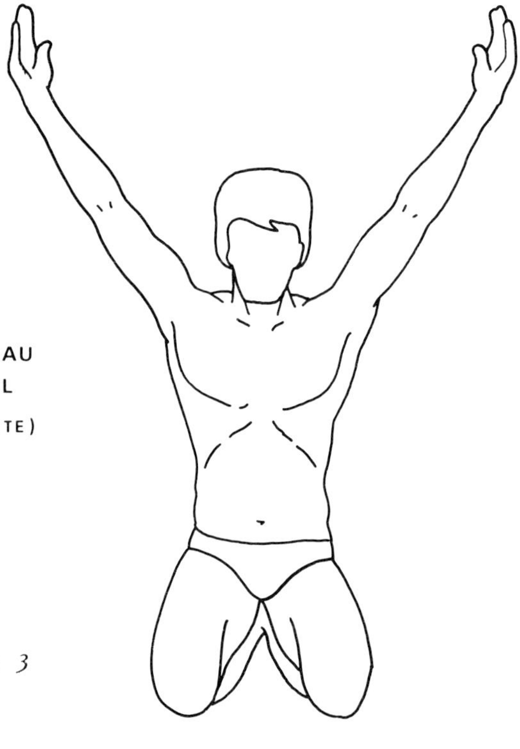

Schéma 3

vous avons présenté la plus courante, mais pour que vous puissiez faire un choix, en voici une autre, plus tonique. (Schéma 3)

Toujours dans la position de *seiza.*

En expirant croisez les bras et posez les mains sur la face externe des cuisses en comprimant légèrement la cage thoracique pour chasser l'air au maximum. (Photo 6)

Marquez une pause.

Puis lentement, en inspirant, levez les bras ouverts en « V » au-dessus de la tête, mains en coupe, paumes vers le haut. (Photo 7)

Marquez une pause. Ayez conscience de recueillir la force solaire.

Expirez ensuite avec force tandis que vous refermez les bras pour reprendre la position de départ.

Marquez une pause en vous concentrant sur l'énergie qui vous pénètre et vous régénère.

Recommencez trois fois.

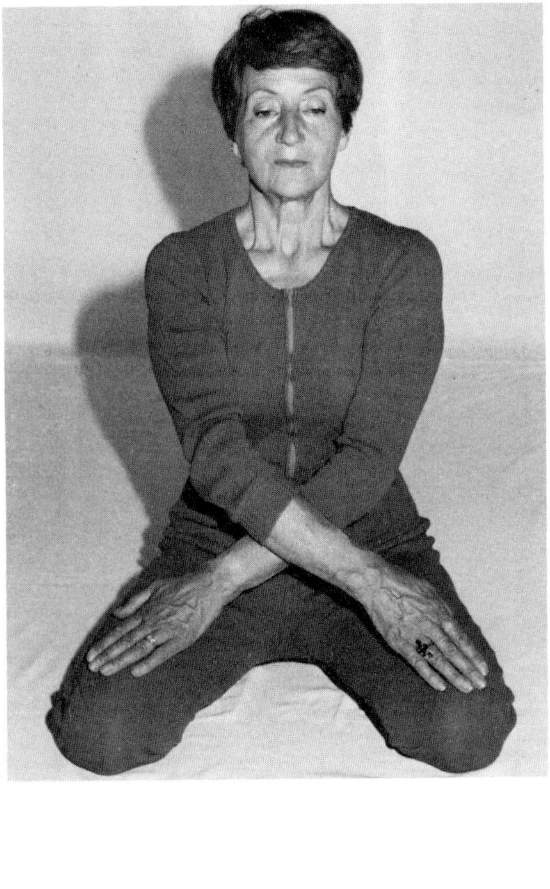

6

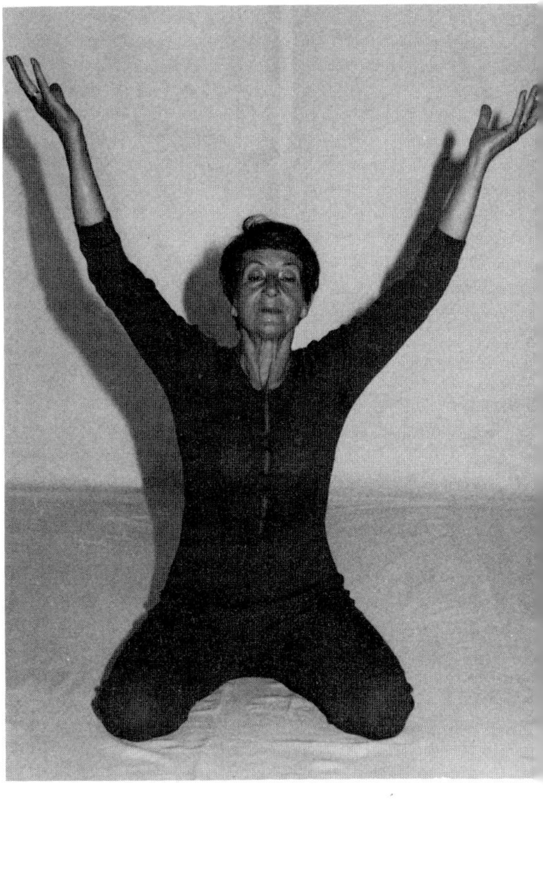

7

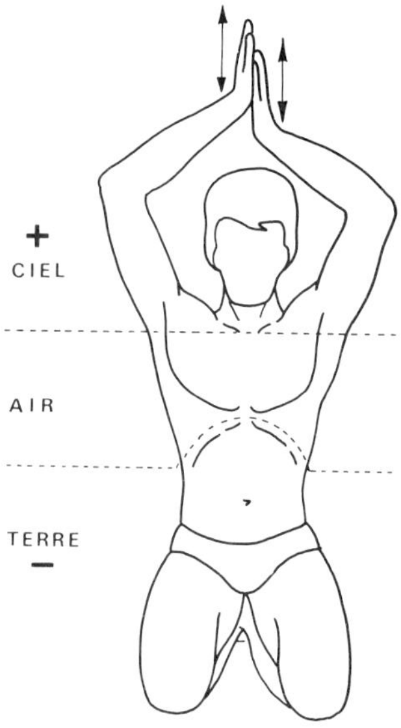

Schéma 3 bis

MAGNÉTISEZ VOS MAINS (Schéma 3[b])

Avant de commencer, levez les bras au niveau des épaules et secouez sèchement les mains pour stimuler le KI des méridiens des bras — P — MC — C en particulier, dont l'énergie s'écoule vers les extrémités et charge les mains. (Photo 8)

Maintenant levez les bras au-dessus de la tête. Joignez les mains et frottez-les énergiquement jusqu'à la sensation de chaleur intense. (Photo 9)

L'énergie qui se dégage sera aussitôt mise à profit pour votre première manœuvre.

N'oubliez pas de répéter souvent ce geste pendant le déroulement de *do in.*

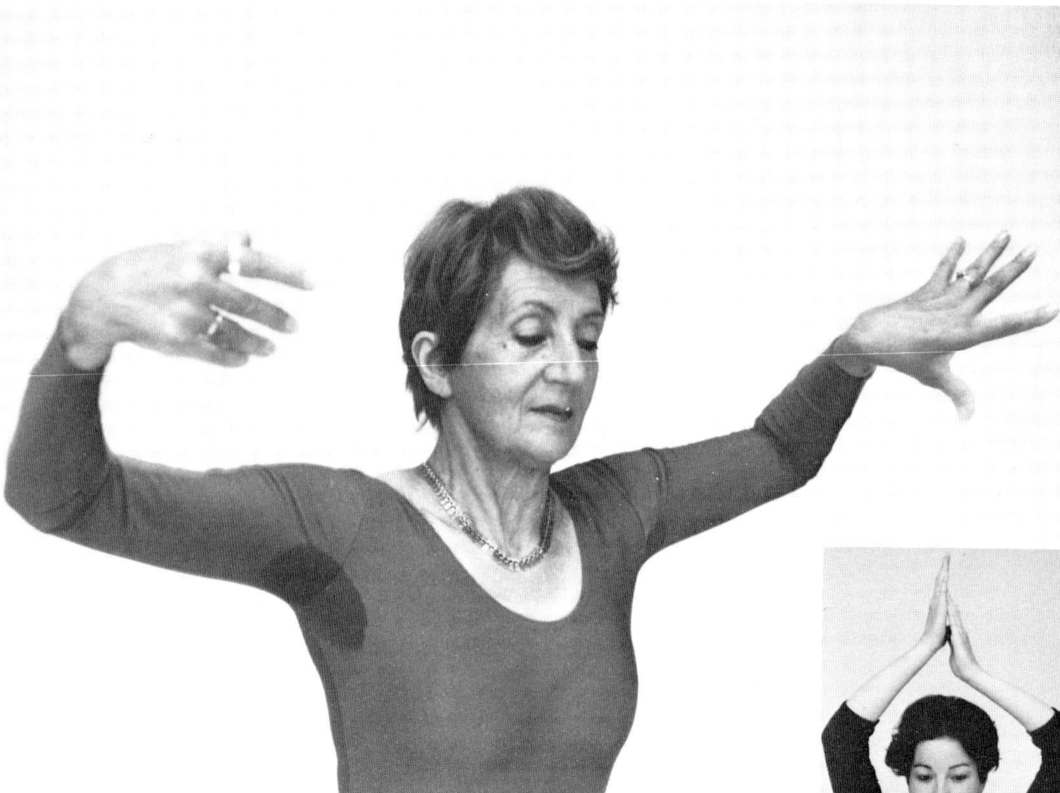
8

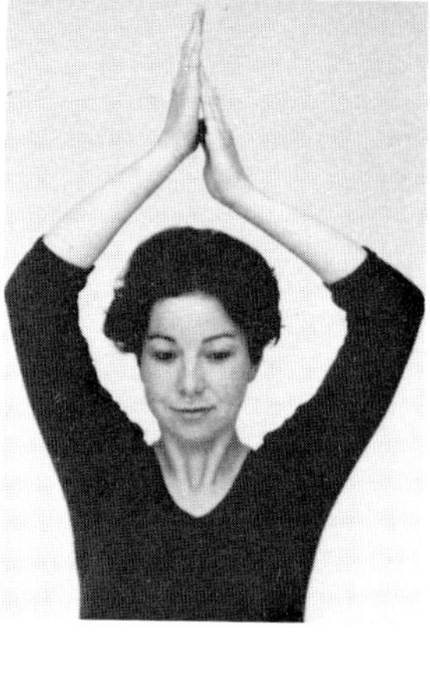
9

LE VISAGE ET LE COU

Comme en témoigne le schéma ci-contre, la tête et le visage sont littéralement tapissés par un réseau énergétique dense, formé uniquement par les méridiens *yang* qui aboutissent et s'articulent à la tête. (Schéma 4)

Le *do in* du visage devra être très minutieux. Non seulement les points sont très nombreux, mais de plus, le visage est un des miroirs où se réfléchit l'organisme en miniature. Sa sensibilité au toucher, la tonicité de la peau, la couleur du teint, les touches colorées locales révèlent l'état des organes correspondants.

Comme le corps, il se subdivise en 3 étages reliés aux 3 champs vibratoires de l'Univers (et aux 3 foyers du méridien TR).

Schéma 4

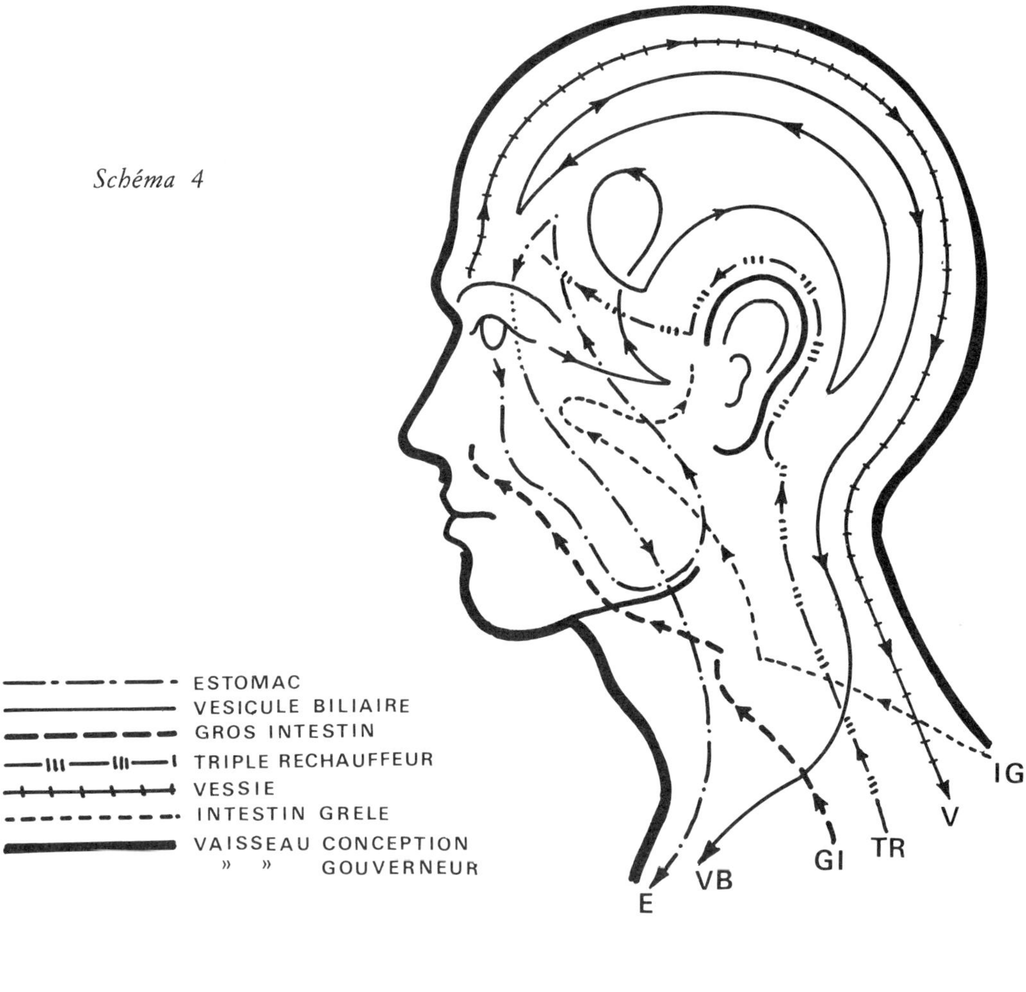

Univers	Corps	Visage	projection en miniature (sur le visage)
Ciel	Tête	Etage cérébral	Tête Nuque Epaules
Air	Poitrine	Respiratoire	Poumon Cœur
Terre	Ventre	Digestif Génito-urinaire	Appareil digestif Reins Organes sexuels

(Voir le schéma 5)

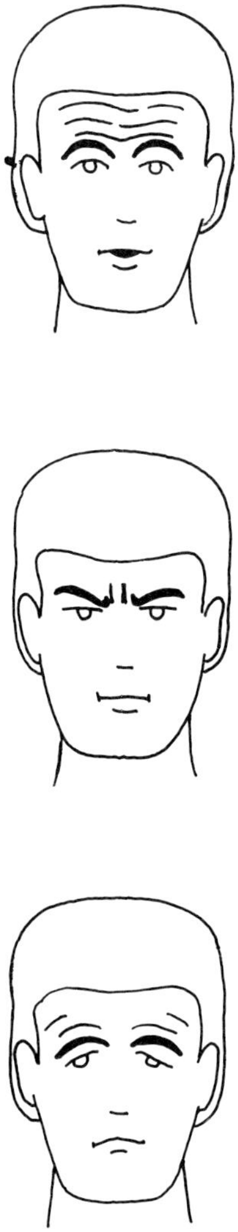

Schéma 6

LE FRONT

Le front (sourcils compris) est probablement la partie la plus sollicitée du visage. Il accompagne toutes les paroles, toutes les pensées, toutes les sensations et les sentiments. On appelle le muscle frontal muscle de l'attention et de l'étonnement, mais il exprime aussi douleur, réflexion, méditation, rire, menace, attendrissement, chagrin, etc. (Schéma 6)

De plus, lui aussi se subdivise en 3 zones horizontales

Univers	*Front*
Ciel	Intellect → Système nerveux
Homme	Affectivité → Système circulaire
Terre	Instinct → Système digestif

1) Après avoir magnétisé les mains, séparez-les et posez la pulpe des doigts ou le talon des mains sur le front et faites bouger la peau : (Photo 10)

a) de haut en bas ;
b) de droite à gauche ;
c) en diagonale.
(Schéma 6b).

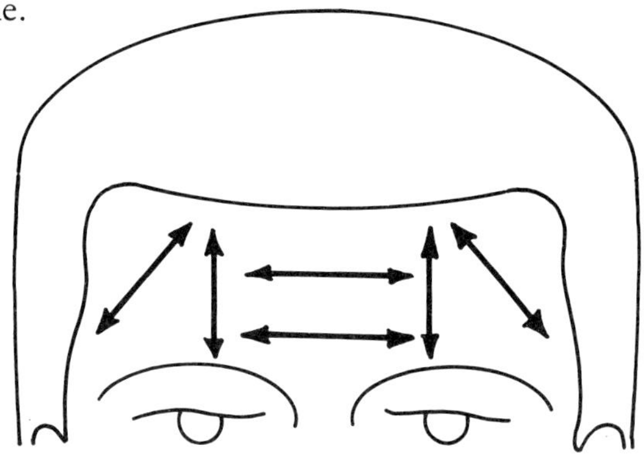

Schéma 6 bis

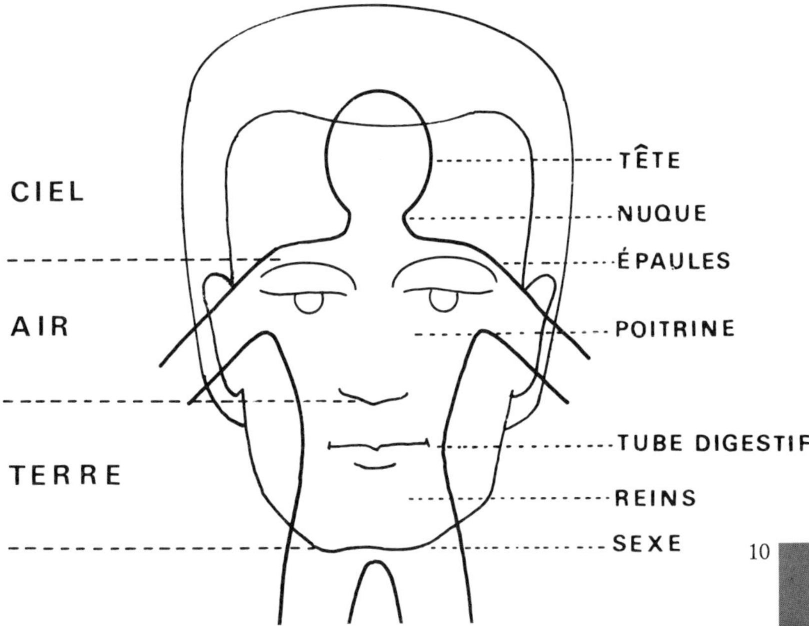

Schéma 5

10

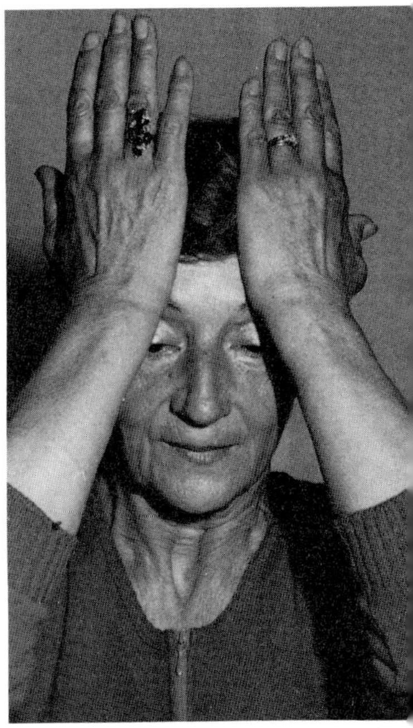

2) Appliquez fortement les majeurs bout à bout. Maintenez-les immobiles car cette fois c'est la tête qui bouge d'arrière en avant : (Photo 11)

Posez les doigts	1) sur la ligne frontale près de la racine des cheveux	système nerveux
	2) sur la ligne médiane	circulation
	3) sur la ligne près des sourcils	digestion

Action — s/ VB — V — V Gouverneur, et en zones de correspondance — estomac à gauche ; pancréas au centre ; foie à droite.

11

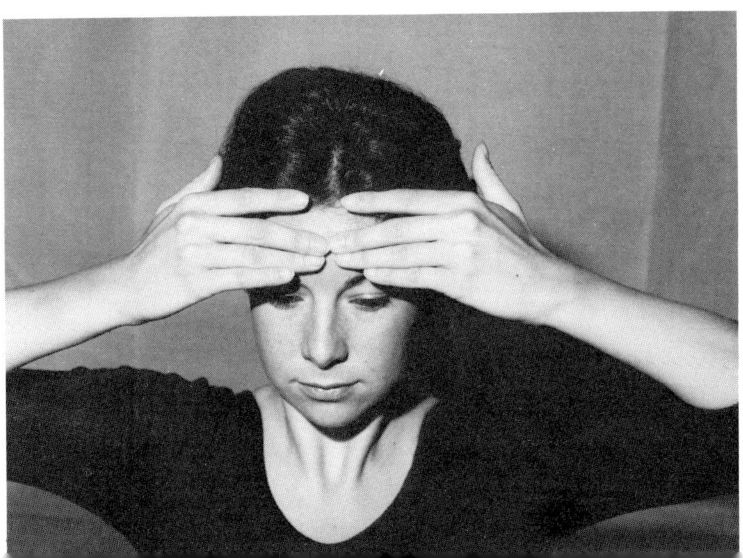

LES SOURCILS

1) Avec la pulpe des doigts, appuyez au-dessus de la ligne des sourcils de l'intérieur vers les tempes. Vous y sentirez des dépressions souvent très sensibles (relation avec Estomac-Poumon-Foie), l'énergie s'y accumule et peut être cause de maux de tête frontaux. Appuyez fortement pour disperser le KI. (Photo 12) 3 passages.

2) Entre pouce et index, pincez et étirez les sourcils depuis leur base jusqu'à la pointe (entrée du méridien VB qui contourne la tête et descend le long de la nuque, passe sur l'épaule, longe le côté du corps, de la jambe et se termine au pied). (Photo 13) 3 ou 4 passages.

3) Sous les arcades sourcillières, découvrez 3 encoches dans l'épaisseur osseuse et faites des pressions avec le pouce : (Schéma 7)

a) sous la racine du sourcil ;
b) au milieu du sourcil ;
c) sous la pointe du sourcil.

3 passages. (Photo 14)

Action : sur V — E — VB — TR.

Schéma 7

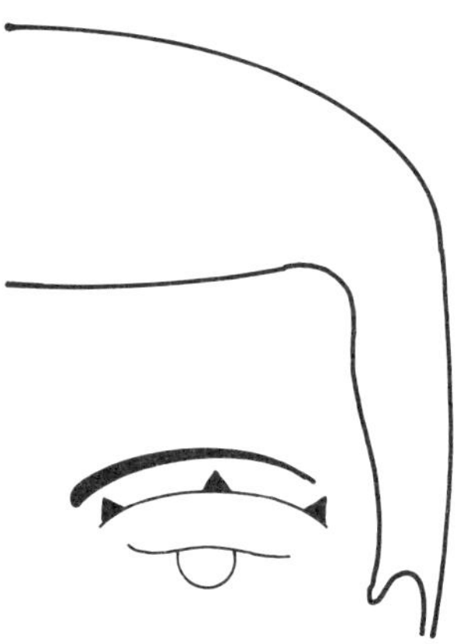

12

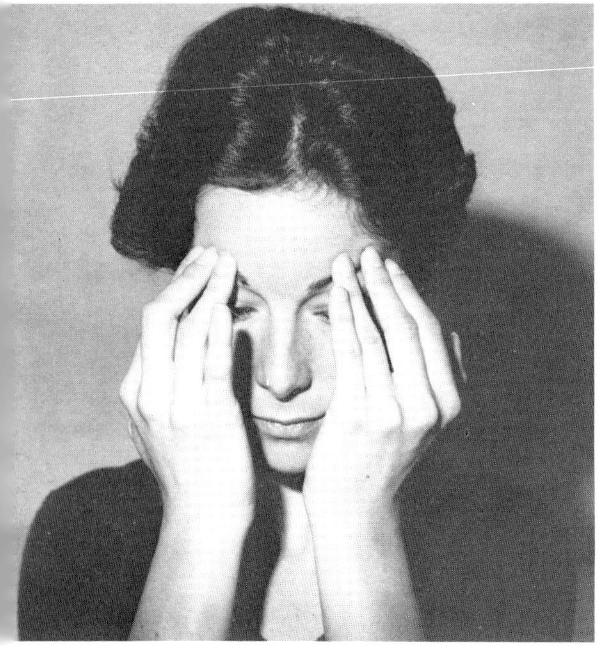

13

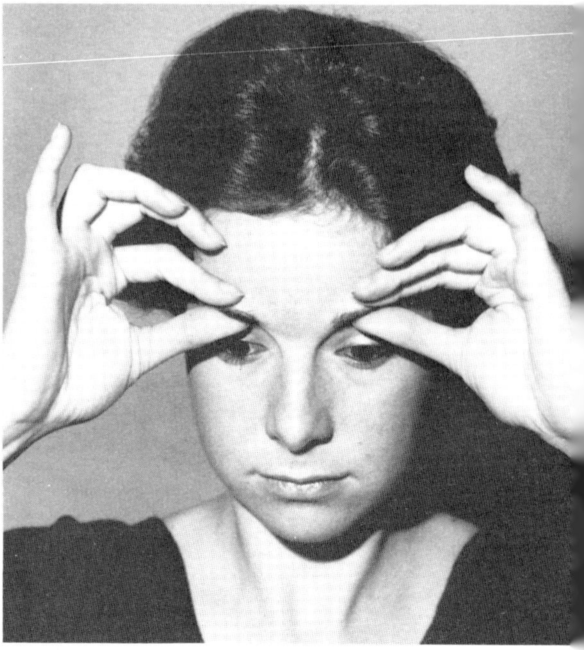

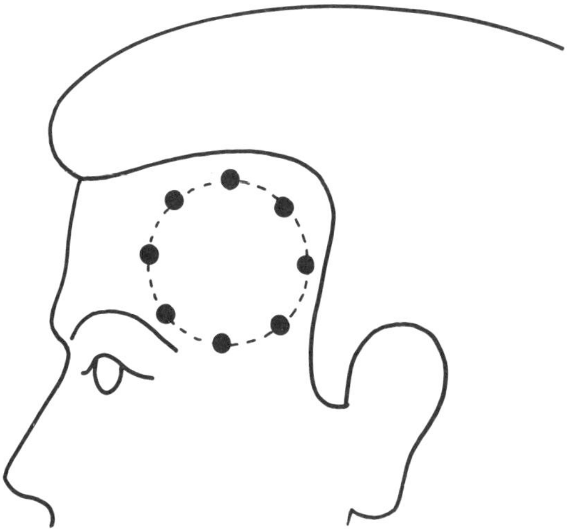

Schéma 8

LES TEMPES

Avec la pulpe du pouce, faites des pressions autour du creux de la tempe sur la bordure osseuse en tournant d'avant en arrière. (Schéma 8 ; photo 15)

Action : sur VB — TR — E (branche secondaire)

15

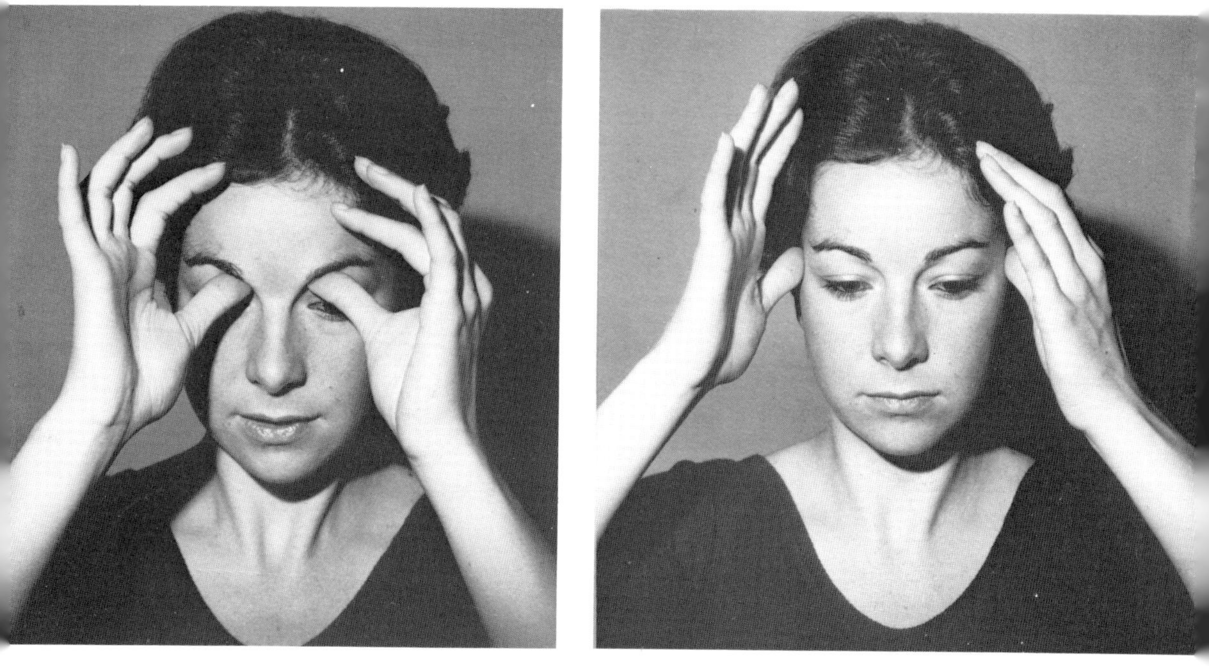

LES YEUX

Les yeux, dit-on, sont le miroir de l'âme. Pour les Orientaux, c'est un peu court. Ils considèrent en effet les yeux comme le reflet exact de l'état de santé physique et mental, actuel certes mais aussi antérieur et futur.

Le croquis simplifié que nous vous présentons n'a pour objet que de vous montrer ici encore la projection de tout le corps en résumé. (Schéma 9)

L'examen de l'œil, qui a donné naissance en Occident à une spécialité : l'*iridologie,* fait depuis des siècles partie de l'arsenal de soins des Orientaux.

Cet examen délicat permet d'établir un diagnostic précis du présent et du passé pathologique d'un individu et même

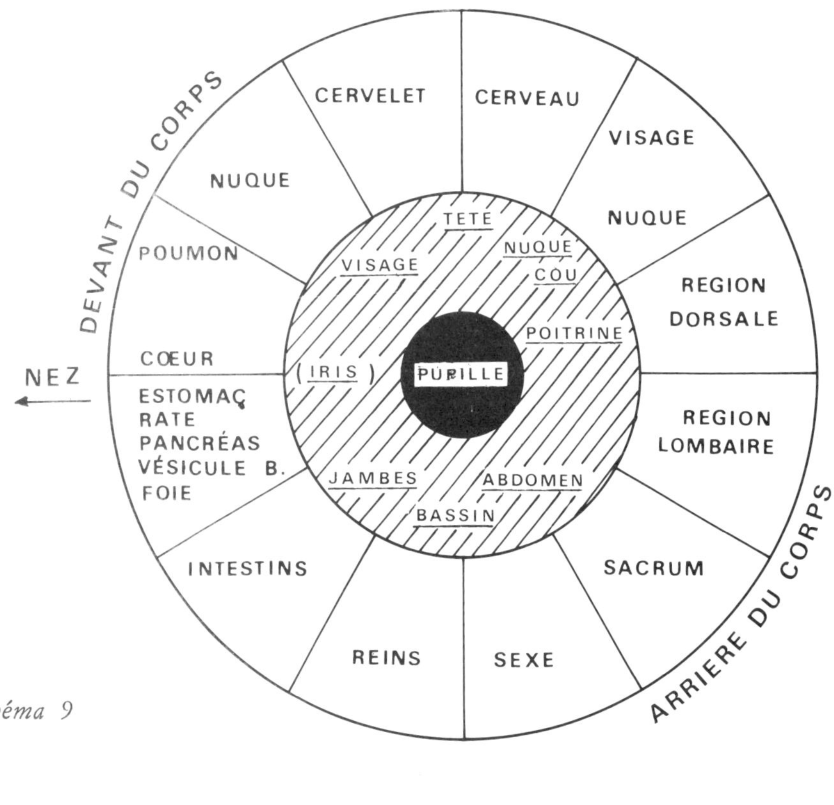

Schéma 9

de déceler des perturbations non encore apparues...

Chaque maladie, chaque accident laissent dans l'œil une marque indélébile sous forme de tache, de filet ou de « nuage » très parlants pour qui sait les comprendre.

Dans la vie courante, nous savons reconnaître, par exemple, les troubles hépatiques qui rendent jaune le blanc de l'œil (l'Acupuncture explique que le foie est en relation avec l'œil par les trajets internes du méridien), ou l'abus de boissons alcoolisées qui y provoquent des traînées rouges. Mais la connaissance de tous les signes cliniques exige des études approfondies, que le lecteur intéressé pourra trouver à travers des ouvrages spécialisés, ou surtout auprès d'un maître compétent.

Ainsi donc, avoir de bons yeux, ce n'est pas seulement avoir une bonne vue, mais c'est aussi avoir un organisme en bon état.

Alors, par l'intermédiaire de vos yeux, énergisez tout votre corps en pratiquant *do in* avec une attention toute particulière. Pensez à magnétiser vos mains entre chaque opération.

⁂

1) Fermez les yeux. Posez le bout des doigts entre arcade sourcillière et globe oculaire, et faites quelques pressions courtes progressivement appuyées. (Photo 16)

2) Même geste et même manœuvre entre globe et base de l'orbite. (Photo 17)

3) Avec pouces ou majeurs, appuyez rythmiquement les globes de l'extérieur vers la racine du nez. Terminez en maintenant la pression quelques instants. (Photo 18)

4) Posez délicatement le talon des mains sur les globes et là, également, faites des pressions fermes et progressives mais douces. Cette manœuvre a pour effet de ralentir le cœur (réflexe oculo-cardiaque). (Photo 19) A la limite, une pression exagérée pourrait provoquer une syncope.

5) Maintenez une pression ferme, mais immobile, et faites bouger les yeux dans tous les sens en sentant le glissement de l'œil sous la paupière et la résistance de la main. Accentuez au maximum chaque mouvement des yeux.

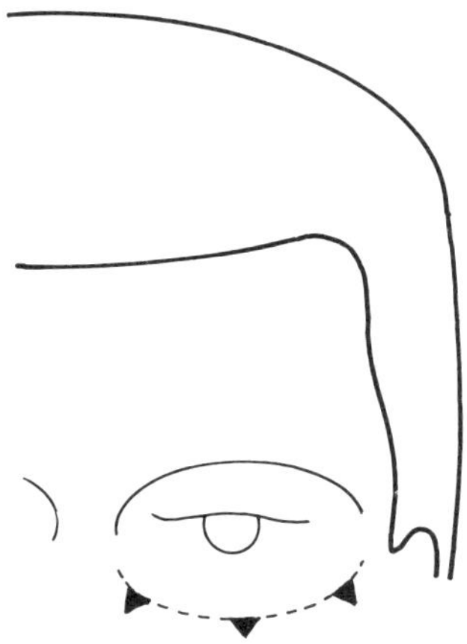

Schéma 10

6) Pincez verticalement les paupières entre pouces et index, et avec des gestes rapides, légers et secs, tirez, repoussez, tirez, repoussez... jusqu'à ce que vous entendiez un petit « floc-floc ».

7) Sur l'épaisseur osseuse, à la base de l'orbite, trouvez 3 encoches symétriques à celles de l'arcade, et avec l'index posé sur le majeur, faites des pressions progressives. (Schéma 10 ; photo 20) 3 passages.

8) Fermez les yeux aussi fort que vous le pouvez, puis ouvrez le plus grand possible. 3 à 5 fois.

9) Tendez un bras en avant, levez l'index au niveau des yeux et regardez l'ongle. Continuez à le fixer en approchant l'index du nez puis en l'éloignant. (Schéma 11) 3 à 5 fois.

10) Enfin, après avoir bien magnétisé les mains, placez-les en « coque » pour recouvrir les yeux, paupières closes, puis yeux ouverts. Laissez le *ki* pénétrer vos yeux en inclinant lentement la tête de droite à gauche. Ce mouvement gagne à être effectué au rythme de la respiration. (Photo 21) 3 à 5 fois.

Action. Ces manœuvres, dans leur ensemble, ont pour but de revitaliser le système oculaire, d'activer l'irrigation sanguine et de tonifier les petits muscles qui entourent les yeux.

Elles ralentissent le processus de vieillissement et préviennent la cataracte. Elles stimulent les méridiens E — VB — F — V, mais aussi énergisent en profondeur tous les organes qui se projettent dans les yeux.

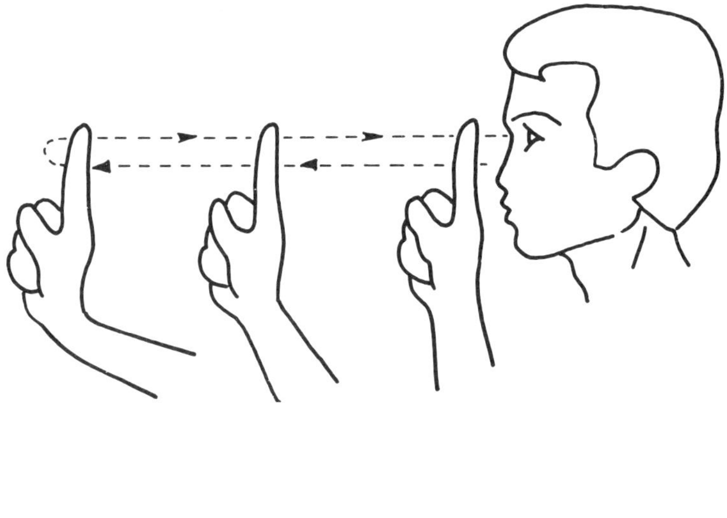

Schéma 11

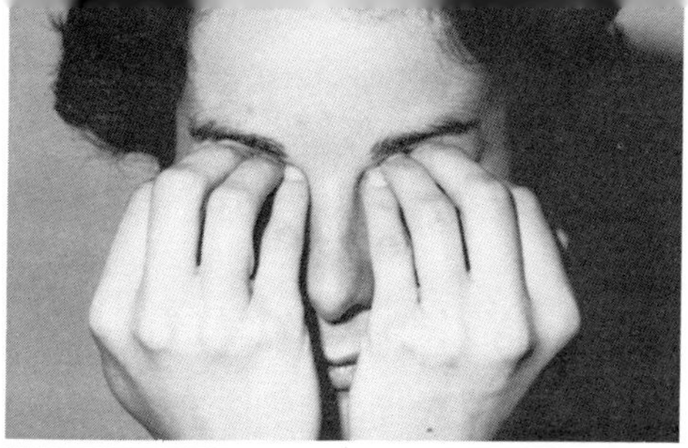

16

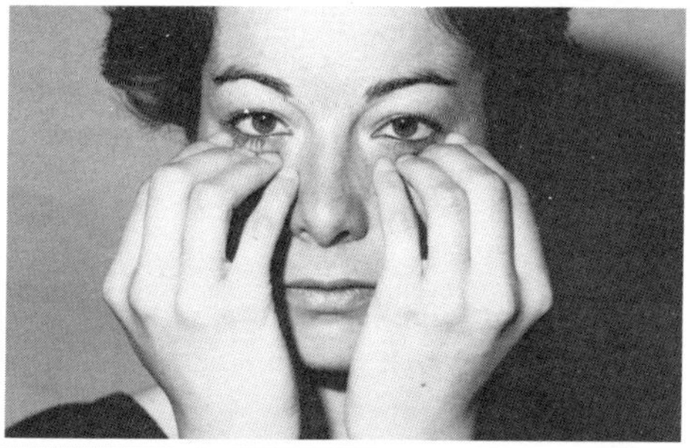

17

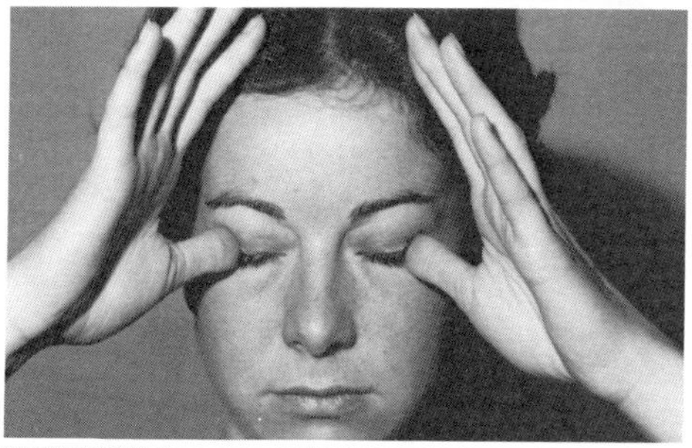

18

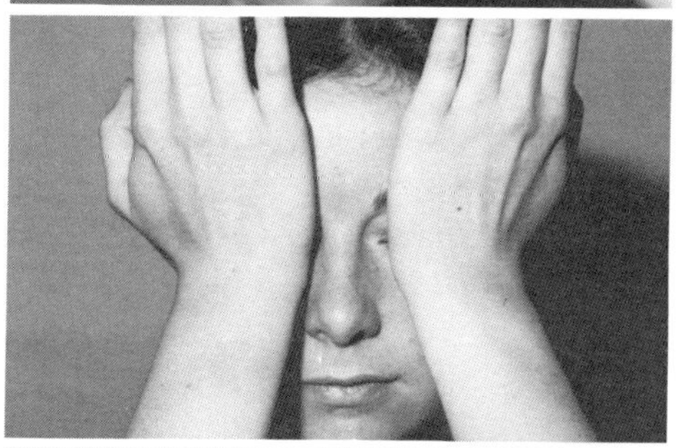

19

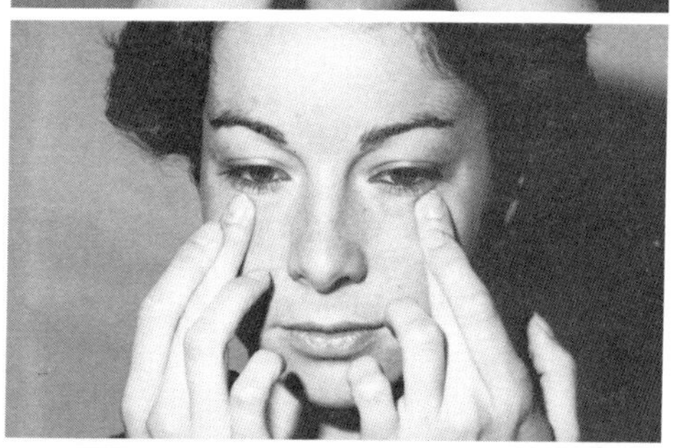

20

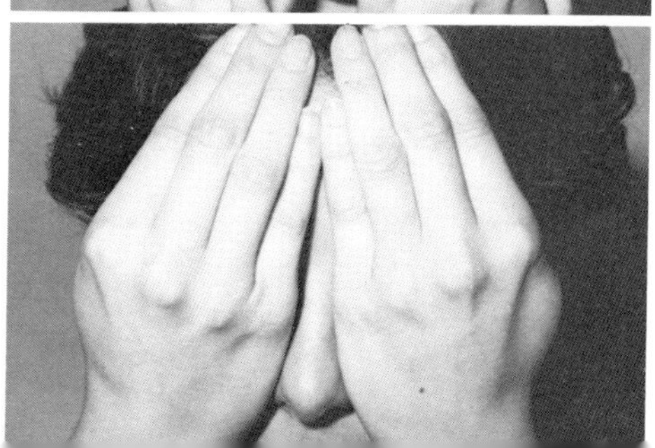

21

LE NEZ

« Le nez est la colonne vertébrale du visage » (A. de Souzenelle, « *De l'arbre de vie au schéma corporel* »).

Comme la colonne vertébrale, il est en relation avec les systèmes circulatoire, respiratoire, digestif, avec le cœur, la sexualité et le psychisme.

Pour les acupuncteurs, l'examen du nez entre dans l'établissement d'un diagnostic : la couleur du nez, mais aussi celle de la peau aux abords immédiats, donne de précieuses indications... un nez long correspond à des intestins forts, un nez rouge à un trouble cardiaque, un nez bien planté à un caractère viril, un nez « avorté » à un caractère non motivé en quoi que ce soit, un nez en trompette est un signe de dispersion, tandis que des narines abritées traduisent un tempérament réfléchi, de larges narines prédisposent à une bonne respiration et une bonne ouverture sur le monde, etc., etc... et tout le monde connaît la trogne violacée de l'ivrogne...

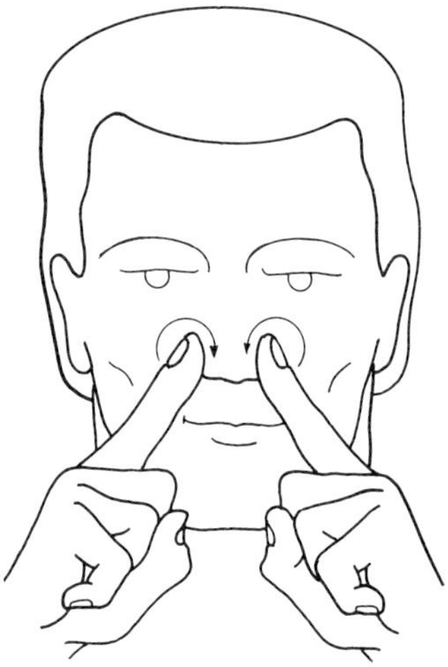

Schéma 12

1) Avec pouce et index, pincez fortement 2 ou 3 fois la peau entre les sourcils (fatigue, difficulté de concentration). (Photo 22)

2) avec pouce et majeur, massez en tournant le creux de la racine du nez jusqu'au coin de l'œil (fatigue, migraine). (Photo 23)

3) avec majeur et index superposés, faites des pressions vibrées le long de la paroi osseuse (dégagement des sinus, 10 à 20 fois). (Photo 24)

4) pressez de chaque côté de la base du nez, en haut du sillon naso-labial (point d'arrivée du méridien GI) (sinusite — saignements de nez)

5) appuyez en tournant sur la paroi des narines. (Schéma 12)

6) appuyez et déplacez le bout du nez en tous sens (stimulation du cœur). (Photo 25)

7) avec le dos de l'index tendu, frottez vigoureusement la base du nez en faisant bouger le cartilage. (Schéma 13)

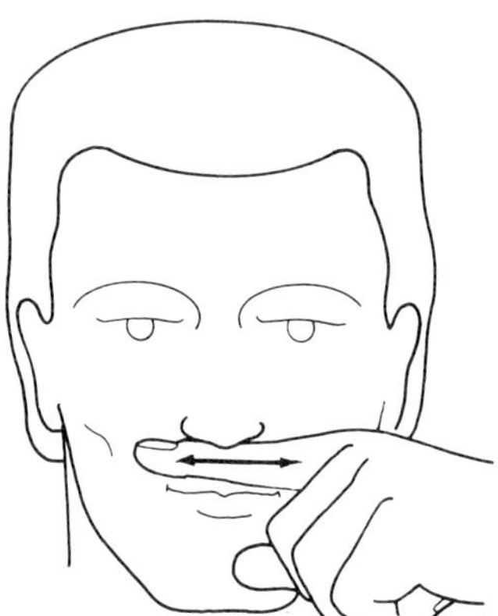

Schéma 13

Action : Outre les symptômes déjà indiqués, stimulation V — E — GI vaisseau gouverneur.

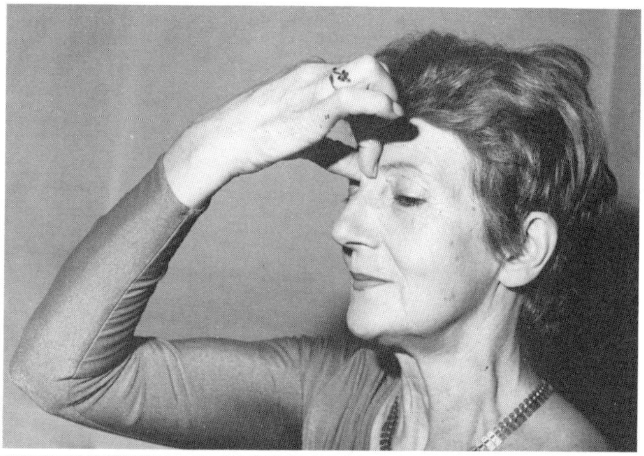

22

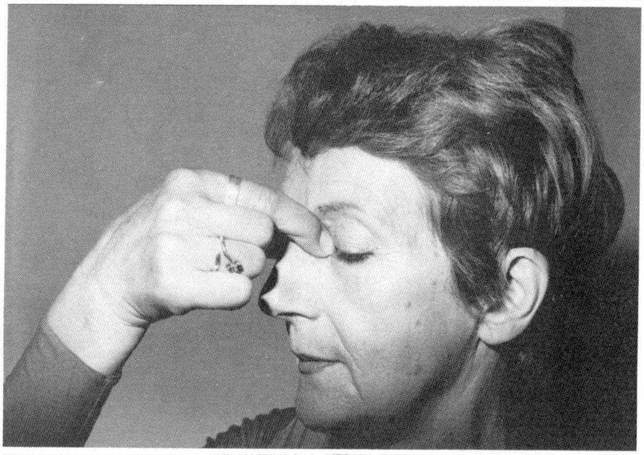

23

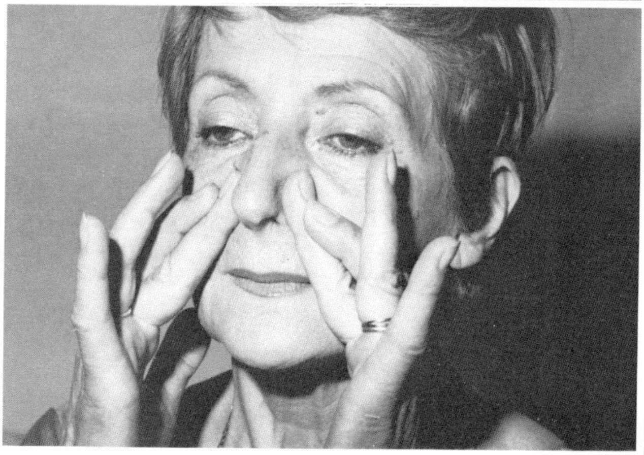

24

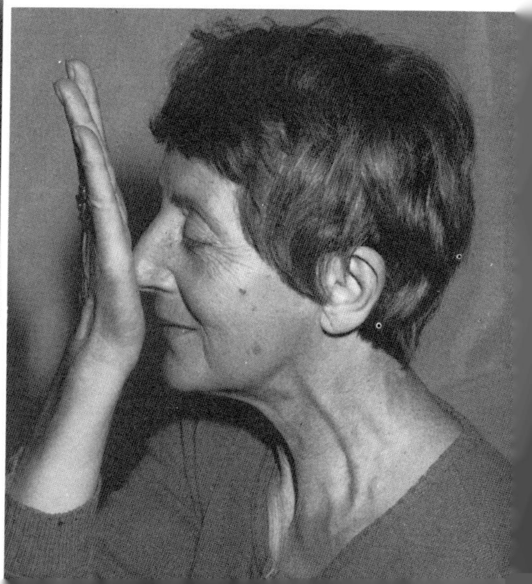

25

LES JOUES

La surface des joues est sillonnée par les méridiens E — IG — GI. Les pommettes, placées dans la zone respiratoire, correspondent aux poumons ; tandis que les joues proprement dites, placées dans la zone digestive, sont en relation avec l'estomac et les intestins.

Schéma 14

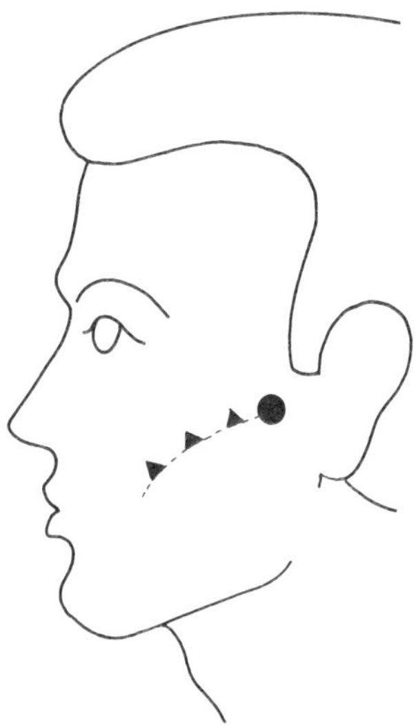

1) Avec la paume à plat, frottez vigoureusement les joues de haut en bas, puis en diagonale en suivant le sillon des maxillaires (entrouvrir les mâchoires). (Aide à la digestion — stimule la respiration).

2) Avec le bout des doigts, tambourinez le long de ce sillon (20 à 30 fois).

3) A partir du sillon naso-labial, et avec la tranche des index, étirez les joues vers les tempes

4) Avec les pouces, pressez les 3 encoches que vous sentirez dans l'épaisseur de l'os malaire (3 à 5 fois). (Schéma 14 ; photo 26)

5) En ouvrant la mâchoire, vous sentirez bien une dépression à l'angle des 2 maxillaires. Insistez sur ces creux où stagne toujours l'énergie, et qui sont souvent sensibles (cela peut soulager les maux de dents). (Photo 27)

Action : sur E — GI — IG — VB — F.

26

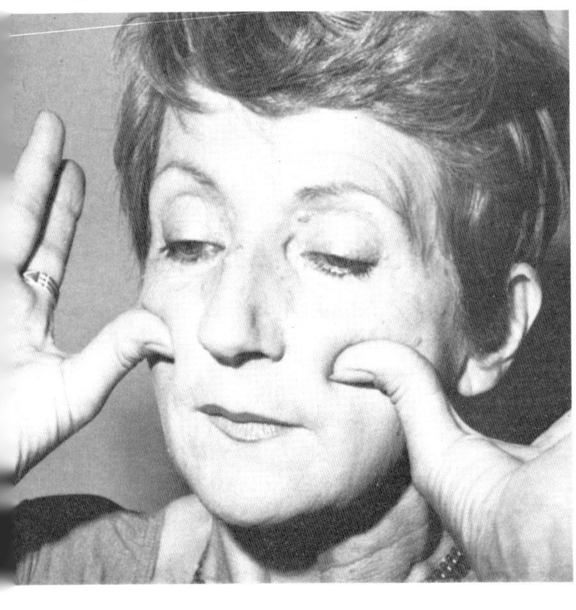

27

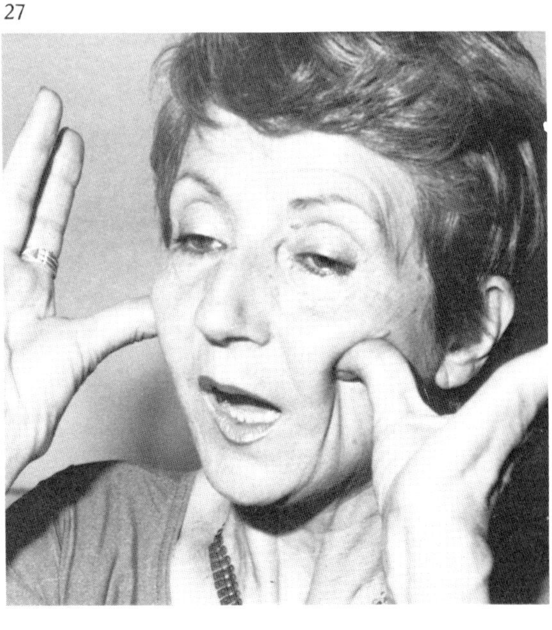

LA BOUCHE

Lèvres — Gencives — Langue

La bouche est naturellement en relation étroite avec le tube digestif mais aussi, par l'intermédiaire d'une des branches internes du méridien du Rein, avec le système génital, les reins, la vessie et le cœur.

Sa couleur, son état reflètent les variations « climatiques » des organes qui se projettent à ce niveau.

Par exemple : le trouble de l'estomac se traduit par une lèvre supérieure gonflée, celui des reins par une langue « chargée ». La perturbation du foie provoque des petites « fentes » au coin des lèvres, etc.

A) *Les lèvres*

1) Entre pouce et index replié, pincez le sillon vertical nez-bouche, tournez d'un côté et tirez vers le bas, puis de l'autre côté (3 à 5 fois). (Photo 28)

2) Pincez verticalement la lèvre inférieure, et imprimez un mouvement de va-et-vient.

Action : sur la digestion, la constipation, les ballonnements. Par le premier geste, stimulation d'un point spécifique du Vaisseau Gouverneur situé près de la base du nez (Schéma 15). Il est important de connaître ce point très effi-

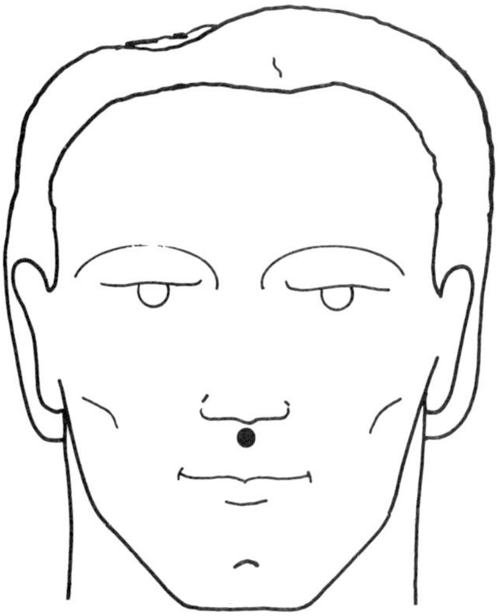

Schéma 15

28

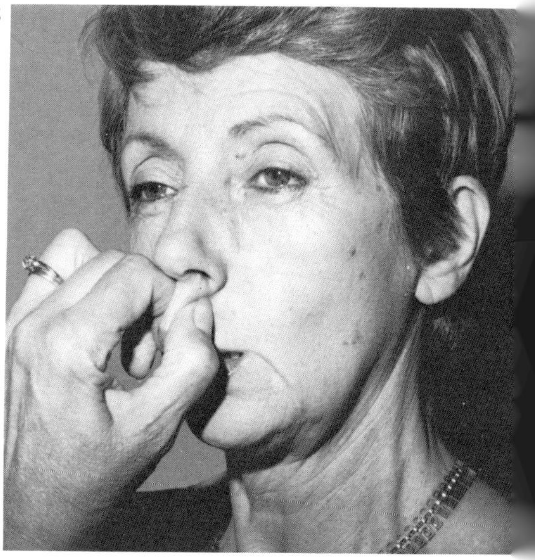

cace, permettant d'intervenir en cas de syncope, coup de chaleur, torpeur, mais aussi très utile pour se tenir soi-même éveillé... Il faut dans le premier cas, presser fortement avec l'ongle. L'ensemble des manœuvres concerne tous les organes cités plus haut, et en particulier, pour la lèvre inférieure, le Vaisseau Conception.

Note : L'importance des lignes verticales qui délimitent le sillon nez-bouche serait à l'image des qualités sexuelles et procréatrices...

B) *Les gencives*

1) Avec le bout des doigts, faire des pressions dans les creux qui se trouvent le long de la racine des dents, successivement sur les 2 maxillaires (3 passages). (Photos 29-30)

2) Appliquez le bord d'une main (entre pouce et index), sur le maxillaire supérieur, et celui de l'autre main sur le maxillaire inférieur, et faites un mouvement de va-et-vient en sens opposé. (Schéma 16)

3) Avec la pulpe de l'index, massez les gencives elles-mêmes (et les dents au passage).

Schéma 16

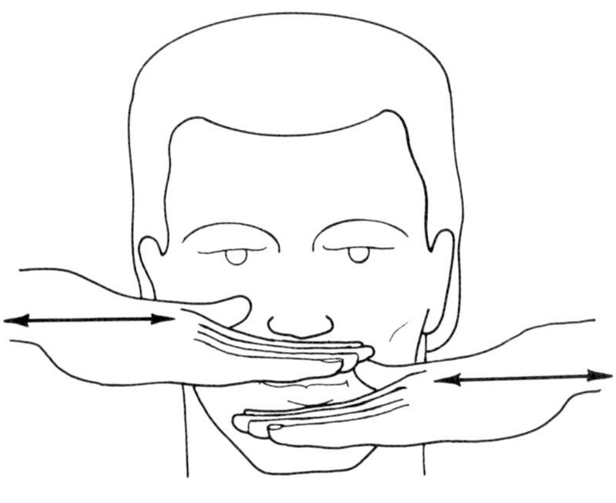

29

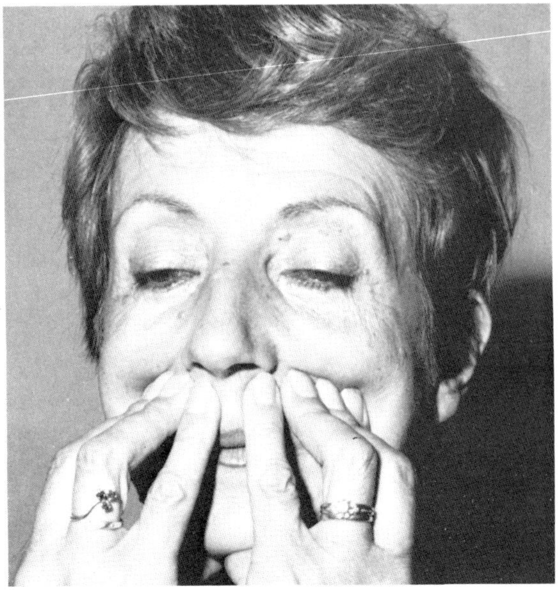

Action : sur VG — VC — E — GI ; stimulation de l'irrigation des gencives, mais le meilleur massage reste encore la mastication.

C) *La langue :* ce muscle oublié...

1) Avec la pointe de la langue, pressez fortement en glissant sur le côté interne des gencives, en bas et en haut repoussez, en le contournant de l'intérieur, tout le tour de la bouche. (Photo 31)

Frottez fort la face interne des joues dans tous les sens.

2) Tirez fort la langue en direction du menton, puis du nez.

3) Avec les ongles (bien propres) de vos 3 doigts principaux, grattez plusieurs fois la langue d'arrière en avant. (schéma 17)

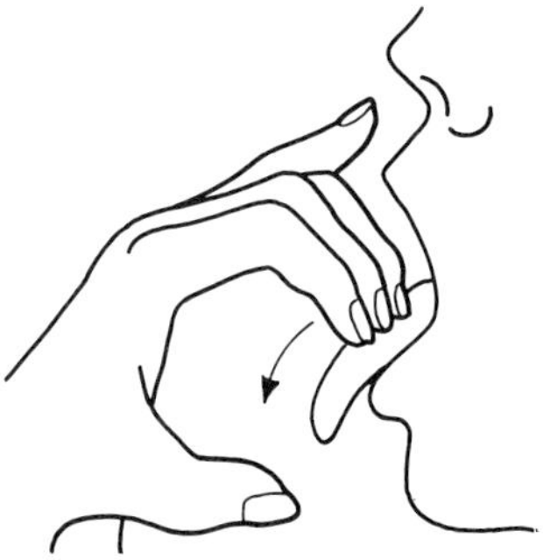

Schéma 17

Action : particulière sur le méridien R, et les organes qui lui sont reliés.

30

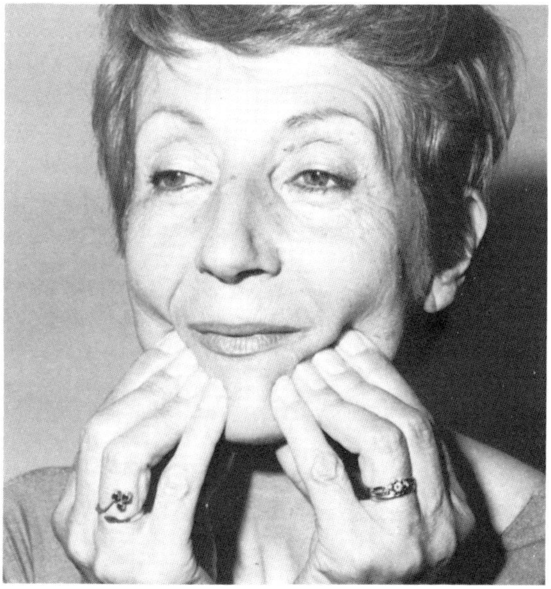

31

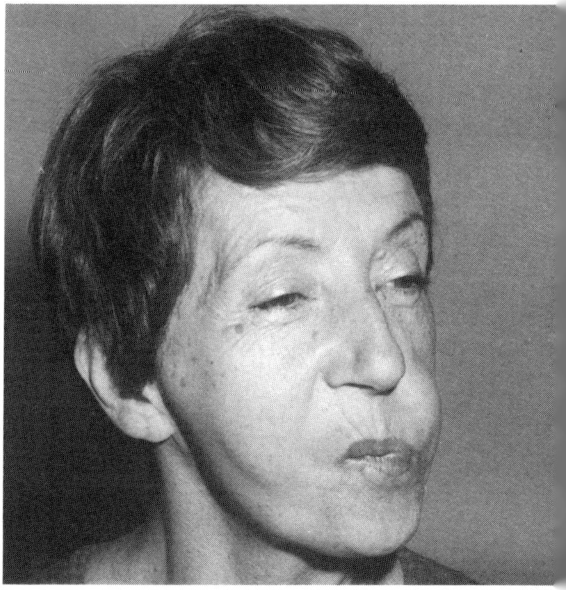

MENTON ET MAXILLAIRE INFÉRIEUR

A) *Menton*

En relation étroite avec le psychisme, le Rein, la Vessie, la sexualité.

Une fente dans le menton serait signe de grande vitalité physique, surtout sexuelle, mais aussi de difficulté d'être. L'implantation et le volume du menton sont liés à la sensibilité en général et à l'esprit d'entreprise.

1) Frottez le menton avec la paume de la main, en laissant la lèvre molle (ce qui provoque un léger « clapotis »). (Photo 32)

2) Pincez la masse du menton entre pouce et index et imprimez-lui un mouvement de va-et-vient, puis de rotation. (Photo 33)

B) *Maxillaire inférieur*

1) Sous le maxillaire inférieur, cherchez 3 encoches et accrochez vos pouces en tirant en avant (2 à 3 passages). (Schéma 18, photo 34)

2) Avec pouce ou majeur, massez le creux sous le lobe de l'oreille, en insistant côté mastoïde. (Photo 34 [b])

Action : sur glandes salivaires, irrigation des gencives, oreille interne, maux de dents.

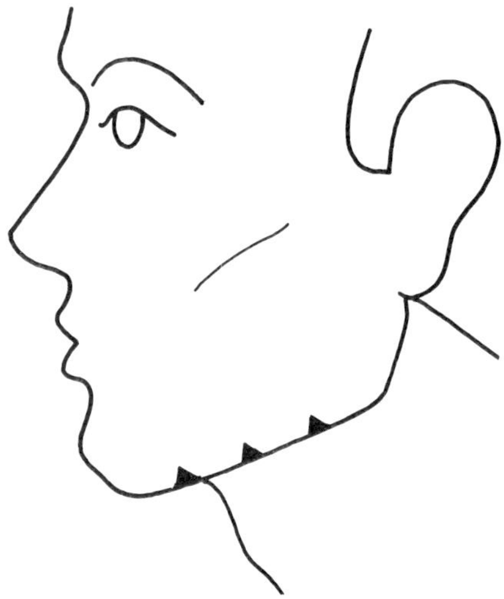

Schéma 18

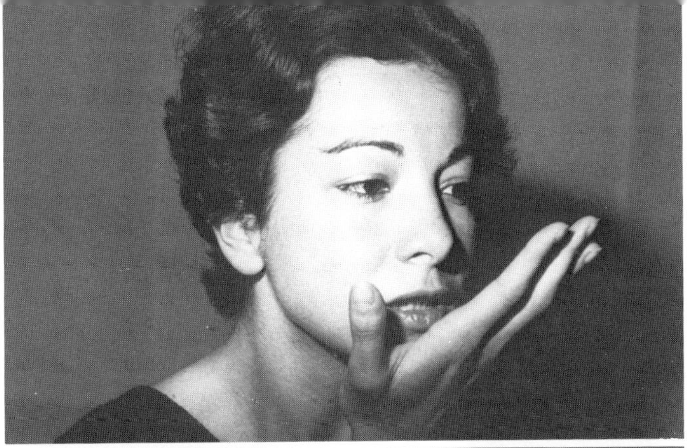
32

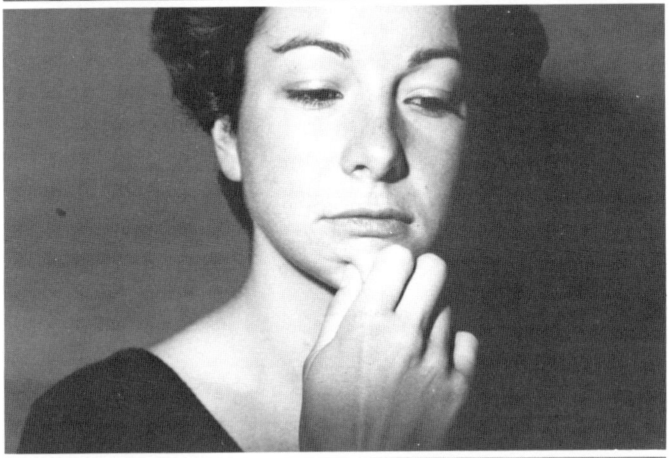
33

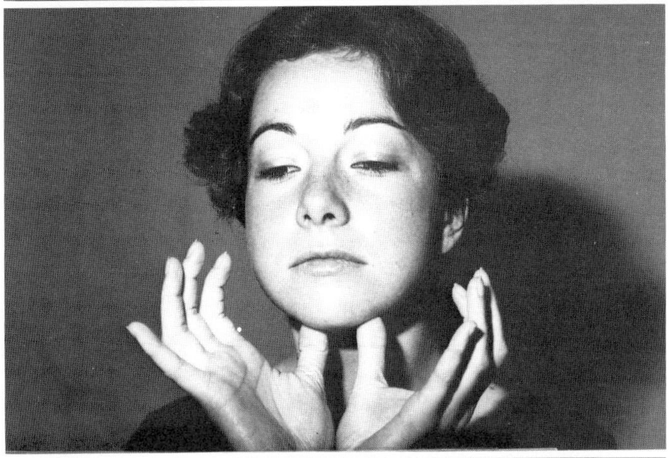
34

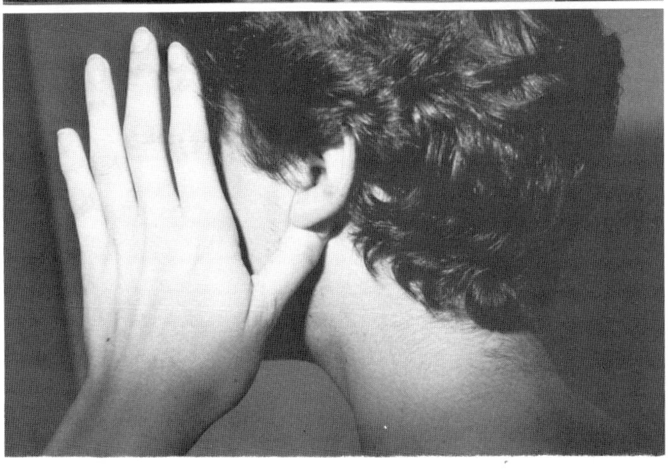
34 *bis*

LES OREILLES

Voici un autre miroir du corps. Et quel miroir, qui à lui seul, pourrait faire l'objet d'un livre ! (Schéma 19, 19 b)

Ayant la forme d'un fœtus, l'oreille porte en elle le corps miniaturisé, et ne présente pas moins de 200 points d'Acupuncture. Le traitement par ces points a donné naissance en Occident à la moderne *auriculothérapie.*

Mais le diagnostic et les soins par l'oreille, remontent à la Haute Antiquité tant chez les Chinois que chez les Scythes ou les Egyptiens.

Au temps des Pharaons, les Egyptiennes se faisaient piquer l'oreille en guise de moyen contraceptif... C'est pour stimuler le point de la vue et accroître l'acuité visuelle qu'étaient portées les boucles d'oreilles (l'anneau des corsaires avait-il un autre but ?)

Pour tous les Orientaux, les oreilles sont symbole de sagesse : plus les oreilles sont longues, épanouies, plus grande est la capacité d'écoute de l'homme et donc son évolution (les sculptures de Bouddha sont éloquentes).

La forme, la proportion, l'inclinaison, l'implantation de l'oreille sont autant de signes qui renseignent sur les tendances d'un individu. Mais insensiblement, l'oreille se modifie au cours de la vie selon, justement, l'évolution de cet individu, à travers son mode de vie, sa nourriture, sa qualité « d'écoute » physique, psychique et spirituelle...

Prenez donc bien soin de vos oreilles, et ne les oubliez pas dans votre *do in* quotidien.

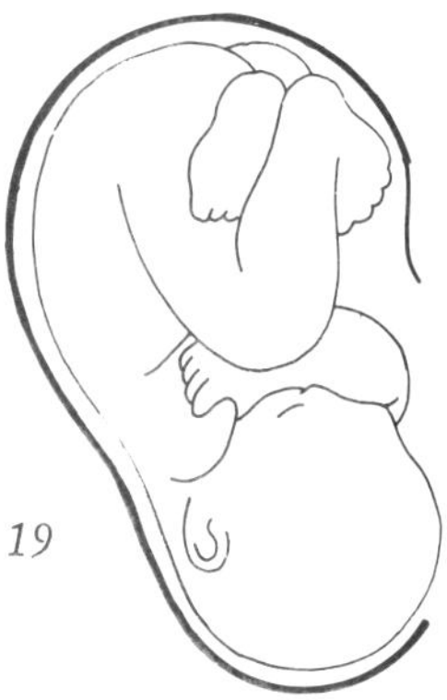

Schéma 19

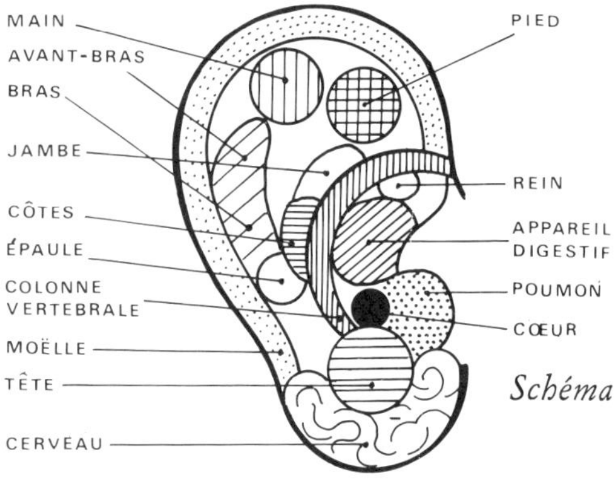

Schéma 19 bis

***

1) Pincez fortement et tirez vers le bas le lobe de l'oreille (ce qui est, paraît-il, euphorisant... serait-ce la raison pour laquelle Napoléon pinçait l'oreille de ses grognards ?)

2) Massez ensuite le lobe (stimulation des organes des sens).

3) Etirez les pavillons vers le haut, comme si vous vouliez soulever le corps tout entier.

4) Pincez tout le tour du pavillon (2 à 3 passages).

5) Avec l'index, suivez et massez les spirales du pavillon, puis faites pénétrer le doigt, tournez, secouez et lâchez sec (3 fois). (Photo 35 [a])

6) Rabattez en rythme rapide les pavillons plusieurs fois.

7) Massez en spirale sur la projection de l'oreille, derrière le pavillon (ce qui réchauffe ou régularise la température corporelle).

8) Placez une main sur l'oreille, et avec l'autre main, majeur et index superposés, « tambourinez » vivement (stimulation des Reins et du TR). (Photo 35 [b])

9) Avec la paume des mains, appuyez fort, pause, lâchez sec.

Regardez la carte de l'oreille, essayez de découvrir sur vous les points sensibles, et massez-les spécialement.

35 a

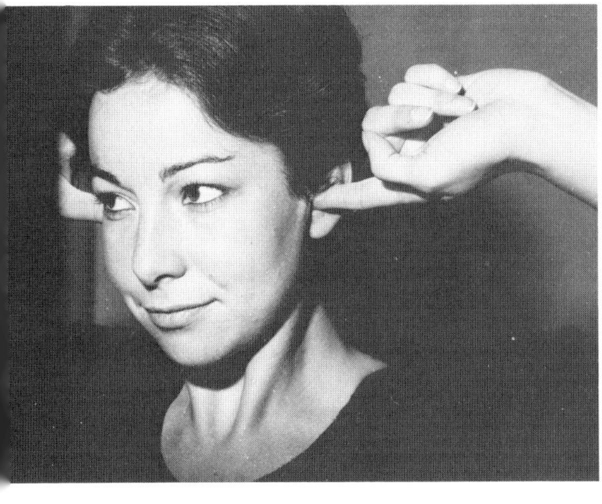

35 b

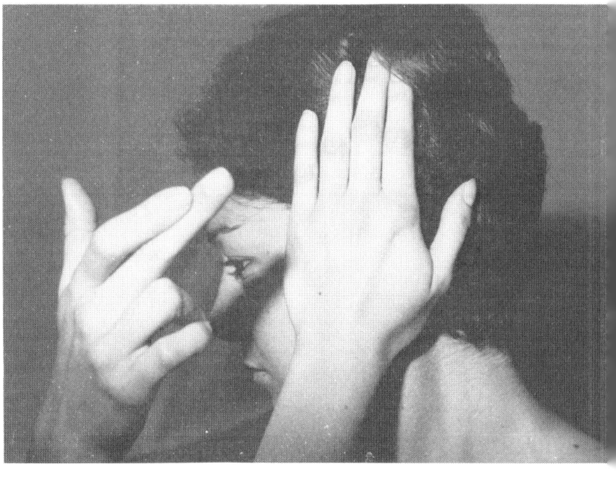

LE COU

Le cou est certainement la région du corps qui vieillit le plus vite.

Le muscle *peaucier du cou,* comme tous les peauciers, ne s'attache qu'à la face profonde de la peau et non sur le squelette, ce qui le rend très vulnérable.

1) Relevez la tête et allongez le cou en avant. Avec une main, emboitez et étirez tout le cou vers les clavicules. Avec l'autre main, pouce et doigts, glissez le long de la trachée 3 ou 4 fois. (Photo 36)

2) Tournez la tête de côté, de façon à faire saillir le muscle (sterno-cleïdo-mastoïdien) qui va de la mastoïde au sternum, et avec la pulpe du pouce, glissez le long du muscle de haut en bas. (Photo 37)

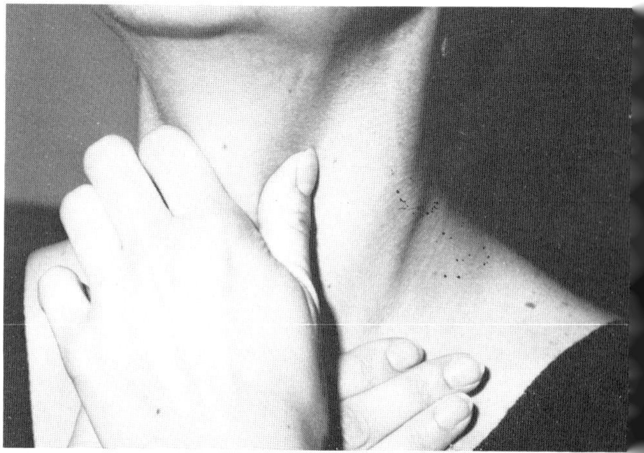

36

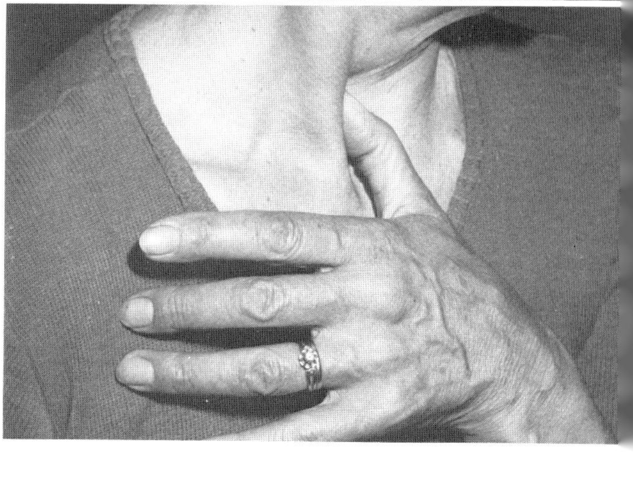

37

Action : sur le fonctionnement de la thyroïde, de la parathyroïde, de la circulation carotidienne, de la production hormonale, et sur l'insomnie. — Trajet de IG.

3) Faites pénétrer la pulpe du pouce et appuyez fermement le creux de la fourchette sternale, en dirigeant la pression en bas et en dedans. Maintenez la pression quelques instants. (Schéma 20 ; photo 38)

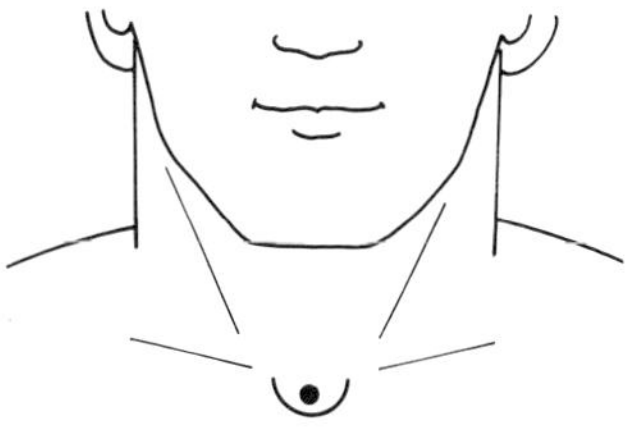

Schéma 20

Action : point très efficace en cas de hoquet, quinte de toux ; peut agir sur : angoisse (boule dans la gorge) ; asthme.

Ainsi se termine *do in* du visage. C'est le massage le plus délicat. Le reste du corps est traité moins délicatement peut-être mais avec autant d'efficacité.

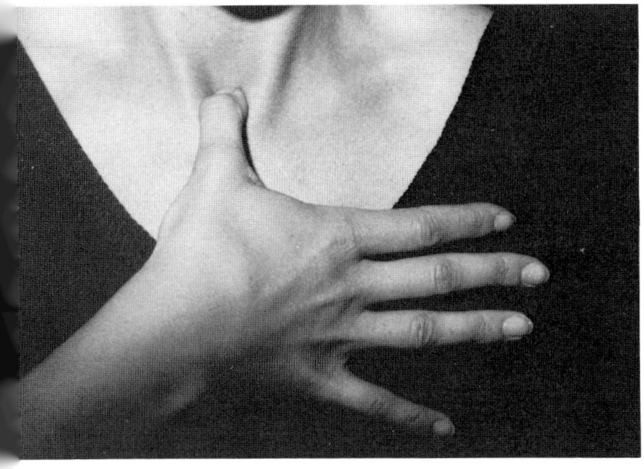

38

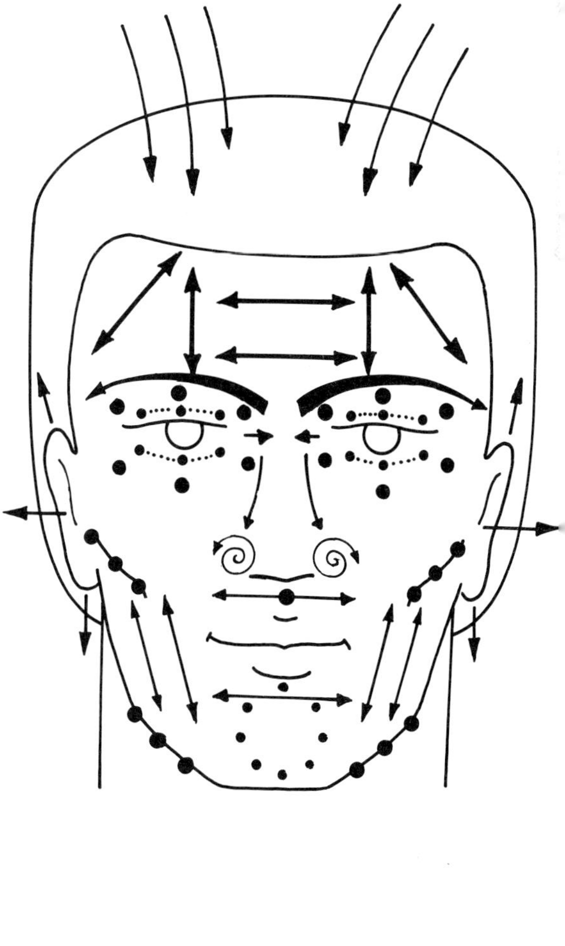

DO IN DU VISAGE.

Schéma 21 récapitulatif

LA TETE ET LA NUQUE

LA TÊTE

Schéma 22

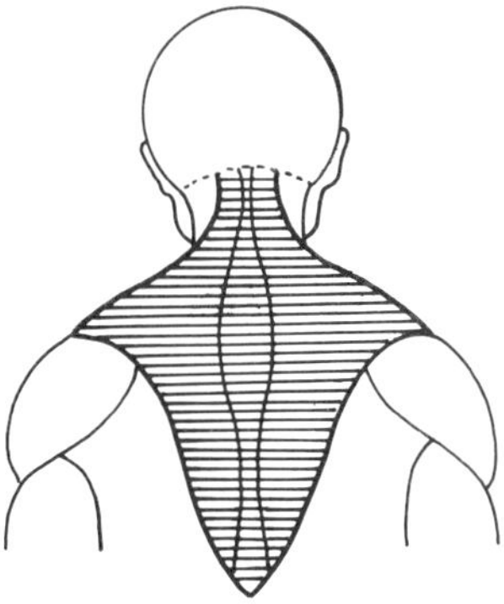

Le crâne fait partie des zones de projection du corps. Autour de l'intestin grêle qui se reflète juste au sommet, tous les organes sont représentés.

De plus, la tête est sillonnée par les méridiens *yang* TR — VB — GI — IG — E — V — VG, dont les points sont très rapprochés. Il existe aussi de nombreux points hors méridiens. (Schéma 4)

Ainsi le crâne, riche en correspondances de toutes sortes, est une région particulièrement sensible, spontanément ou au toucher. Ce qui ne surprend guère...

1) Avec les poings à demi fermés, poignets souples, projetez des petites frappes rapides et rapprochées sur toute la surface du cuir chevelu, d'avant en arrière, puis en rond en

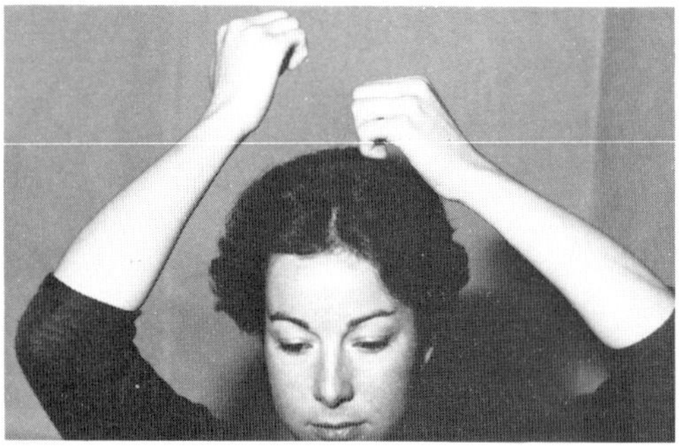

39

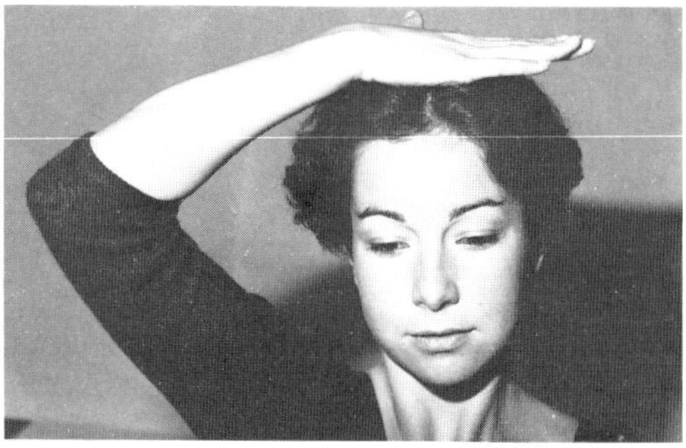

40

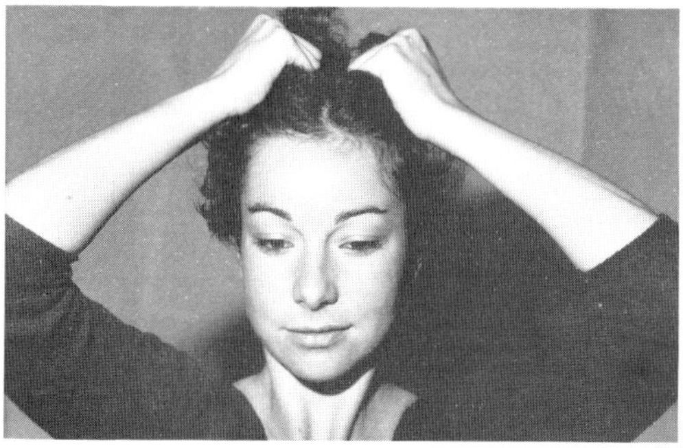

41

descendant jusqu'à la base du crâne. (Photo 39)

2) Avec le plat de la main, tête droite, frappez le sommet de la tête (10 à 15 fois). (Photo 40)

3. Tirez les cheveux par touffes, pour faire bouger le cuir chevelu, en petits mouvements de va-et-vient. S'abstenir si pathologiquement les cheveux ont tendance à tomber. (Photo 41)

4) A pleines mains, pressez les « suttures » pour mobiliser la boîte crânienne (qui n'est fixée qu'à la mort).

5) Partant des tempes, glissez fortement la pulpe des pouces jusqu'à ce que ceux-ci se rejoignent derrière la tête (plusieurs fois). (Photo 42)

6) Toujours avec la pulpe des pouces, partant des mastoïdes, pressez intensément le long de la base du crâne (crête occipitale). Le muscle *trapèze* s'insère à ce niveau, pour s'étaler sur le dos et les épaules comme un fichu. Il n'est donc pas étonnant que des pressions sur la crête ait un effet de détente sur tout le haut du dos et de la nuque, bien qu'elles soient à la limite de la douleur et du plaisir. (Schéma *22* ; photo 43)

Action : sur les méridiens déjà cités, sur la vitalité du cuir chevelu, sur le *point de la mémoire* (au niveau de la tonsure des moines), point de l'ouverture de l'esprit et du goût d'apprendre.

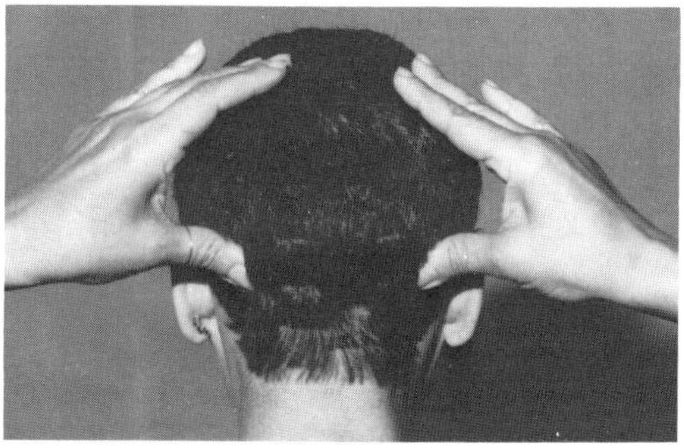

42

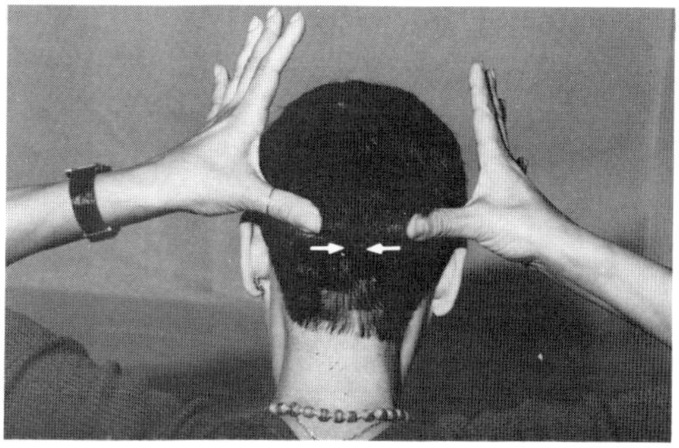

43

LA NUQUE

Nul ne peut ignorer que la nuque est le reflet de nos perturbations physiques et psychiques.

Toutes les régions, toutes les fonctions du corps sont en relation avec elle et s'y inscrivent souvent en zones plus ou moins douloureuses.

La nuque à elle seule, pourrait faire l'objet d'un long

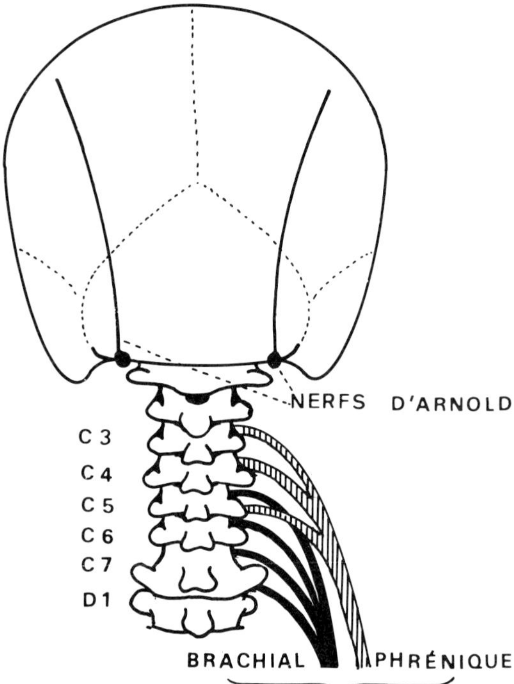

Schéma 23

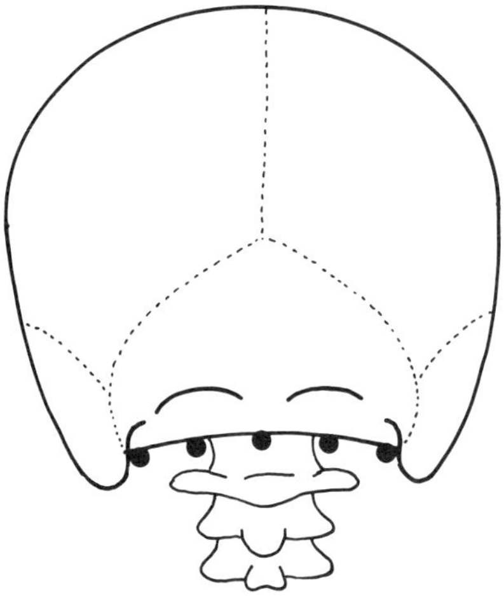

Schéma 24

chapitre, tant au point de vue physique, qu'au point de vue symbolique... Les quelques explications auxquelles nous nous bornons suffiront à vous faire comprendre l'importance des soins à lui donner.

Le muscle *Trapèze,* superficiel, qui participe au modèle de la nuque recouvre un certain nombre de muscles profonds qui soutiennent la tête, et lui impriment ses mouvements (sterno-cleido-mastoïdien — scalènes — angulaire de l'omoplate...)

Toutes les insertions musculaires sont les lieux favoris des rhumatismes, et vous voyez qu'à la nuque il n'en manque pas !

De plus, des nerfs importants sortent le long des cervicales. (Schéma 23). En particulier :

— entre C1 et C2 — nerfs d'Arnold qui remonte sur le crâne et que toutes les personnes sujettes à migraines connaissent car il est alors saillant, gonflé, douloureux ;

— entre C4 et C5 — nerf phrénique qui, à travers la poitrine descend jusqu'au diaphragme qu'il commande. Ce qui signifie que ce nerf est pratiquement responsable de la respiration ;

— entre C5 et C7 — nerf brachial.

Il faut ajouter encore que la nuque, traversée par plusieurs méridiens, est le siège de nombreux points d'acupuncture :

De bas en haut, sur Vaisseau Gouverneur :

— entre C7 et D1 — point de réunion de plusieurs méridiens et vaisseaux ; — relié aux énervements, excitations, contractures, crampes, démangeaisons nerveuses ;

— entre C2 et C3 — point de la voix, des cordes vocales ;

— entre occiput et C1 — point relié aux infections, allergies, maladies de l'extérieur dues au vent, à l'humidité, etc.

Alignés avec ce dernier point, à la base de l'occiput, se trouvent 3 points des méridiens V — VB — TR. Les Chinois appellent ces points, les « *fenêtres du ciel* », tous en relation avec les affections venant du dehors (chaud, froid, humidité, vent, etc.). (Schéma 24)

Ce sont ces points, si importants, que nous allons travailler en premier.

⁂

1) En prenant l'arrière du crâne à pleines mains, effectuez avec les pouces, en « fouillant », des pressions dans les creux que vous sentèz à la base du crâne, pour purifier les « *fenêtres du ciel* ». (Photo 44)

2) Saisissez la chair de la nuque à pleines mains et faites avec la tête des petits « oui-oui » et des petits « non-non » (vous tenez dans votre main ce que les Orientaux appellent « *les colonnes du ciel* ». (Photo 45)

3) Même position de la main, glissez en pressant de haut en bas le long de la colonne — 3 ou 4 fois, puis changez de mains et recommencez.

4) Avec la pulpe des doigts, glissez le long des gouttières 3 ou 4 fois. (Photo 46)

5) Pincez les muscles, de chaque côté du cou, entre pouce et index, du crâne à l'épaule. Maintenez chaque pression quelques secondes. (Photo 47)

6) Pressez spécialement la 7e cervicale, cette grosse vertèbre qui fait une bosse entre nuque et dos. Elle est en relation avec le cœur, le foie, les yeux, l'irrigation du cerveau et les bras (les douleurs cervico-brachiales sont bien connues. (Schéma 23)

Action : Est-il utile d'insister sur la nécessité du *do in* de la nuque ?

Son action améliore ou prévient une foule de symptômes familiers : rhumes, migraines, insomnies, torticolis, troubles oculaires, respiratoires, etc. Mais elle s'étend aussi à la simple fatigue due, paradoxalement, à la sédentarité ou aux déplacements en voiture : accélération, freinages brusques, virages serrés, etc. C'est au niveau des *fenêtres du ciel* que se produit le trop fameux « coup du lapin ».

De plus, stimulation des méridiens V — VB — TR — VG.

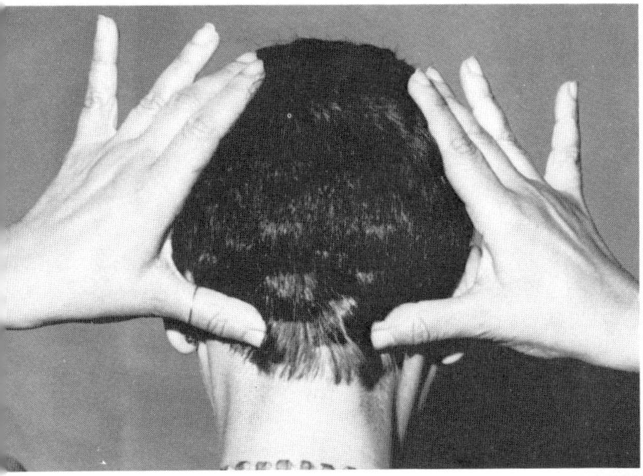
44

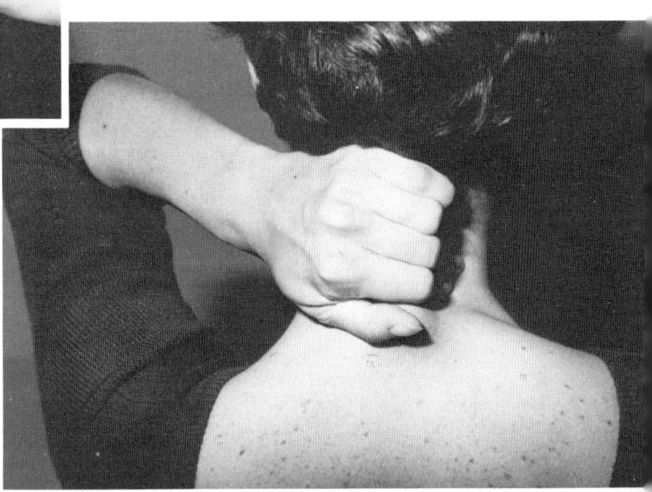
45

46
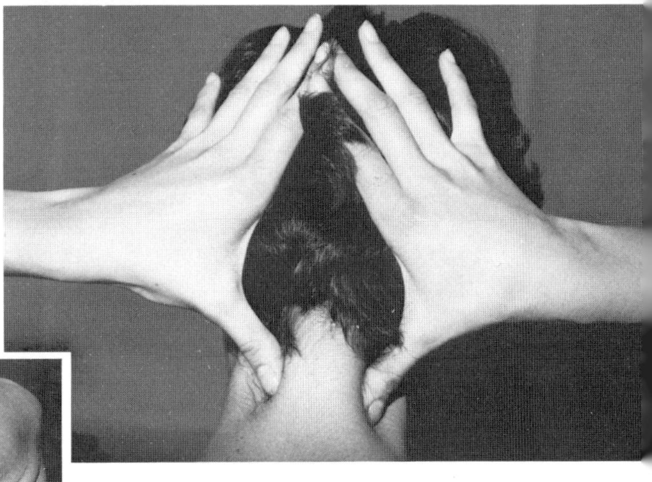

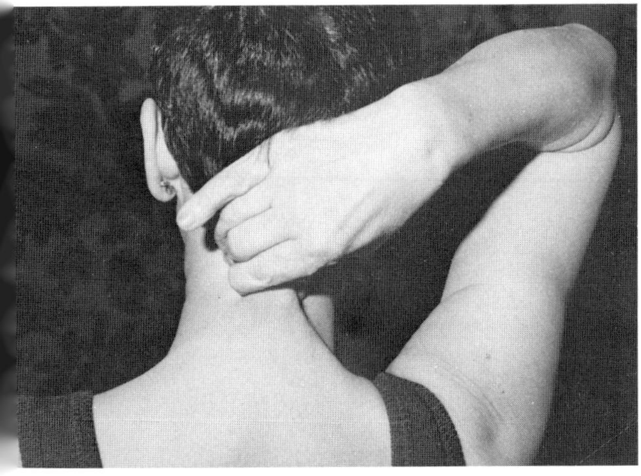
47

EPAULES — OMOPLATES — BRAS — MAINS

LES ÉPAULES

Riches en méridiens et en correspondances organiques, les épaules sont, avec la nuque, le lieu privilégié où s'accumulent toutes nos tensions physiques ou psychiques.

Les Occidentaux sont des gens hyper-cérébralisés, leur énergie, mal répartie, s'accumule dans la tête, la nuque, les épaules, et cet excès provoque contractures et courbatures (cou raide, épaules relevées. Le *Trapèze* est le muscle du froid, de la peur, de l'anxiété). Ce qui s'exprime clairement dans les expressions populaires : En avoir plein le dos, plein les épaules, par-dessus la tête...

1) En passant par-dessus l'épaule, allez poser la main gauche sur l'omoplate droite. Puis « raclez » l'épaule d'arrière en avant (comme pour faire passer le Trapèze vers la clavicule). Changer aussitôt de main et d'épaule, et recommencez ainsi alternativement et rapidement plusieurs fois. (Photo 48)

48

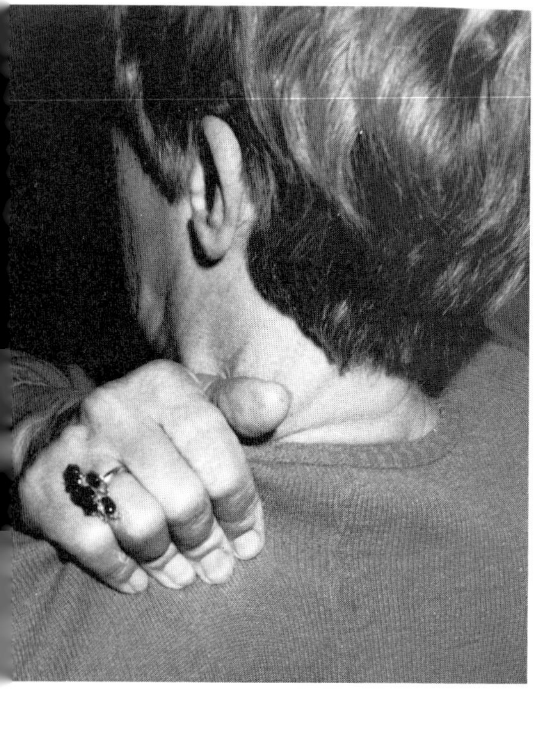

49

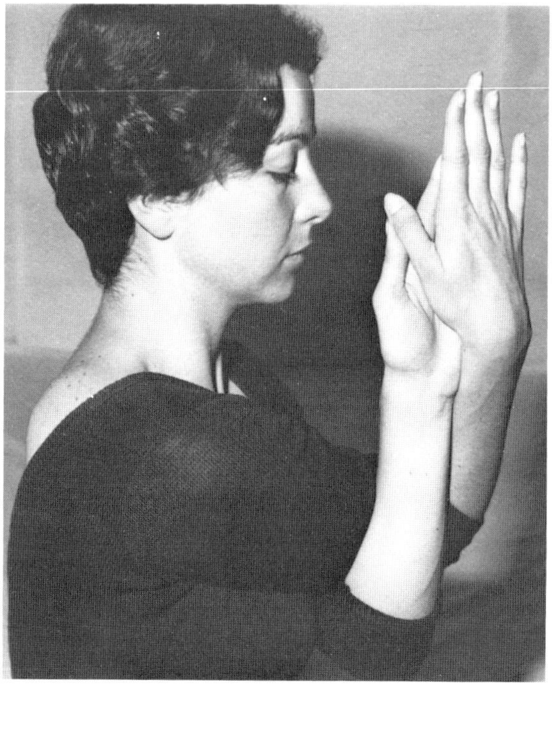

2) Placez vos mains en « flamme », selon la photo. Inspirez en montant les bras, expirez en les redescendant avant de les tendre en avant. Veillez à garder les coudes bien emboîtés. Faites ce mouvement 2 ou 3 fois, puis changez de côté (Photo 49, 49 bis) C'est un des meilleurs mouvements pour l'étirement des muscles des épaules (deltoïdes, ronds, épineux, sous scapulaires, trapèze).

3) Mouvement inverse : joignez les mains en « prière » dans le dos entre les omoplates. Inspirez, relevez et ouvrez bien les épaules pour rapprocher les omoplates et repousser les coudes. Relachez en expirant — Recommencez encore 2 fois. (Photo 50)

4) Avec la main en « coque », puis poing à demi fermé, frappez l'épaule depuis la base du cou, jusqu'à l'insertion du deltoïde sur le bras (« V » deltoïdien »). (Schéma 25)

Schéma 25

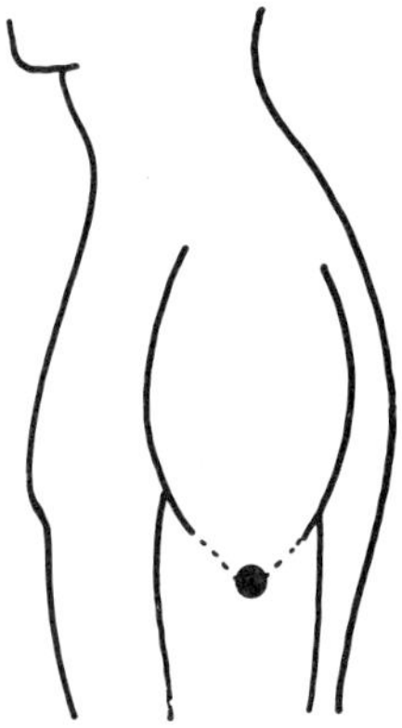

Action : l'ensemble de ces manœuvres a pour but de dénouer les tensions, de décongestionner la nuque, les épaules, le haut du dos qu'il n'est guère possible de détendre par la respiration, à moins de savoir bien diriger le souffle et la concentration.

49 *bis*

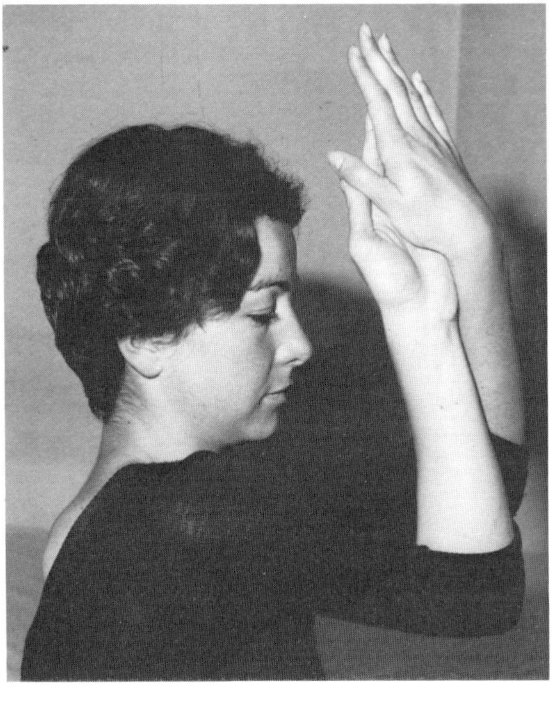

50

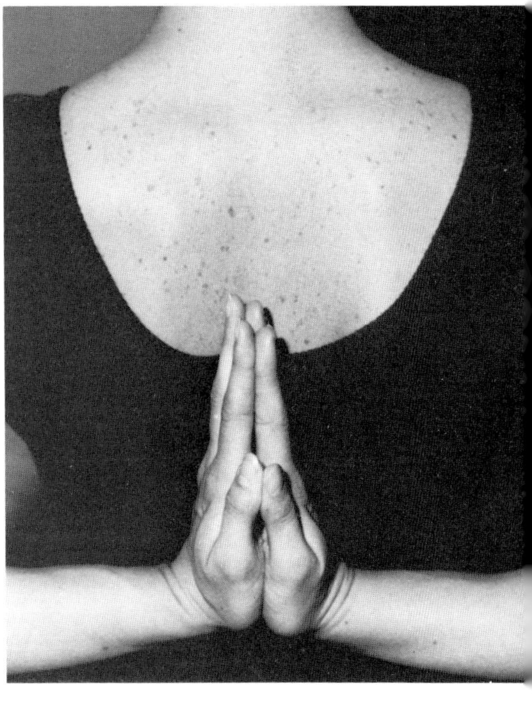

Pensez souvent, où que vous soyez, à éloigner les épaules des oreilles.

Stimulation : IG — GI — TR — VB — E.

Si vos muscles sont durs, vos articulations douloureuses, pensez à un état pré-grippal, à un dérèglement hépatique ou à un trouble intestinal.

LES OMOPLATES

Tous nos troubles émotionnels et psychiques se répercutent immanquablement entre et sous les omoplates.

Mais le foie, le cœur, le poumon peuvent aussi se manifester à ce niveau.

Alors, essayons, bien qu'elles soient difficiles d'accès, de débloquer ces régions.

⁂

1) Repliez le bras gauche derrière le dos. Levez le bras droit, tirez un peu pour dégager l'épaule, et repliez l'avant-bras derrière cette épaule. Essayez d'accrocher les 2 mains ou les doigts et en vous redressant, imprimez un mouvement de va-et-vient vertical plus ou moins important selon vos possibilités *mais avec précaution*. N'oubliez pas d'inverser la position. (Photo 51)

2) Avec le bout des doigts d'une main, essayez de décoller l'omoplate opposée et massez le plus profondément possible de haut en bas. Puis changez de côté. (Photo 52)

Cette manœuvre n'est pas toujours facile. Elle dépend beaucoup de l'implantation de l'omoplate, de son « enrobage ».

Action :
déblocage de l'articulation de l'épaule
stimulation V — C — IG — P
détente respiratoire et psychique considérable.

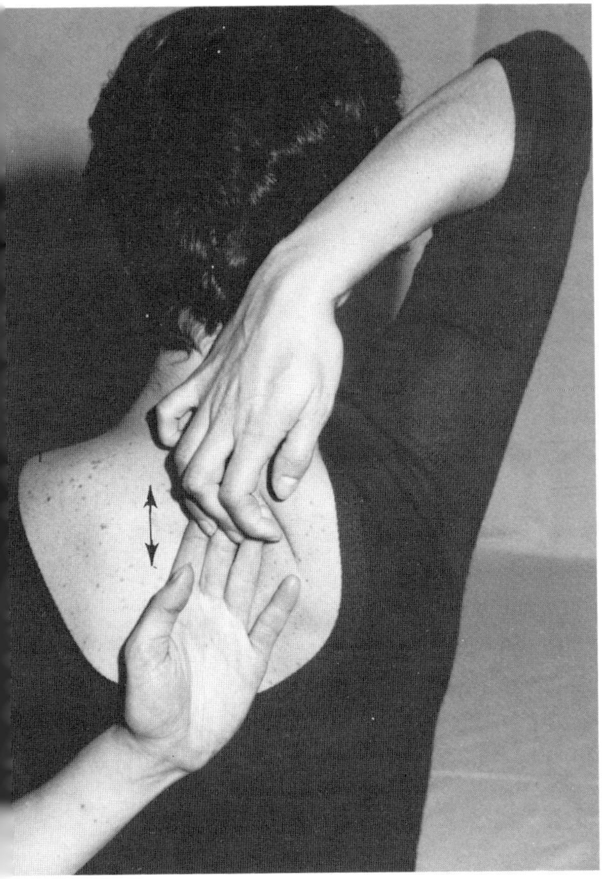

51

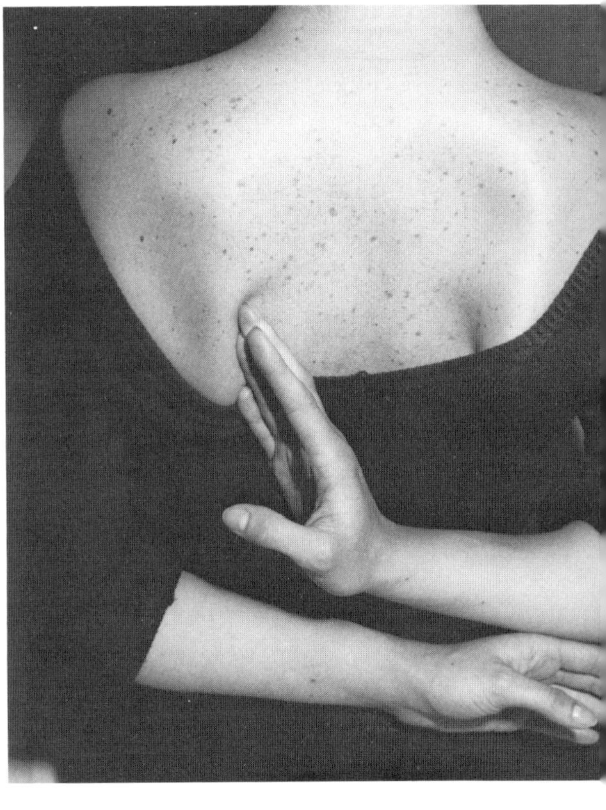

52

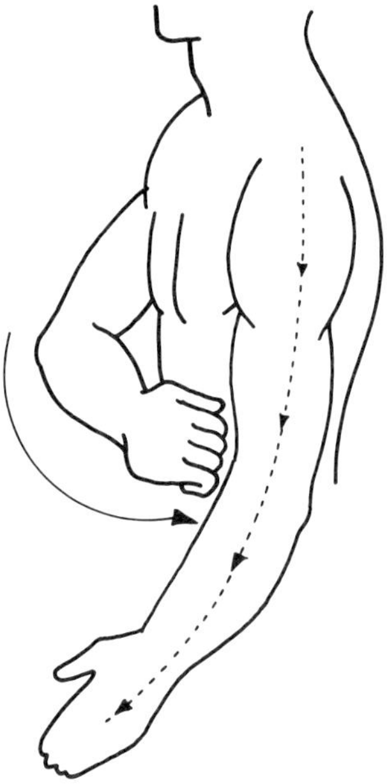

Schéma 26

LES BRAS ET LES MAINS

Le geste instinctif de quelqu'un qui est fatigué est de se pétrir ou de se frictionner les bras.

Ce sont ces gestes, mais volontaires et dirigés, que vous allez retrouver en *do in,* et que vous allez pratiquer pour éliminer les blocages d'énergie (deltoïde, saignée du coude, poignet) et stimuler les méridiens, spécialement les méridiens de la face interne P — C — MC.

Commençons par le côté gauche.

Face externe des bras

1) Poing droit à demi fermé, frappez souplement le bras gauche de l'épaule au dos de la main selon 3 lignes, externe, médiane, interne (IG — TR — GI) (3 passages). (Schéma 26)

2) Agrippez avec toute la main la masse du deltoïde,

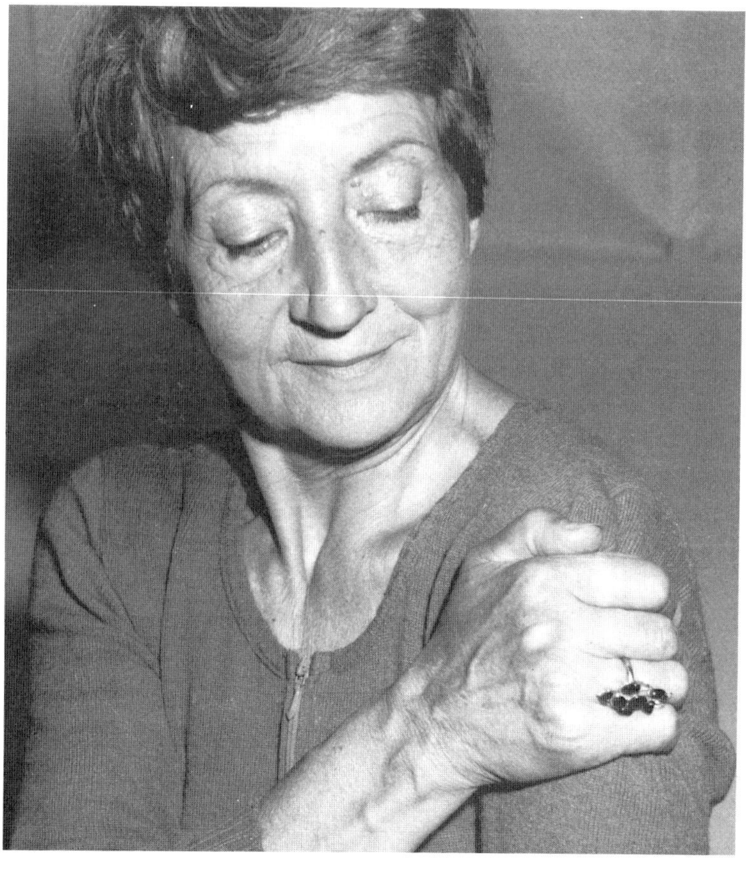

53

serrez fort puis lâchez sec (3 fois). (Photo 53)

3) Avec le majeur, pressez le point du « V » deltoïdien, toujours sensible. (Schéma 25 ; photo 54)

4) Pétrissez le bras, de l'épaule au poignet (3 passages).

5) Terminez par des « passes » appuyées (3 ou 4).

Face interne du bras

Présentez votre bras gauche, face antérieure et paume de la main en avant.

6) Frappez de l'épaule au poignet, poings demi-fermés, selon 3 lignes (P — MC — C).

7) Insistez le long de la saignée du coude. Faites des pressions avec le pouce. Là se trouvent des points psychiques très importants — voir dessin — Faites au moins 3 passages.

8) Pressez en particulier le méridien MC du milieu du pli du coude jusqu'au majeur. (Schéma 27)

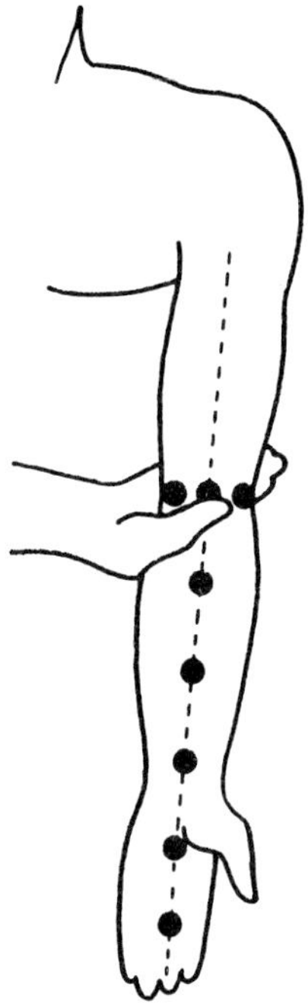

Schéma 27

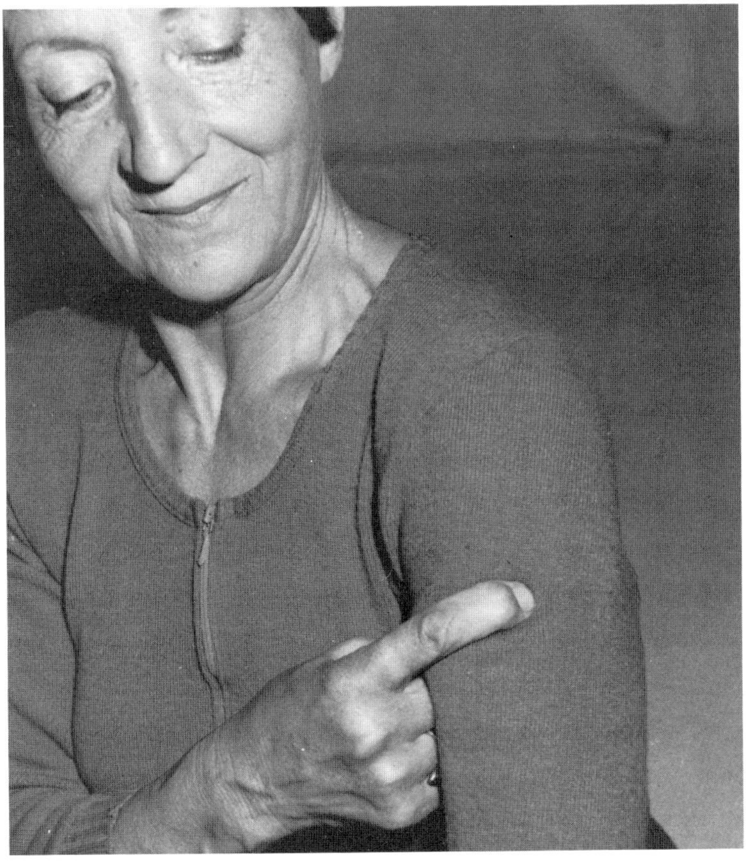

54

Poignets

Attardez-vous un peu au poignet, en relation avec de nombreuses fonctions.

9) Faites des pressions le long du pli (3 passages).

10) Forcez avec la main, la flexion en avant et en arrière. (Photos 55-55 bis)

11) Placez les mains jointes devant la poitrine, et appuyez fort les deux mains l'une contre l'autre. Essayez ensuite de descendre au maximum les avant-bras, sans décoller les mains. (Schéma 28 ; photo 56)

12) Placez le bord cubital de la main gauche sur le haut du sternum et avec la main droite posée à cheval (reportez-vous à la photo 57 : le pouce gauche est accroché entre annulaire et petit doigt), imprimez au poignet un mouvement de torsion, comme si vous vouliez que la paume vienne en avant (3 ou 4 fois).

Cette manœuvre prépare à l'exercice suivant qui concerne le bras entier, main comprise.

13) A partir de la même position posez le pouce droit sur la 5e articulation métacarpo-phalangienne gauche. Tournez fort le poignet, puis en expirant, tendez les bras en avant, marquez une pause — revenez en inspirant au point de départ sur le sternum, déplacez le pouce sur la 4e articulation. Reprenez ainsi la manœuvre avec la 3e et 2e articulation. (Photo 58)

14) Mouvement inverse :

Placez la main gauche au niveau de la poitrine, paume en bas, posez la main droite à cheval, pouce sur la 5e articulation métacarpo-phalangienne gauche. (Photo 59) Appuyez avec le pouce, pour faire tourner la paume vers l'avant, puis expirez en allongeant les bras en avant. Même manœuvre en déplaçant le pouce sur les 3 autres articulations.

Schéma 28

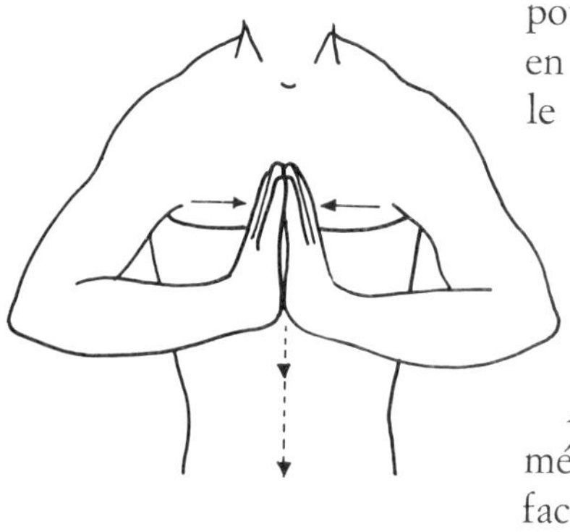

Action de toutes ces manœuvres : stimulation des six méridiens du bras : *yang* face externe IG — TR — GI, *yin* face interne C — MC — P.

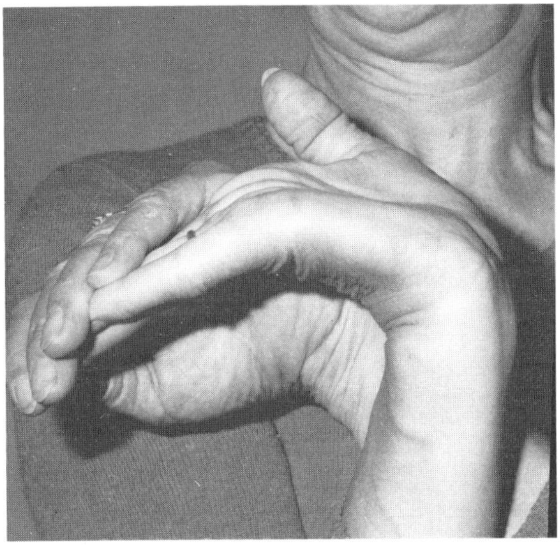
55

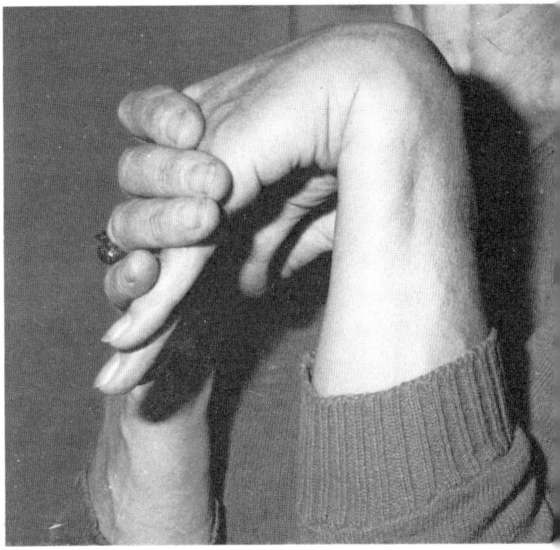
55

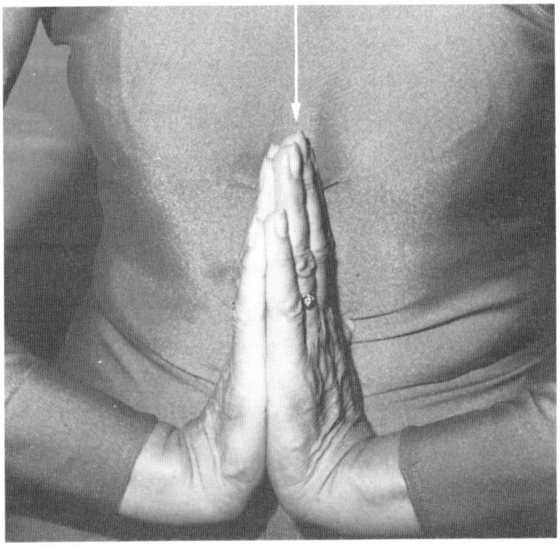
56

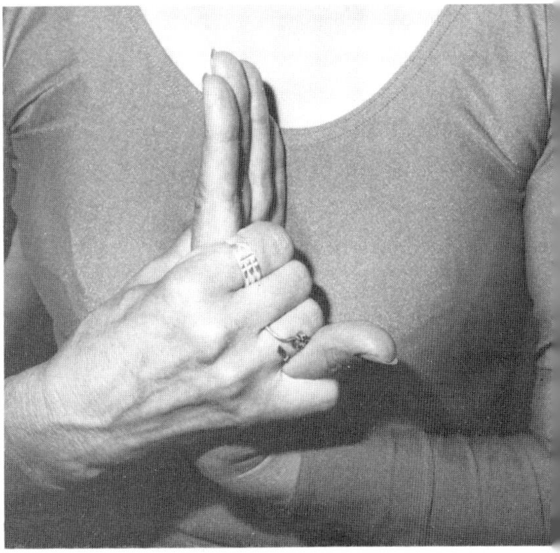
57

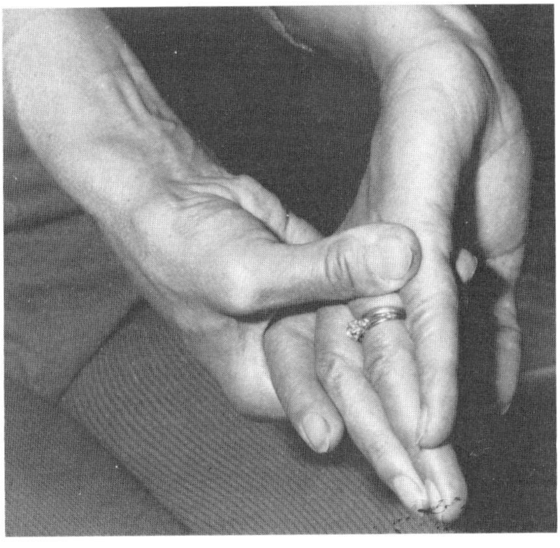
58

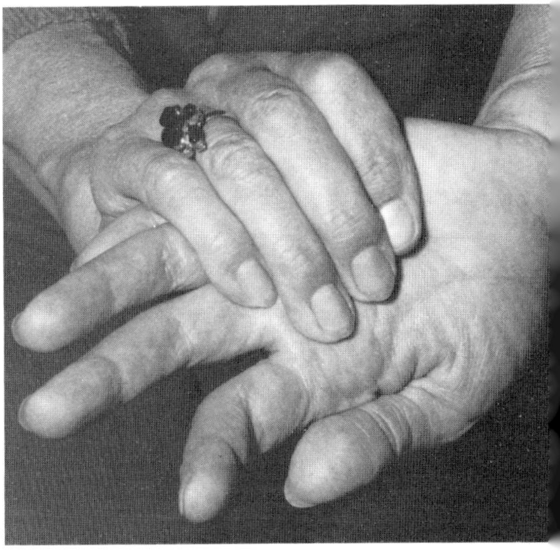
59

LES MAINS ET LES DOIGTS

Il y aurait tant à dire sur les mains, ces merveilleux instruments, dont la nature a gratifié l'homme, que ce livre n'y suffirait pas !

Dans toutes les traditions ésotériques, la main est liée à la Connaissance. Le langage des mains fait partie d'un vocabulaire sacré et secret, qui autrefois, était un des attributs des Dieux, des Rois, des Prêtres et des danseuses sacrées.

Outre cette symbolique du geste, la main représente pour les Orientaux, ce qu'on appelle un « Mandala ». C'est-à-dire que chaque partie de la main a une signification particulière, en relation avec un aspect de l'Univers.

Tout ceci est passionnant, mais très complexe, et déborde du cadre de notre ouvrage.

Contentons-nous de savoir que si, sur tout le corps existent des zones de réflexion de l'organisme, la main, autre miroir, est de plus en relation directe avec l'énergie : selon la conception orientale, les paumes des mains sont réceptrices, les doigts sont émetteurs. En réunissant tel et tel doigt, l'énergie qui leur correspond est « scellée » dans le corps. C'est ce qu'on appelle des « mudras ».

Nous avons déjà parlé du magnétisme et du pouvoir guérisseur des mains. Le geste de se frotter fort les mains vous est maintenant familier.

Attachez-vous à masser, pétrir, assouplir, fortifier mains et doigts. C'est aux extrémités de ceux-ci que les méridiens changent de polarité, et il est important que l'énergie s'écoule bien d'un vecteur dans l'autre. (Schéma 29)

La paume de la main

15) Afin de stimuler tous les organes correspondants, pressez successivement avec le pouce droit les points indiqués sur le dessin. (Faites 3 passages). (Schéma 30)

16) Insistez sur le point central, appelé Palais du Travail (photo 60) stimulez-le une cinquantaine de fois si vous êtes fatigué. (On ne peut évidemment pas s'empêcher de faire un rapprochement avec le fameux « poil dans la main » qui peut pousser si le creux de la main n'est jamais en contact avec

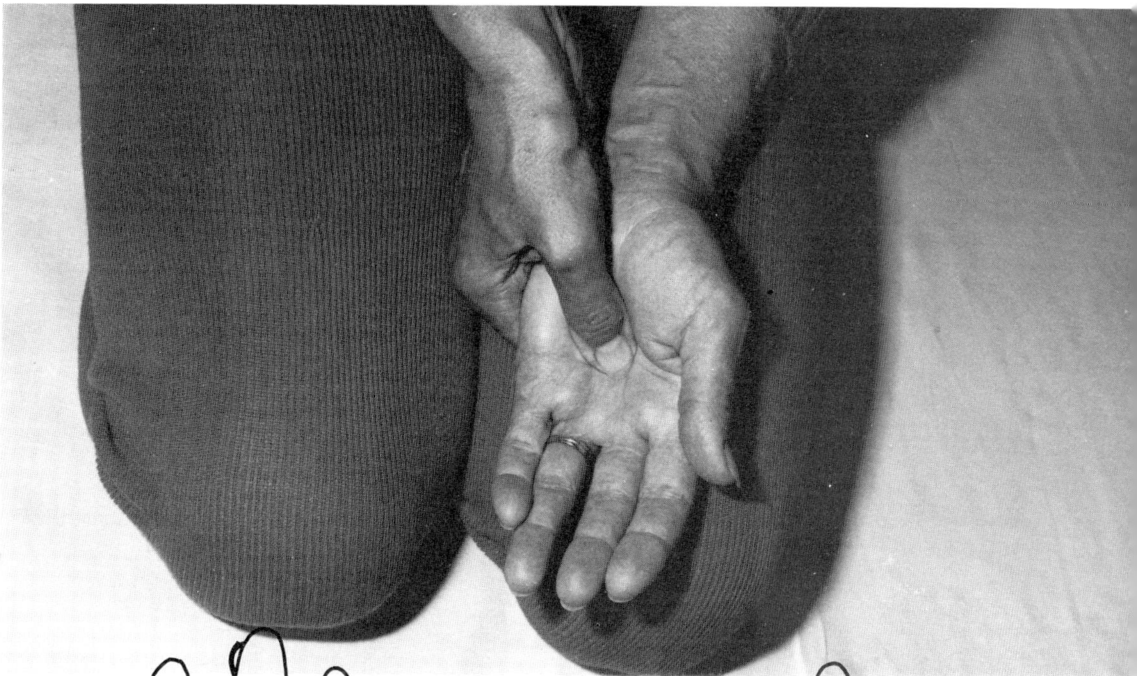

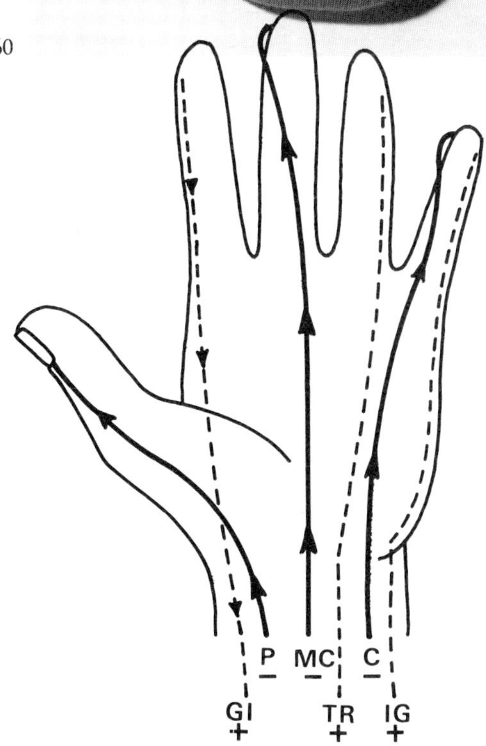

Schéma 29

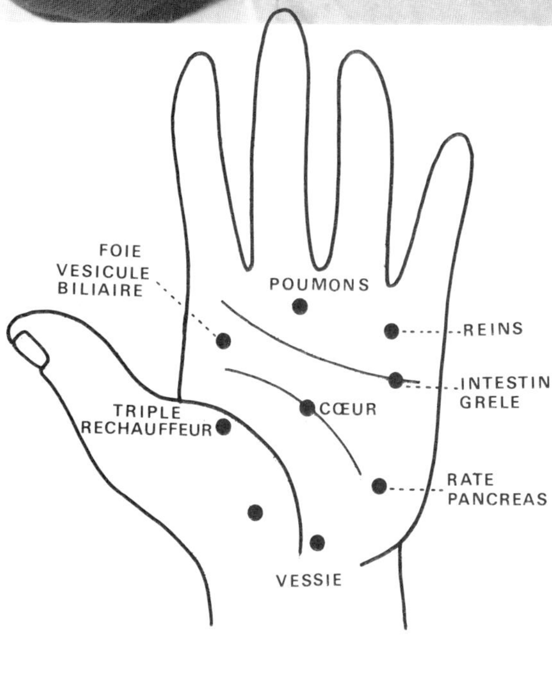

Schéma 30

un outil...) A défaut d'outil, appuyez bien avec le pouce sur ce point de commande de l'énergie. C'est, paraît-il, la raison d'être du bâton du pèlerin... et on raconte que les paysans autrefois frottaient une gousse d'ail (aux propriétés énergisantes) dans le creux de la main des enfants paresseux... double stimulation !

17) Avec les ongles des trois principaux doigts, accrochez *l'éminence Thénar* et enfoncez. Là se trouve, en plein milieu, un point du Poumon appelé « point des "ivrognes" ». Il est toujours sensible. (Photo 61) Peut-être en aurez-vous besoin un jour... il est efficace aussi contre la « gueule de bois », mais sachez qu'il calme la toux et supprime une gêne respiratoire momentanée. Petite histoire : autrefois, les gendarmes chinois pour emmener un malfaiteur, accrochaient leurs doigts sur ce point en guise de menottes...

18) Sur la face dorsale de la main, cherchez entre pouce et index, près de l'angle des métacarpiens, un point situé près de la base de l'index, dans une encoche presque toujours douloureuse. (Photo 62) Ce point appelé RO-KU, *fond de la vallée,* est le plus « populaire » en acupuncture de dépannage. Pressez avec le pouce (Schéma 31)

19) Puis glissez en appuyant avec la pulpe du pouce, de l'extrémité de l'index vers le *ro-ku* (le long du bord interne). (Schéma D 32)

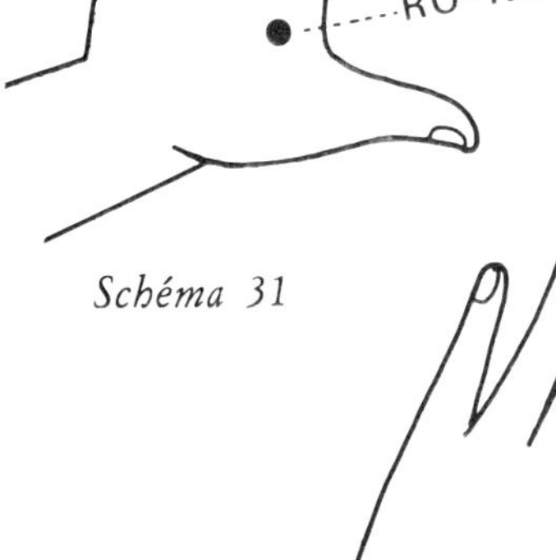

Schéma 31

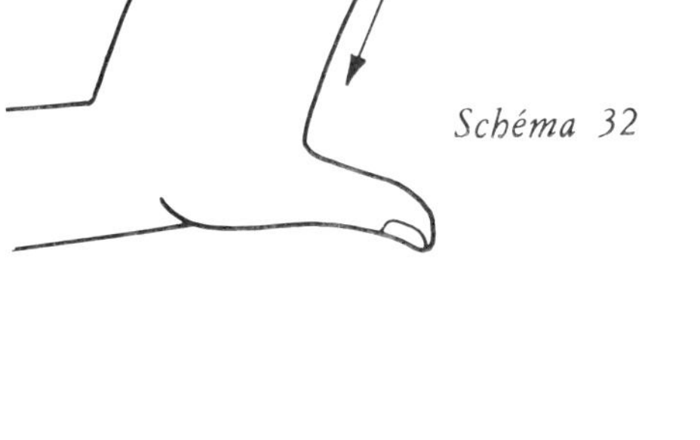

Schéma 32

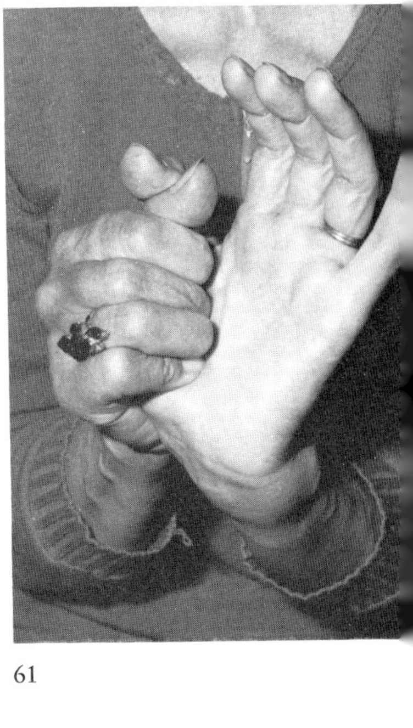

61

Actions de ces 2 manœuvres :

Stimulation du GI — ballonnements — constipation — paresse intestinale — douleurs dentaires — migraines — névralgie faciale — rhume des foins.

Pétrissez souvent la chair entre pouce et index, afin de la rendre souple et de faire circuler l'énergie qui s'y dépose toujours.

Pressez aussi, dans le même but, la chair entre tous les doigts. Habituez-vous à « désengorger » vos mains chaque fois que vous en avez l'occasion.

Dos de la main

20) Avec le pouce, faites des pressions entre chaque métacarpien, et continuez les pressions sur les doigts.

Les doigts

- Pressez chaque doigt, entre pouce et index, sur les phalanges de la base à l'extrémité. (Photo 63)
- Pressez successivement chaque doigt de la main gauche dans la main droite. Repoussez-le fortement vers la paume, puis tirez.
- « Vissez et dévissez » chaque doigt en le tenant par l'extrémité.
- Calez chaque doigt dans la fourche index-majeur, et pliez les doigts en arrière à 90°... ou plus. (Photo 64)

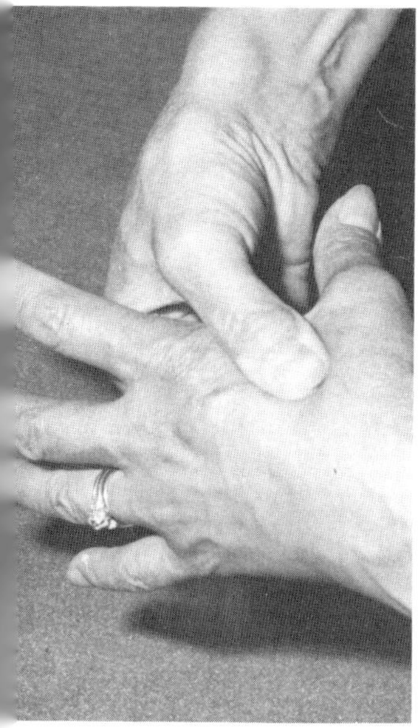

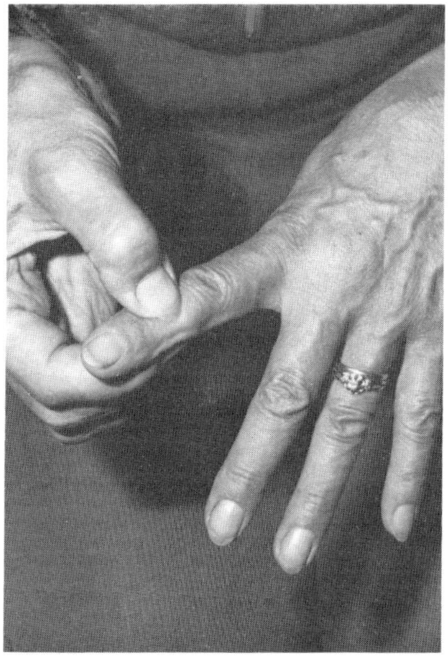

63

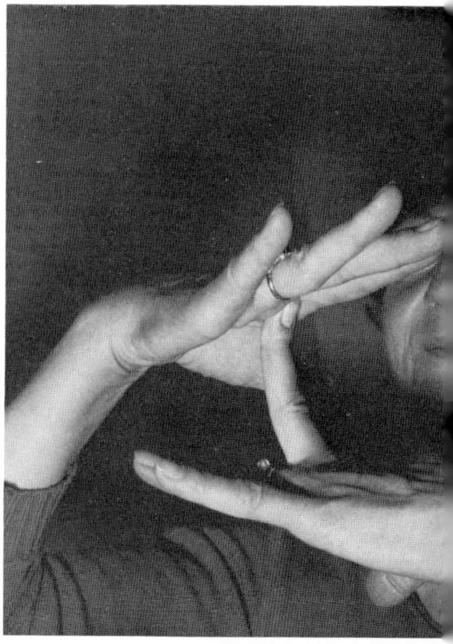

64

• Pressez chaque doigt entre pouce et index, sur les côtés des phalanges et terminez en pinçant fortement les extrémités au niveau des angles de l'ongle. (Schéma 33 ; photos 65-66)

Rappel : Pouce — P annulaire — TR
Index — GI auriculaire C — IG
Majeur — MC

Toutes ces manœuvres, et bien d'autres que vous découvrirez par vous-même, doivent être répétées 3 ou 4 fois. Terminez en secouant la main plusieurs fois.

Et maintenant, faites le bras droit.

Chaque doigt a sa spécialité. Certains points peuvent rendre service dans la vie courante :
— *mal de gorge naissant :* mordre l'angle de l'ongle du pouce avec la canine inférieure, et maintenir en déglutissant jusqu'à cessation de la gêne. Recommencer plusieurs fois ;
— *palpitations cardiaques :* tirer sur le majeur ;
— *syncope — coup de chaleur :* presser rythmiquement, avec l'ongle de la main opposée, les 2 angles à la fois de l'ongle du petit doigt. (Schéma 33) A l'angle de l'ongle du doigt, côté annulaire, se trouve le point de sortie du C : point des *croquemorts.*

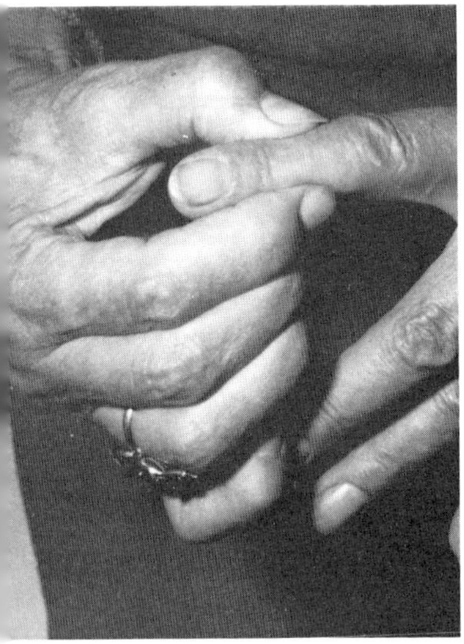

65

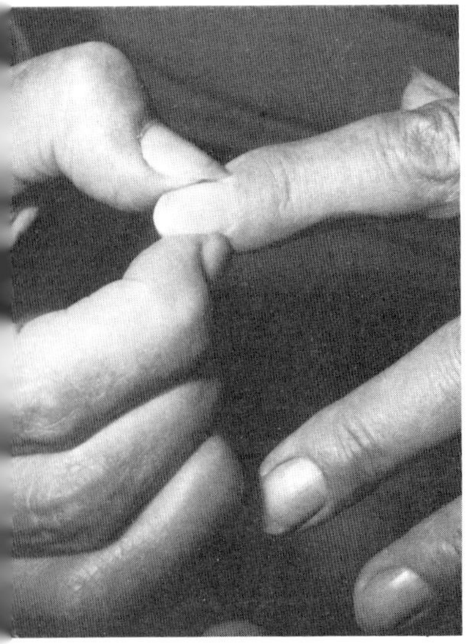

66

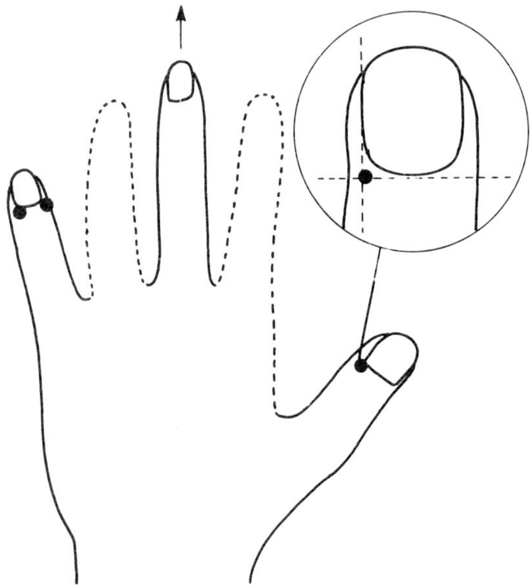

Schéma 33

BUSTE ET ABDOMEN

Non seulement buste et abdomen sont le réceptacle de tous nos organes vitaux, mais ils en sont véritablement le miroir psychique.

La sensibilité de leurs nombreuses zones de réflexion (Schéma 34) y est liée davantage à la perturbation organique créée par nos peurs, nos angoisses, nos émotions, qu'à un trouble fonctionnel.

De plus, la ligne médiane du buste est longée par le *Vaisseau Conception.* Ce merveilleux vaisseau (ainsi que son « confrère » dorsal le *Vaisseau Gouverneur*) est parcouru constamment par l'énergie ancestrale — TSING — (qui participe à l'énergie vitale de tous les méridiens — voir page 41). C'est à la fois un vaisseau autonome car il a des points qui lui sont propres, et un vaisseau relié à plusieurs autres méridiens.

En outre, buste et abdomen sont le siège des 3 Réchauffeurs (TR) encore appelés Foyers :
— réchauffeur supérieur ou foyer respiratoire ;
— réchauffeur moyen ou foyer digestif ;
— réchauffeur inférieur ou foyer génito-urinaire.

L'équilibre entre ces 3 foyers contribue au bon fonctionnement physique et psychique de l'organisme.

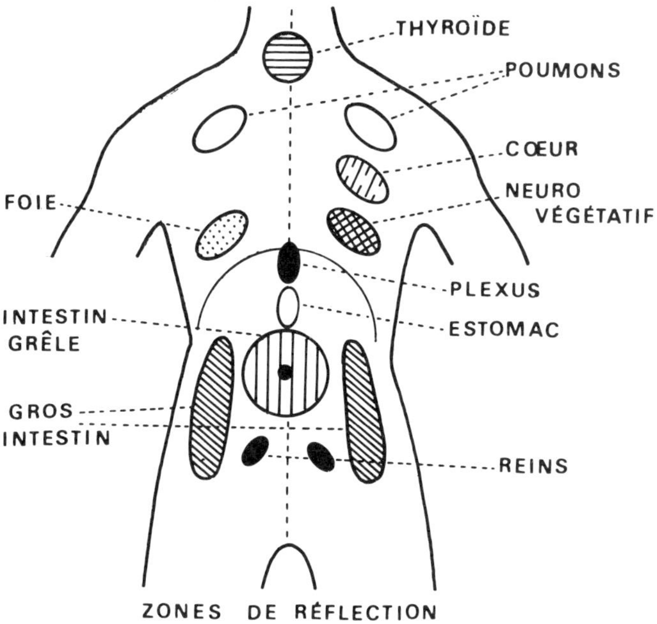

Schéma 34

LE THORAX

La nécessité d'avoir une cage thoracique en bon état paraît si évidente, que tout commentaire semble superflu...

La respiration est l'acte capital de notre vie, le souffle se chargeant de la distribution du *chi* dans notre organisme.

Quelques gestes simples de *do in* suffisent à stimuler, tonifier l'appareil respiratoire, dont le bon fonctionnement rejaillit sur tout notre comportement.

Cependant, tenez compte également des zones de réflexion, riches d'enseignements :

— le creux de la gorge est lié à l'angoisse, la déglutition ;
— les zones sous-clavières, à la tristesse, la mélancolie — vous connaissez bien l'attitude « rentrée » épaules hautes et en avant, poitrine creuse, tête baissée... Il suffit d'ouvrir et d'abaisser les épaules pour que se débloque un grand soupir. Et cela n'a rien d'étonnant puisqu'à ce niveau se trouve l'entrée du méridien du Poumon ;
— la région au-dessus du mamelon à gauche, est liée au cœur et à l'angoisse cardiaque ;
— au-dessous du mamelon, se réfléchit le système neurovégétatif de l'abdomen (tensions émotionnelles, digestions difficiles).

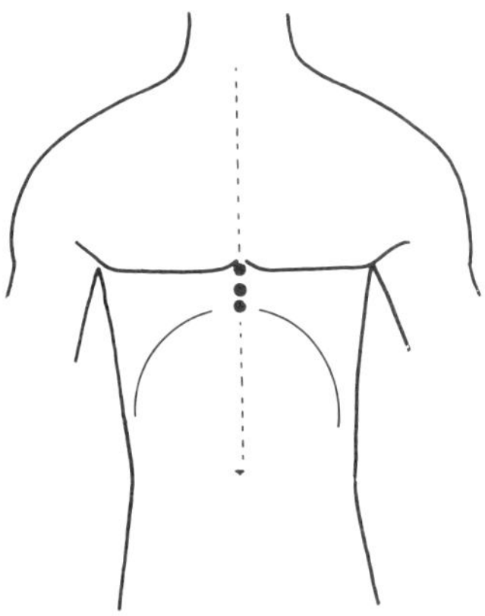

Schéma 35

De plus, tous les points du Vaisseau Conception sur le sternum ont une action sur le psychisme. Ils sont très rapprochés et réagissent les uns sur les autres. Ce qui n'a rien d'étonnant lorsqu'on voit que par exemple : (Schéma 35)

— au niveau du mamelon se trouve le point du souffle (respiration difficile, sensation d'étreinte, anxiété) ;
— au-dessous, le point du pessimisme ;
— à la pointe de l'appendice xyphoïde, le point de la prostration, point du psychisme par excellence, en relation avec le ventre par des vaisseaux secondaires.

Et en continuant vers le nombril, on trouve encore 7 points liés aux contractions du diaphragme, aux troubles digestifs, aux ballonnements, au mal de cœur, aux troubles de l'énergie dans TR — E — IG...

1) *a*) Avec la pointe des doigts, tout en inspirant profondément, écartez et soulevez le gril costal au maximum,

martelez la cage vigoureusement de long en large, et de bas en haut, et terminez en insistant sur le sternum même. (Schéma 36 ; photo 67)

b) Expirez longuement en frictionnant en rond avec les mains à plat de haut en bas, et sur les côtes — 3 passages.

2) Même manœuvre, mais en martelant avec le poing à demi fermé. (Photo 68)

3) Entre pouce et doigts, remontez en « roulant » doucement la chair de l'aisselle à la clavicule (selon un trajet de manches « raglan ») — zone de la tristesse — plusieurs passages selon la sensibilité. (Photo 69)

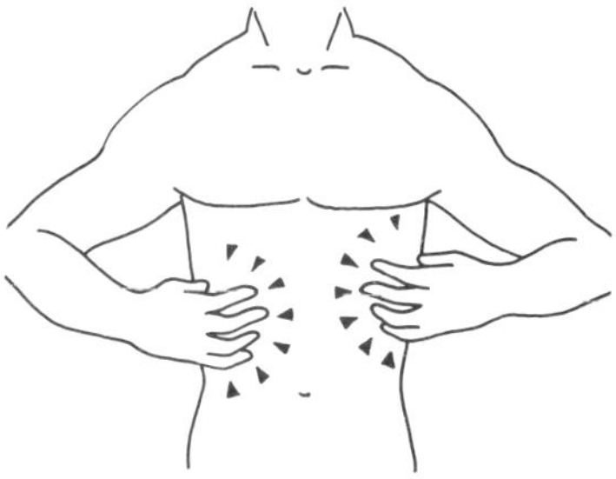

Schéma 36

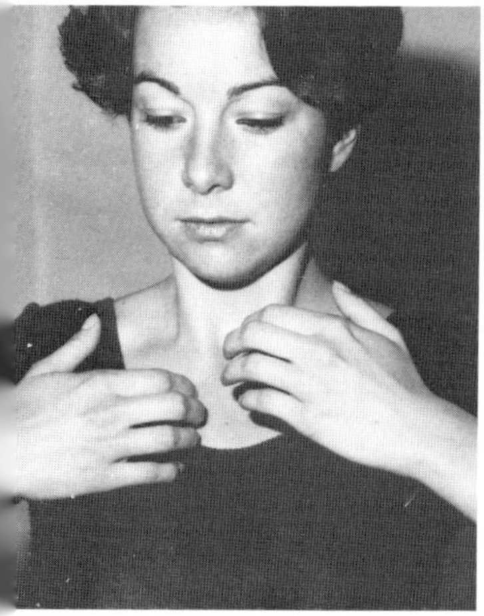

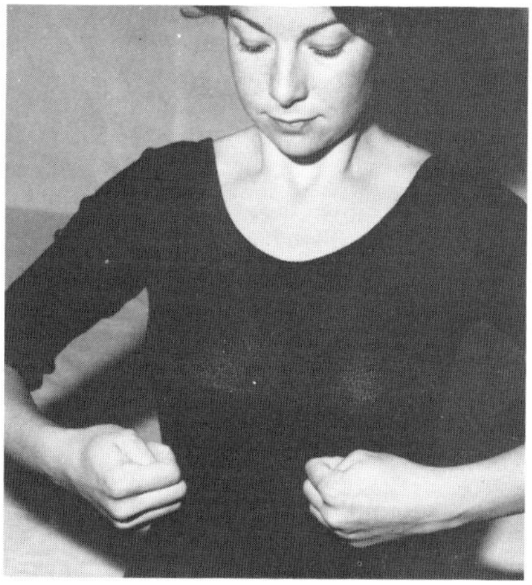

68

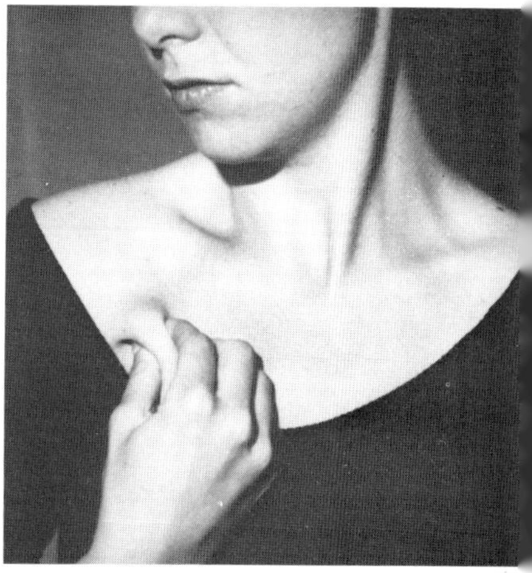

69

4) Pincez-roulez également en diagonale, en longeant la base du thorax sous le mamelon gauche, dans les deux sens (en changeant de main) — tensions émotionnelles — plusieurs passages.

5) Avec le pouce, faites de haut en bas, des pressions le long du sternum en continuant jusqu'au nombril — plusieurs passages.

L'ABDOMEN

Creux épigastrique — délimité par les rebords thoraciques. La plupart du temps dur, sensible, voir douloureux. Il abrite le plexus solaire, le diaphragme (en relation avec la nuque par les nerfs phréniques), l'estomac, le foie, le pancréas, la rate et les points du Vaisseau Conception cités plus haut.

C'est dire l'importance du *do in* à ce niveau...

6) Faites pénétrer l'extrémité des doigts juste dans le creux de l'angle thoracique. Appuyez fermement, maintenez la pression quelques instants (3 fois au moins). (Photo 70)

7) Descendez en appuyant par pressions, puis directement de cet angle jusqu'au nombril le long de la ligne médiane (plusieurs fois). (Schéma 37)

Taille

8) Avec le talon des mains, massez la taille en glissant des côtes vers l'avant (plusieurs fois). (Photo 71)

Vous stimulez ainsi le vaisseau ceinture que croisent tous les méridiens du corps : VG — VB — V — E — F — R — RP — VC.

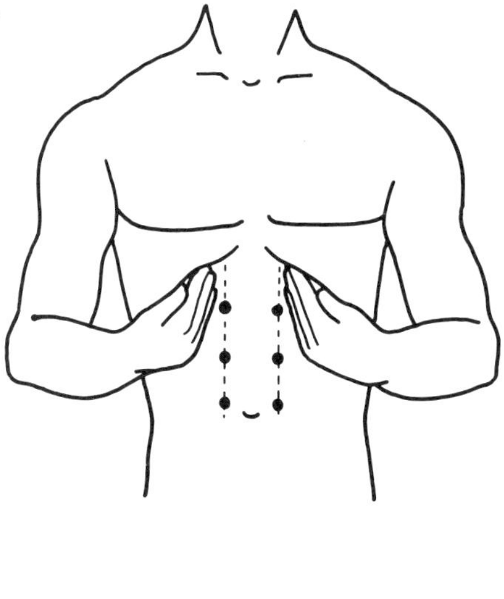

Schéma 37

Ventre

Du nombril au périnée se trouvent de nombreuses zones de correspondance (Schéma 34) mais aussi et surtout des points très rapprochés du Vaisseau Conception :

— Au centre même du nombril : point du manque d'énergie, de l'impuissance.

— Au-dessous : point de la peur sans raison (relié au GI).

— Un peu plus bas : point appelé « mer de l'énergie de l'homme » lié aux insuffisances respiratoires, cardiaques, à l'épuisement dû à la vieillesse.

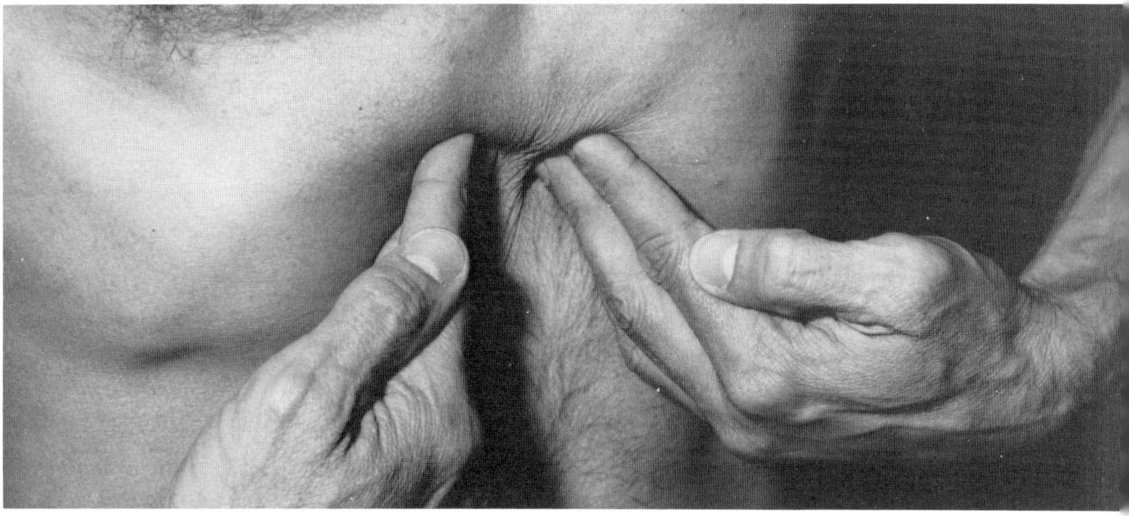

70

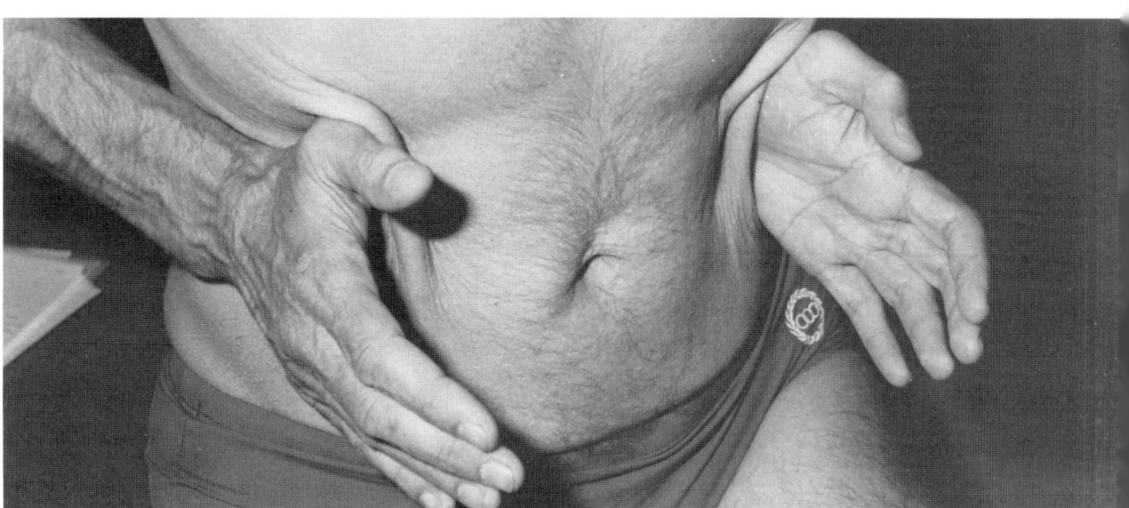

71

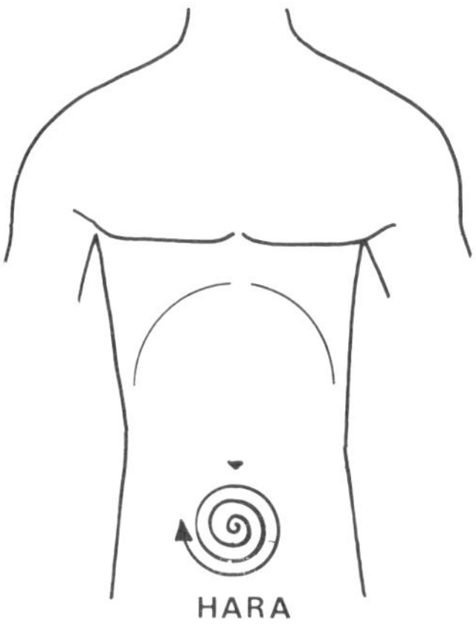

Schéma 38

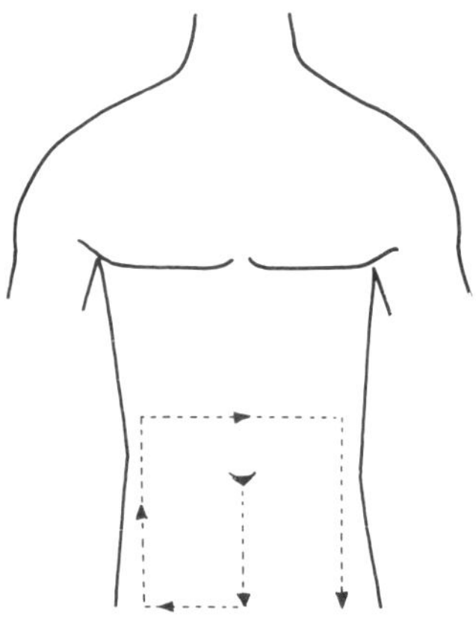

Schéma 39

— Un peu au-dessus du pubis : point de l'énergie ancestrale, troubles génito-urinaires — Point de réunion des 3 méridiens *yin* de la jambe.

Ajoutons que c'est sous le nombril que les Japonais situent le « Hara », centre de force du corps sur lequel s'appuient toutes les techniques des arts martiaux. En lui, sont concentrées les énergies subtiles de l'homme. Sa connaissance conduit vers des plans de conscience de plus en plus profonds. (Schéma 38)

9) Avec la main à plat, frottez vigoureusement le nombril, puis frappez avec la main en coque.

10) Selon le trajet suivant, effectuez 3 manœuvres : descendez sur la ligne médiane du nombril jusqu'au pubis, puis remontez à droite, passez transversalement pour redescendre à gauche : (Schéma 39)

a) avec les 2 poings à demi fermés, frappes souples,
b) avec les mains à plat, frappes sèches,
c) avec le bout des doigts de la main droite, enfoncez rythmiquement en points rapprochés — 3 passages pour chaque manœuvre.

11) Enfin, expirez, soulevez le thorax et passez les doigts des deux mains sous les côtes. (Photo 72) Penchez-vous en avant et massez de long en large, profondément en respirant doucement.

Maintenez la position mais dégagez vos mains, pour les manœuvres suivantes, qui concernent le dos.

Est-il besoin de décrire l'action bienfaisante de toutes ces manœuvres ? Le simple bon sens joint à l'expérience quotidienne vous les feront bien vite découvrir...

72

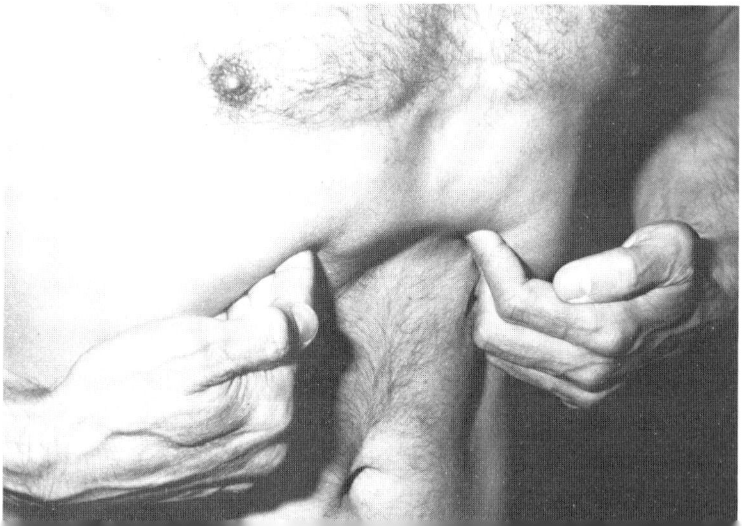

LE DOS

Témoin visuel et sensitif de tous nos maux, zone de réflexion de nos organes et fonctions, le dos, longitudinalement parcouru par le *Vaisseau Gouverneur* et le double méridien de la *Vessie,* exprime, à lui seul, notre climat intérieur... Ce n'est pas pour rien que les acteurs apprennent à jouer de dos ! Quant à l'expression populaire, en avoir plein le dos...

1) Gardez la position précédente et :

a) avec les poings à demi fermés, martelez vivement en remontant de part et d'autre de la colonne vertébrale (plusieurs fois), (Photo 73) ;

b) même mouvement avec les mains à plat, puis continuez en tournant sur les reins, les fesses et les hanches.

Revenez à la position Seiza

2) Appuyez et enfoncez en vous redressant, les poings fermés dans le creux des reins — quelques instants. Ceci provoque en principe un grand expir. Si non, provoquez-le. (Photo 74)

3) Avec les pouces, et à partir de la colonne vertébrale, faites des pressions en suivant les dernières côtes (3 passages).

4) Pressions ensuite, depuis la 5e lombaire, le long de l'aile iliaque. Au dernier passage arrêtez vos pouces à l'extrémité de l'aile, sur le point culminant, et appuyez plusieurs fois (VB — élimination intestinale, douleurs de la hanche, lombaires, ballonnements). (Schéma 40 ; photo 75)

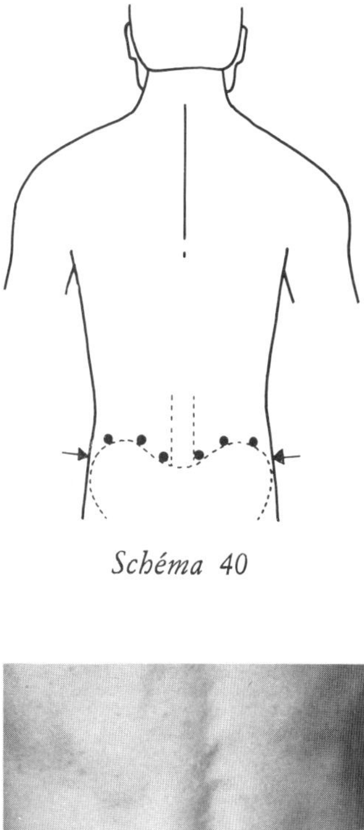

Schéma 40

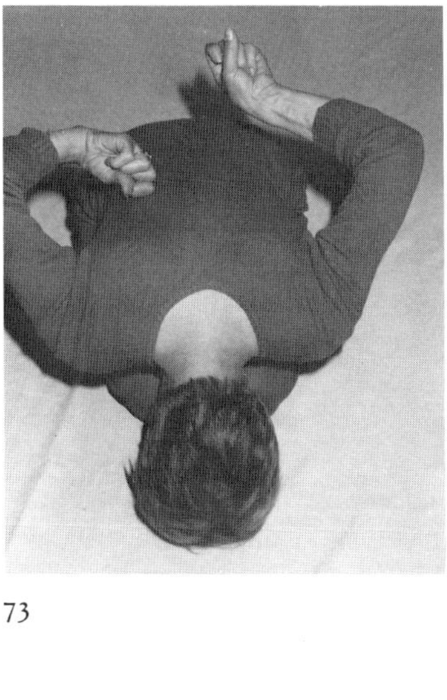

73

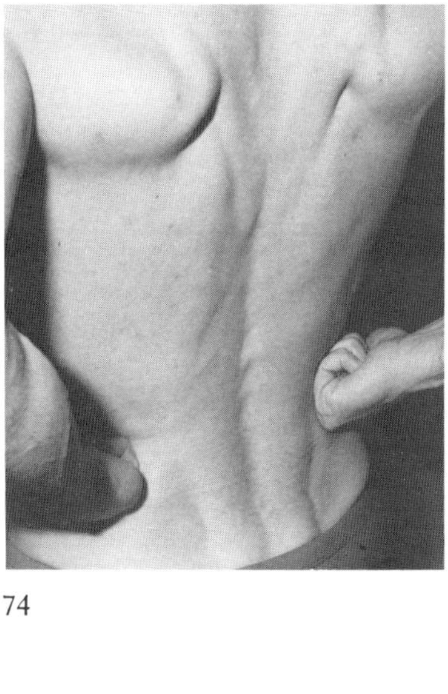

74

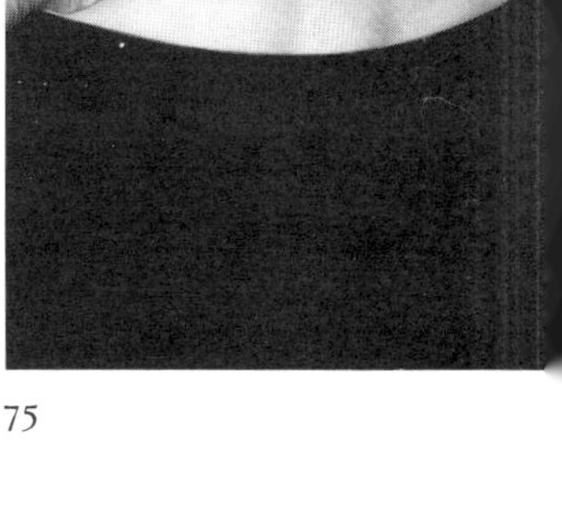

75

Disons quelques mots de cette région des reins et des lombes, que la plupart des gens ne connaissent que par la douleur. Les reins sont associés à la force de l'homme. La voix populaire l'exprime clairement à travers les expressions : *avoir les reins solides,* être « *chaud de reins* », avoir l'*épée dans les reins,* avoir des *reins souples... Se ceindre les reins,* c'est se préparer à l'effort. En termes bibliques, *éprouver les reins,* c'est sonder, éprouver la force. Le bon fonctionnement des reins retentit sur le comportement. L'envie de ne rien faire provient souvent d'un déséquilibre énergétique à ce niveau. Le point d'entrée du méridien du *Rein* sous le pied s'appelle « *source jaillissante* ». Le rein est lié à l'action, à la procréation et à une multitude de fonctions qui vont bien au-delà de son rôle de filtre.

Il faudrait aussi pouvoir parler du rôle ésotérique du rein, dont la forme est celle d'un germe... « Au niveau des reins l'être spirituel est né. » (A. de Souzenelles, *De l'Arbre de vie au Schéma corporel.*)

Quant aux Perses, dans l'Antiquité, ils stimulaient et fortifiaient les reins en frappant cette région avec le dos des mains, tout en émettant des « mantras » spécifiques (sons choisis ou créés pour leurs qualités vibratoires)...

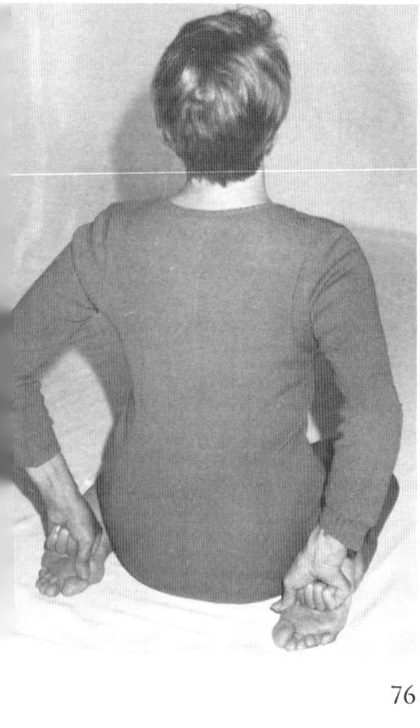

76

Faut-il vraiment parler de la trop fameuse région lombaire avec sa célèbre 5ᵉ vertèbre ? C'est l'endroit où porte tout le poids du tronc, la vertèbre sur laquelle l'homme, un jour, s'est redressé pour son évolution... Est-ce parce que celle-ci tarde à se faire, que l'humanité semble « cassée » à ce niveau ?

Terminez votre *do in* du dos, en offrant quelques stimulations à votre coccyx, relié au cerveau et à l'énergie mentale, physique et psychique (VG — VC). (Photo 76)

5) Si vous le pouvez, écartez les pieds pour vous asseoir entre eux, prenez appui avec les poings sur la plante des pieds et... tapez-vous les fesses par terre...

Si vous ne pouvez prendre cette position, asseyez-vous jambes croisées (en tailleur), avec les poings au sol et... tapez.

Ceci termine le *do in* du dos, aussi énergique qu'efficace.

LES JAMBES

Pli du genou, rotule, mollet, cheville, pieds vous réservent des découvertes surprenantes mais... qui n'ont rien d'agréables... et qui attestent, vous le savez maintenant, de l'état des organes correspondants.

Les jambes sont parcourues par les méridiens RP — F — R — E — V — VB, qui aboutissent ou commencent à l'angle de l'ongle des orteils. Une perturbation locale peut retentir tout le long de leur trajet.

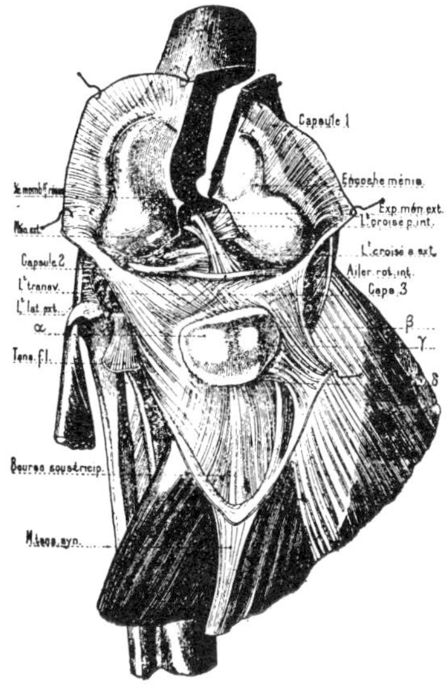

Schéma 41

CUISSES

1) Sauf si vous souffrez de varices ou d'ulcères aux jambes, martelez vos cuisses sur les 3 faces avec les poings à demi fermés (pour la face interne, écartez les cuisses). (Photo 77)

2) Frictionnez en rond de même.

3) Pétrissez à pleine main

4) Puis allongez les jambes, soulevez-les à tour de rôle pour marteler la face postérieure.

GENOUX

C'est peut-être la plus sophistiquée de nos articulations. (Schéma 41)

Les problèmes à ce niveau, peu fréquents en Orient où les gens ont l'habitude de vivre au ras du sol, se posent avec acuité en Occident, surtout, paradoxalement, parce que les genoux sont soumis à la sédentarité et à des mouvements partiels.

Un genou qui fonctionne bien (pas exagérément comme dans certains sports) est bien lubrifié par le liquide synovial, bien nourri par la circulation sanguine, bien purifié par le sang qui entraîne toxines et acides déposés par une nourriture trop riche ou mal équilibrée (ou par trop de médicaments).

Si le genou fonctionne mal, les déchets s'accumulent, provoquant raideur et douleurs supplémentaires...

Notez qu'une douleur persistante au genou peut être le

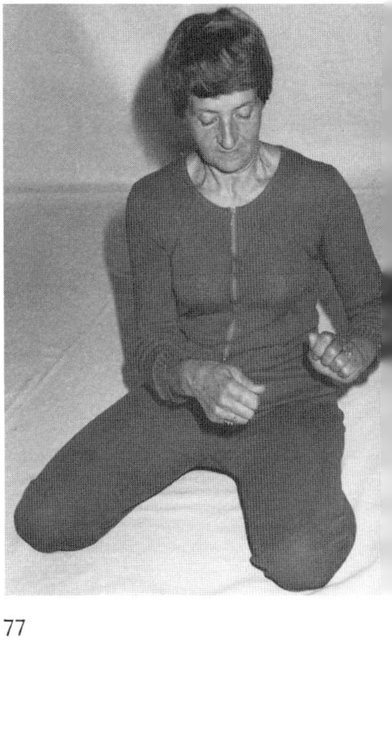

signal d'alarme d'une arthrose de la hanche. Les genoux, par les méridiens et les zones de correspondance, sont en relation avec le foie, l'estomac, le rein, la vésicule biliaire, les yeux, l'élimination.

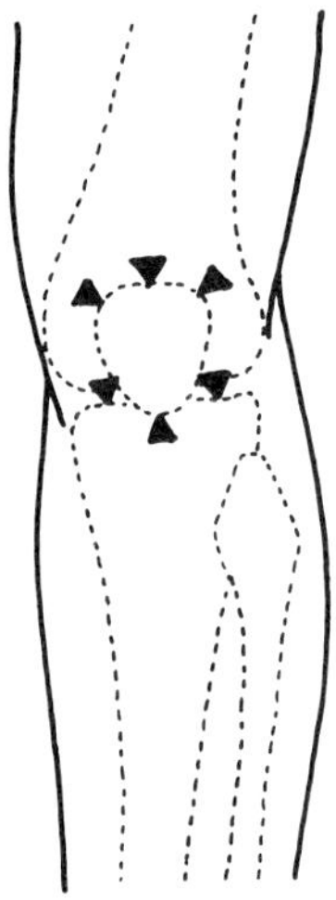

Schéma 42

Les points autour de la rotule sont presque toujours sensibles.

Chez les Orientaux, le genou est un « *chakra* » — foyer d'énergie — important.

Le genou a par ailleurs, une valeur symbolique énorme, tantôt expression de spiritualité, de respect, d'humilité ; tantôt image de raillerie, de mépris. Là encore, les expressions populaires sont éloquentes :

depuis... *tomber à genoux en prière*
mettre un genou à terre devant sa dame
jusqu'à... *se mettre à genoux devant le pouvoir*
tout peut être exprimé avec le mot genou.

En attendant de découvrir toutes les formules, découvrez les bienfaits du *do in* des genoux.

Maintenant, les manœuvres se font d'un seul côté, pied compris. Vous reprendrez l'autre côté ensuite.

Commençons par la jambe gauche, par exemple

- Genou à demi plié, enchaînez les gestes suivants :

a) Frictionnez vigoureusement avec les paumes des mains les côtés du genou, puis le plat de la rotule. (Photo 78)

b) Avec le tranchant cubital des mains décollez la rotule et « cisaillez » en va-et-vient. (Photo 79)

c) Avec la pulpe des pouces, pressez tout autour de la rotule en dirigeant la pression vers le centre. (Schéma 42)

d) Pincez et tirez la peau sur la rotule par petits coups secs (élimination de l'eau). (Photo 80)

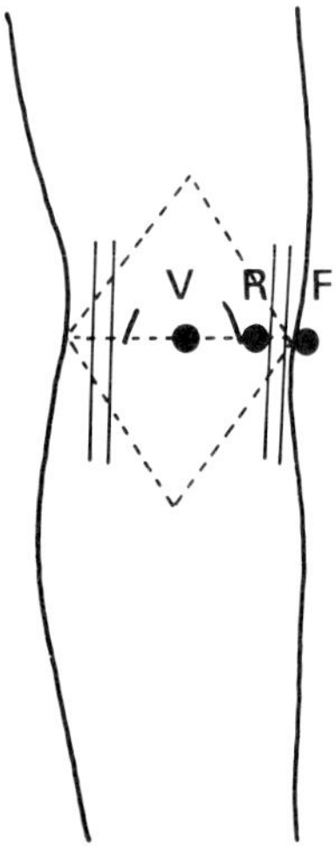

Schéma 43

- A l'arrière du genou, avec le pouce, faites des pressions le long du pli *poplité :*

— En plein milieu du pli, insistez sur un point de V — point du sciatique, des lombalgies, très souvent hyper-sensible.

— Sur le côté interne du pli et du tendon : point du F — fatigue musculaire, douleurs du genou.

— Entre les deux, de l'autre côté du tendon, point du Rein — vessie, reins, douleurs genou et pied. (Schéma 43)

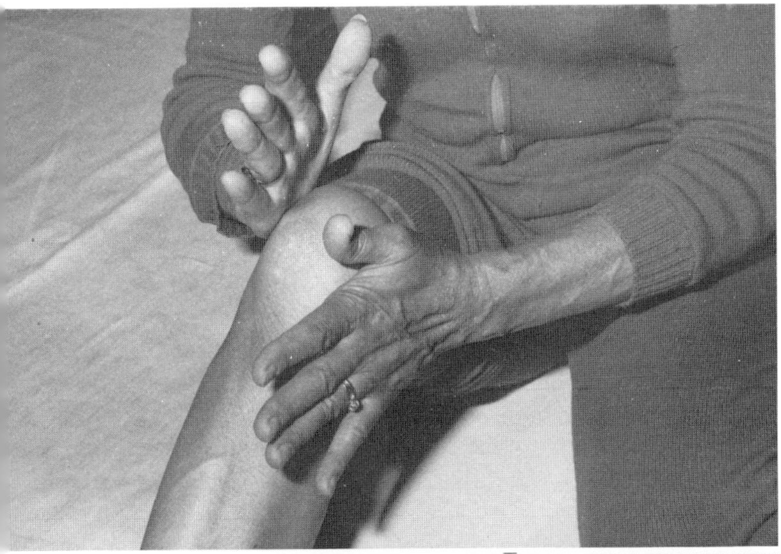

78

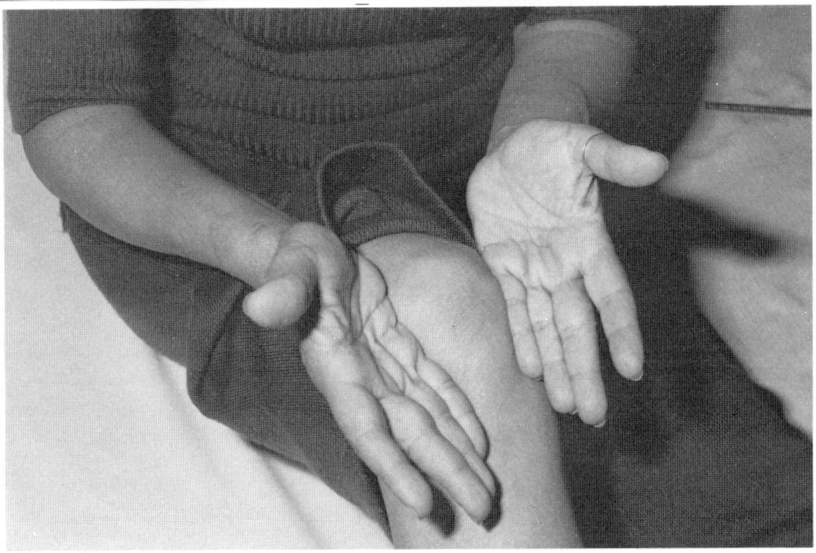

79

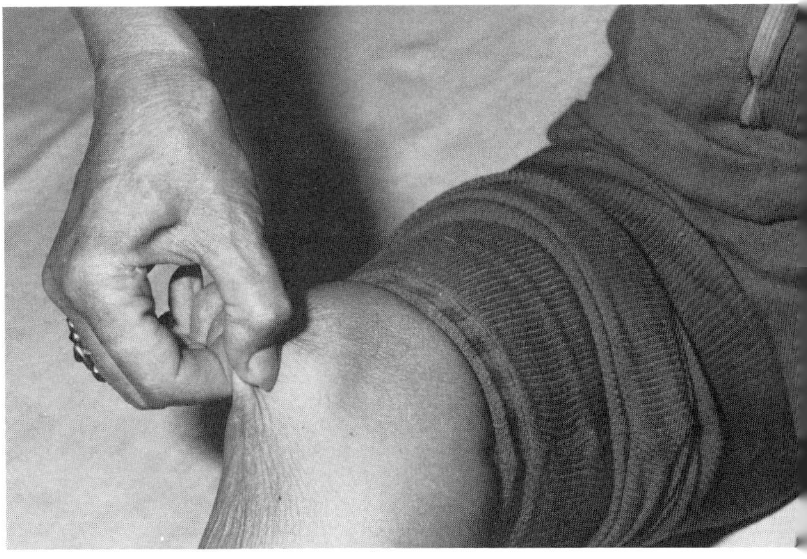

80

JAMBES

Face postérieure

• A partir du point central du pli du genou, et avec les deux pouces, descendez le long de la ligne médiane du mollet en 7 ou 8 pressions, jusqu'au tendon d'Achille. (Photo 81) Si un point se révèle très sensible, allégez votre appui, recommencez plusieurs fois doucement. A la jonction des mollets se trouve un point qui peut soulager sciatique, crampes, fatigues dans les jambes. (Schéma 44).

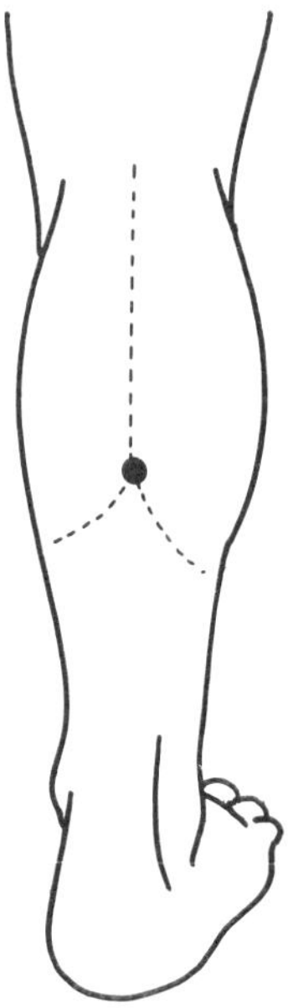

Schéma 44

Face externe

• Sur cette face se trouve le fameux point SAN LI du méridien E : « *les trois milles* », ainsi appelé parce que sa stimulation permet de parcourir de longues distances à pied sans se fatiguer...

Cependant, ce point a une foule d'autres indications. Il est donc intéressant de le situer, bien qu'il soit difficile à déceler.

Cherchez ce point situé — selon les auteurs — à 2, 3 ou 4 travers de doigts au-dessous de la pointe de la rotule, et entre les crêtes du péroné et le plateau tibial.

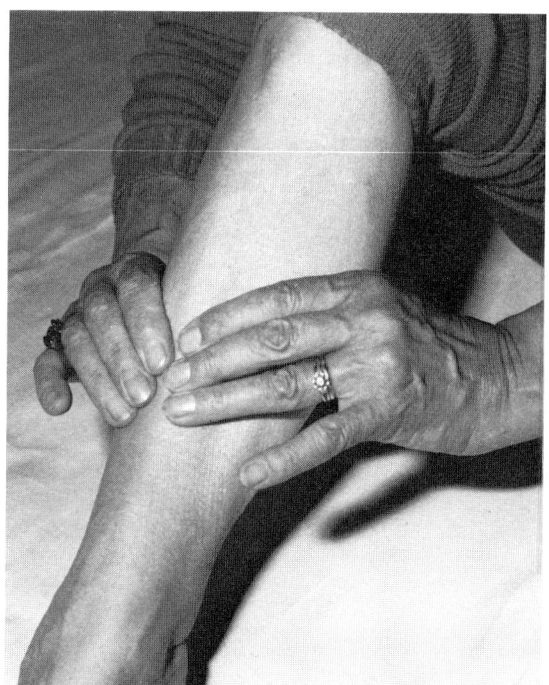

81

Ses fonctions : régulateur de la tension artérielle, de la fatigue musculaire, intellectuelle. Agit sur les états dépressifs, l'anorexie, les troubles digestifs (aérophagie, aérocolie) constipation, vertiges, maladies des yeux...

Bref, le point polyvalent de l'acupuncture qui est également censé augmenter la durée de vie.

Alors, prenez la peine de le trouver et de le stimuler chaque jour (en évitant de le faire le soir car il peut empêcher le sommeil).

• A partir du SAN LI, pressez avec les pouces en suivant le bord externe du tibia — E — jusqu'à la cheville. (Schéma 45 ; photo 82)

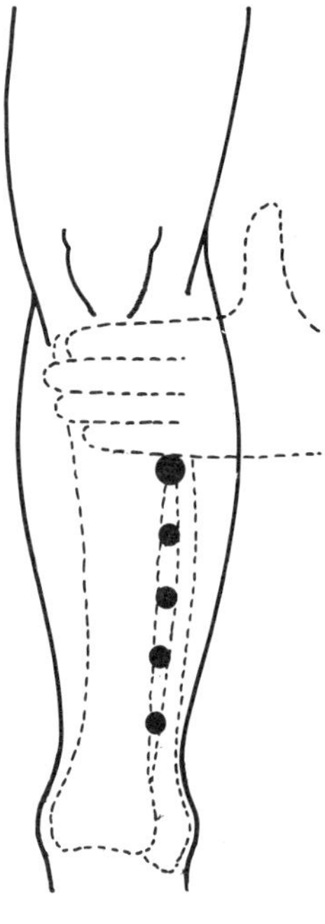

Schéma 45

Face interne

• Avec les 2 pouces, pressions en longeant le bord interne du tibia — F —.

Les 3 faces

• Enfin, avec les poings à demi fermés, martelez simultanément les 3 faces du mollet bien relâché (posez le pied à plat) (V — VB — E — R — RP — F). (Photo 83)

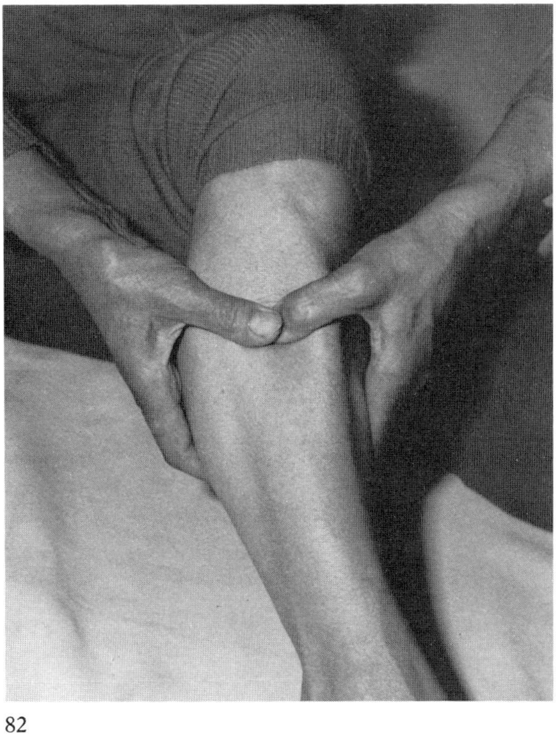

82

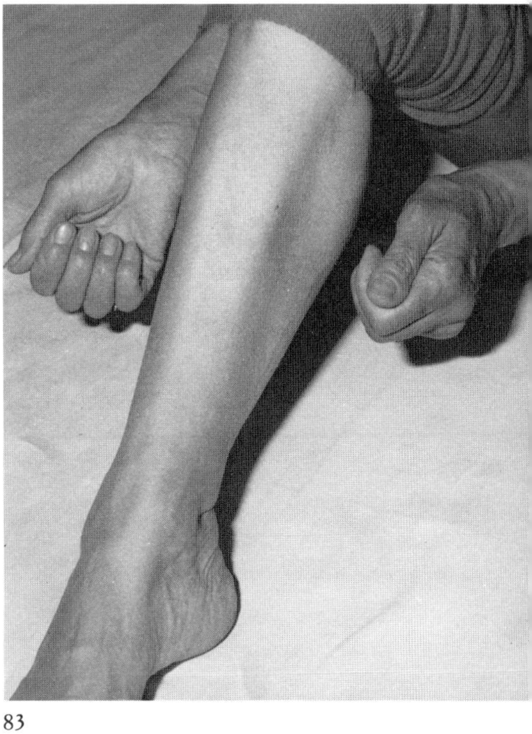

83

LA CHEVILLE

La cheville est en relation avec la gorge, la nuque, les yeux, le cœur (cheville gauche), les reins, la vessie, les organes génitaux. Elle est traversée par tous les méridiens de la jambe.

De part et d'autre du tendon d'Achille les creux doivent être bien marqués. S'ils sont gonflés, œdémateux cela signifie :
— côté interne : trouble des reins, fatigue due aux reins ;
— côté externe : trouble de la vessie, difficultés d'élimination ;

Si les creux sont douloureux :
— côté interne : perturbation ovarienne (femme) ou prostatique (homme) ;
— côté externe : fatigue du dos, de la nuque.

⁂

• *a*) Pincez le tendon d'Achille sur toute sa longueur ; (photo 84)

b) Faites 3 pressions sur le tendon lui-même. (Schéma 46) (Plusieurs fois).

Action, paraît-il, sur le trac, la timidité... un tendon d'Achille « engraissé » serait signe de problèmes sexuels.

• Posez : le pouce dans le creux interne, 2 doigts dans le creux externe, et pénétrez en tournant énergiquement. (Photo 85)

Dans le creux externe, se trouve le point de toutes les douleurs du corps.

• Placez le pied en dedans et en dorsi-flexion, et trouvez 2 creux :

— l'un entre malléole et tendon ;

— l'autre à l'extérieur du tendon.

Faites pénétrer la pulpe du pouce et appuyez fermement 3 ou 4 fois.

Action : Mal de dents, mal de tête, crampes, contractures.

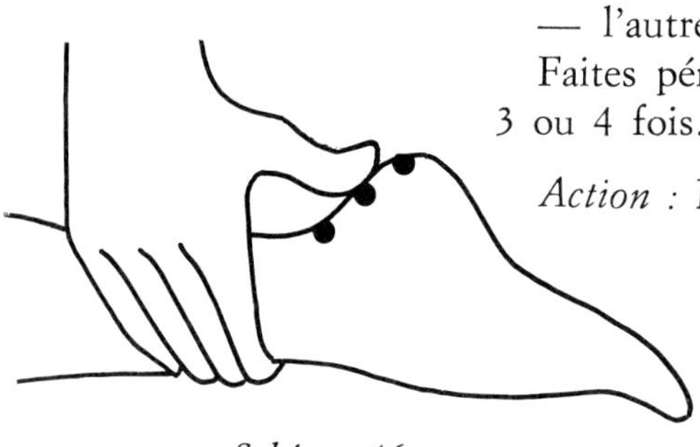

Schéma 46

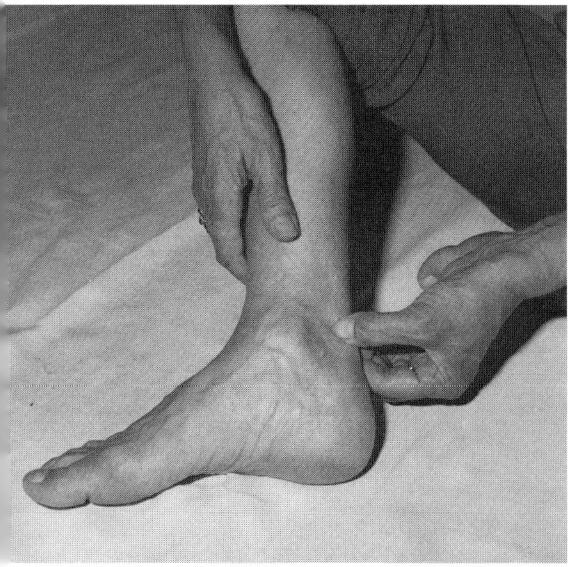

4

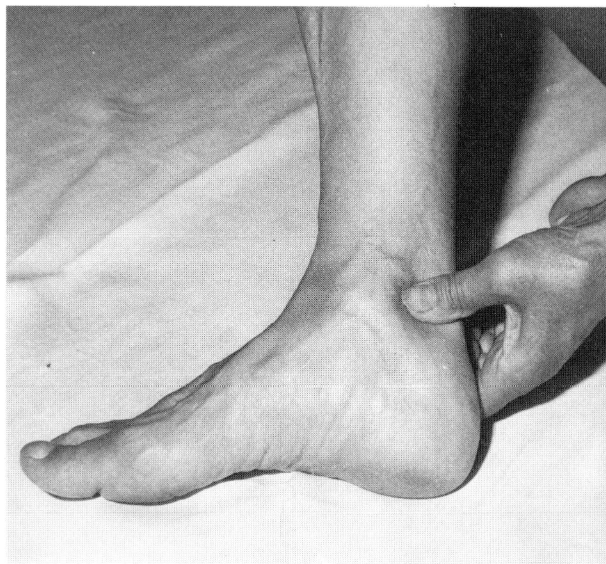

85

LES PIEDS

Rendons enfin justice à nos pieds, merveille d'architecture et de sensibilité ! Alors qu'ils nous portent toute notre vie, dans des conditions affligeantes, nous les considérons comme partie mineure et négligeable. Quelle autre partie du corps suporterait-elle de se plier ainsi plusieurs heures par jour, et tout au long de la vie, à des carcans trop étroits ?

Faut-il insister sur les inconvénients occasionnés par ces conditions déplorables, tant sur la statique du corps, que sur les troubles engendrés par cette statique défectueuse :

Pieds à l'étroit = pieds déformés, affaissés, mal équilibrés → marche défectueuse → jambes lourdes → genoux raides et douloureux → lombaire en péril → dos rond et contracté → nuque enraidie, l'ensemble entraînant mauvais fonctionnement organique (estomac, foie, reins, etc., qui ne sont plus dans leur *assiette*), respiration partielle et courte → fatigue inexpliquée → mauvaise humeur, nervosité...

Les pieds sont faits pour vivre nus — comme les mains — et pour s'adapter à tous les terrains.

Chaque pas devrait aider à la circulation veineuse de *retour*. La plante du pied est tapissée par ce qu'on appelle la semelle veineuse de LEJARS (Schéma 47) où le sang artériel venu

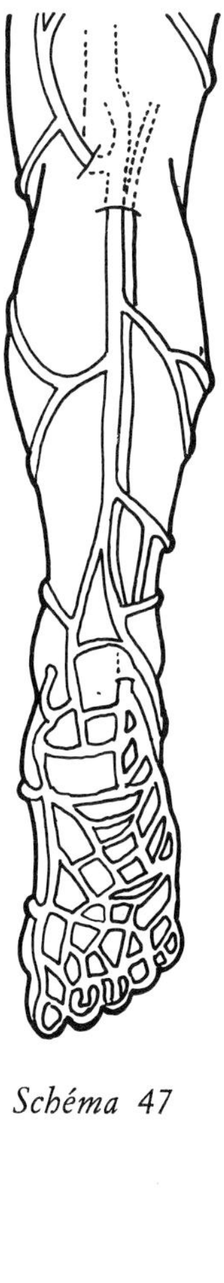

Schéma 47

des jambes devient sang veineux, donc sang chargé de toxines. Ce n'est que par le déroulement du pas et l'action musculaire qu'il engendre, que ce sang noir remonte dans les veines vers le cœur (Schéma 47 bis). Le fonctionnement défectueux des muscles est donc une entrave pour la circulation de retour, ce qui risque de provoquer une accumulation ou *stase* sanguine dans les veines. C'est ainsi que les veines se dilatent et forment des varices.

En outre, chaque pas devrait être un massage pour les organes qui se projettent en miniature sous la plante (Schéma 48). Non seulement le pied est le miroir du corps, mais de plus il en épouse la forme, chaque pied correspondant à un profil, le bord interne présentant les mêmes courbures que la colonne vertébrale. Et n'oublions pas que le pied est traversé par les méridiens des jambes qui changent de polarité aux orteils, méridiens de la digestion et de l'élimination. (Schéma 49) Chaque pas devrait les atteindre et les stimuler. Rappelons, sous le pied, le méridien du Rein et son point d'entrée : *source jaillissante,* encore appelé *source bouillonnante.*

Alors, marchez pieds nus le plus souvent possible, sur tous les terrains. La plante du pied, comme la paume de la main, est un récepteur d'énergie — ici, l'énergie de la terre. Marcher dans l'herbe fraîche régénère incomparablement.

Bref, prenez soin de vos précieux pieds, base de votre équilibre, et faites quotidiennement DO IN.

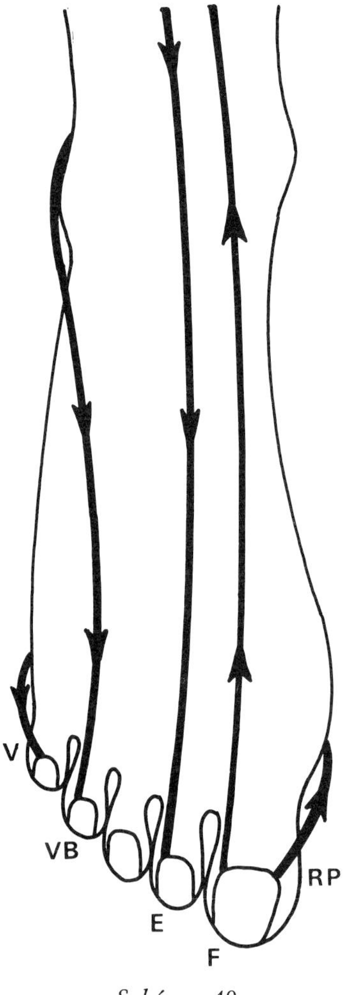

Schéma 49

Schéma 47 bis. *Points d'appui du pied pendant le déroulement d'un pas dans la marche*

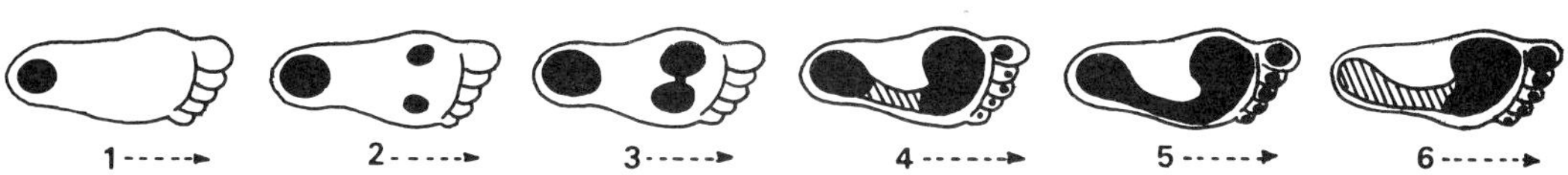

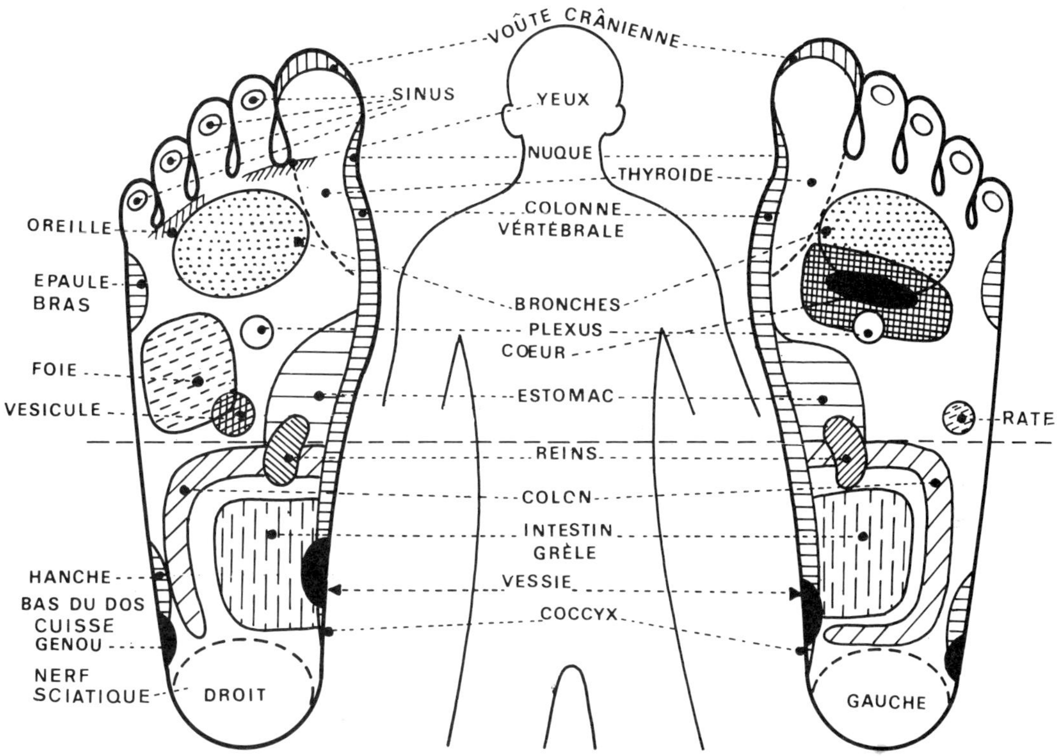
VOÛTE CRÂNIENNE
SINUS
YEUX
NUQUE
THYROIDE
OREILLE
COLONNE
VERTÉBRALE
EPAULE
BRAS
BRONCHES
PLEXUS
COEUR
FOIE
VESICULE
ESTOMAC
RATE
REINS
COLON
INTESTIN
GRÊLE
HANCHE
VESSIE
BAS DU DOS
CUISSE
GENOU
COCCYX
NERF
SCIATIQUE
DROIT
GAUCHE

Schéma 48

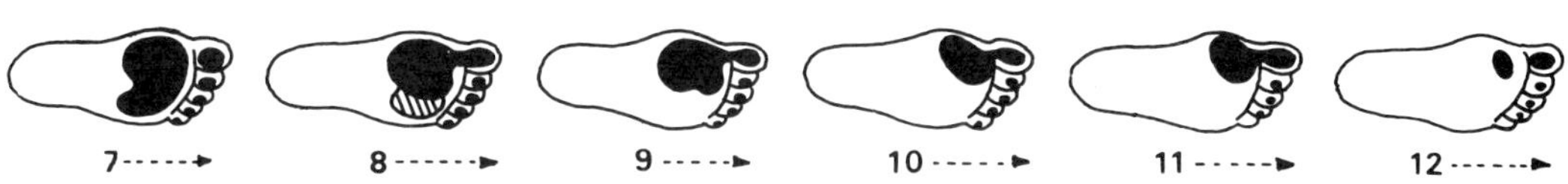
7
8
9
10
11
12

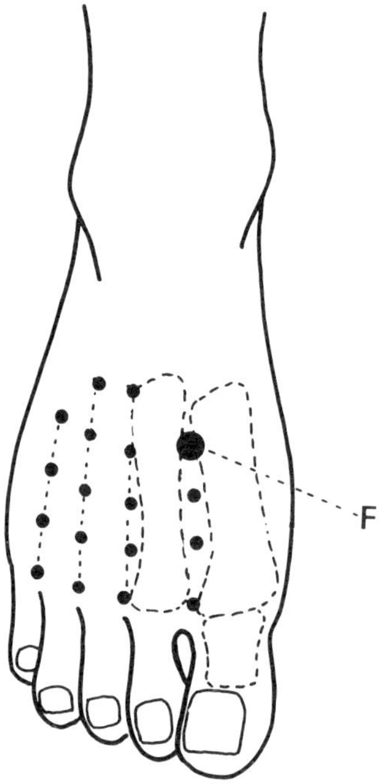

Schéma 50

PIED

a) Mobilisation des articulations

• En maintenant la cheville gauche, forcez avec la main droite, le pied en dorsi-flexion et en extension. (Photos 86-87)

• Imprimez des rotations.

• *a*) Posez le pouce droit sous la 1re articulation (côté plante) métatarso-phalangienne en emboîtant l'avant du bord externe du pied gauche, et tordez le pied pour présenter la plante au ciel. (Photo 88).

b) Posez le pouce sur la même articulation, mais côté dessus du pied, et avec les doigts, tordez en sens inverse. (Photo 89).

• Maintenez la plante entre pouce et doigts gauches, avec la main droite, coiffez et pliez les orteils tous ensemble, dans les deux sens. (Photo 90)

b) Pressions

• Avec la pulpe du pouce droit, faites des pressions sur le dessus du pied, entre les métatarsiens.

• Insistez sur un point du F — placé dans l'angle

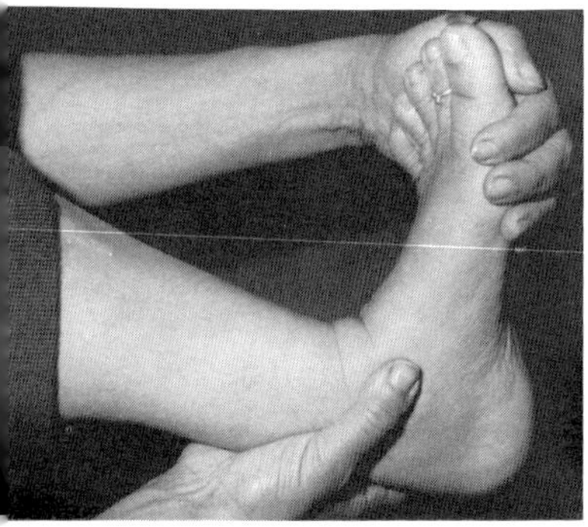

86

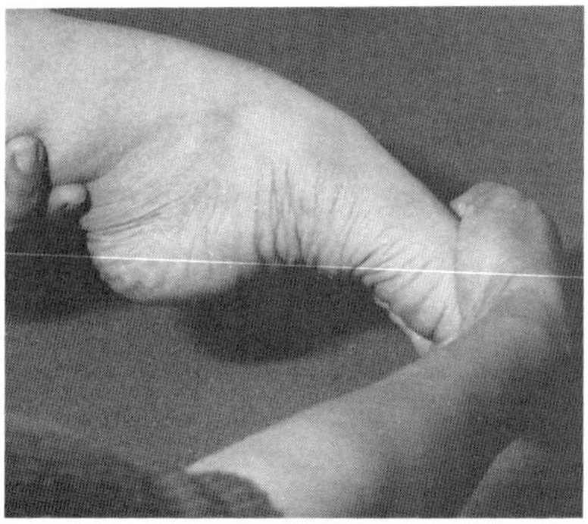

87

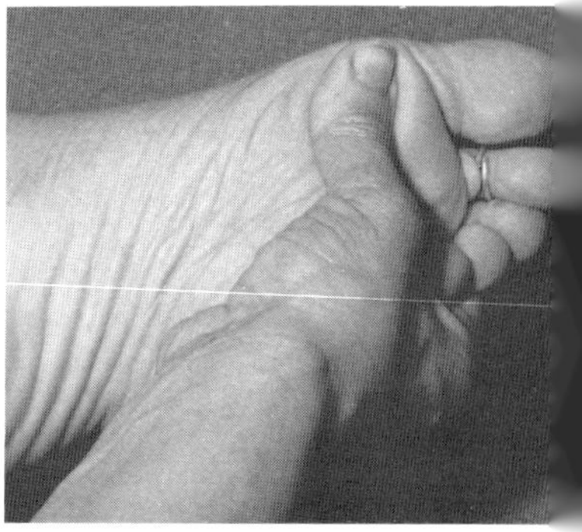

88

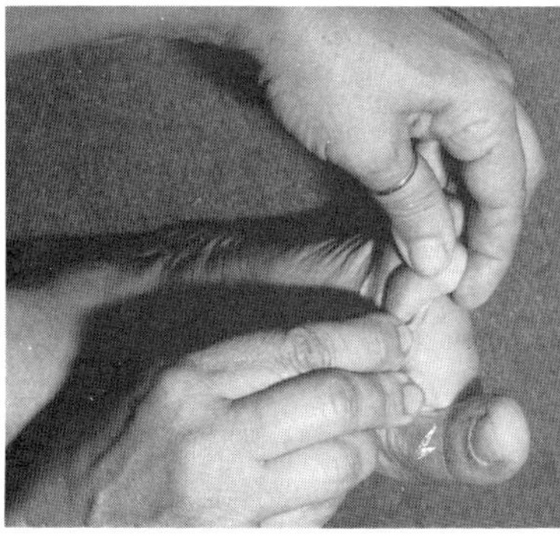

91

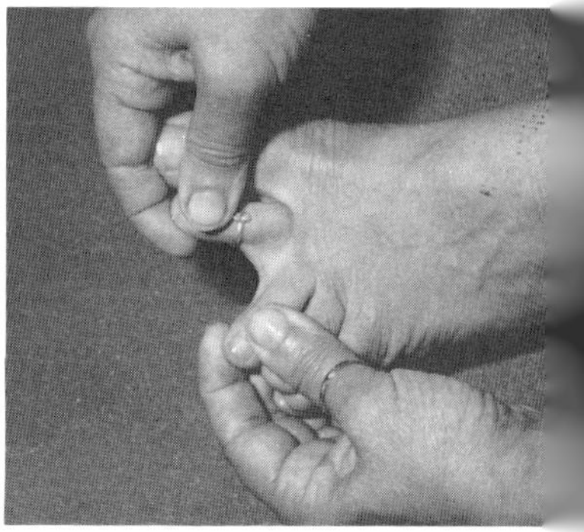

92

formé par les deux premiers métatarsiens (homologue du ROKU à la main) — fatigue, tension nerveuse. (Schéma 50 ; photo 90 bis).

Orteils

• Continuez les pressions sur les phalanges des orteils.

• Enserrez, successivement, chaque orteil entre pouce et doigts, enfoncez-le vers la plante, puis tirez.

• Vissez, dévissez chaque orteil.

• Rotation de chaque orteil, puis tirez sec (petit *crac* si possible).

• Prenez les orteils 2 par 2, et imprimez un mouvement de va-et-vient (sinus - ouïe). (Photo 91)

• *a*) Ecartez largement les orteils entre eux (photo 92), puis *b*) passez les doigts de la main droite entre les orteils (paume contre plante) et mobilisez l'articulation métatarso-phalangienne d'avant en arrière. (Photo 93)

• Pressez les côtés de chaque phalange, depuis la base de l'orteil et terminez en pinçant fort les angles de l'ongle. (Photo 94)

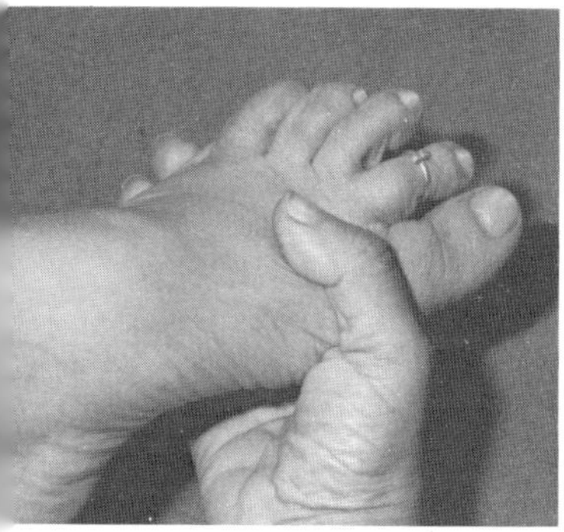

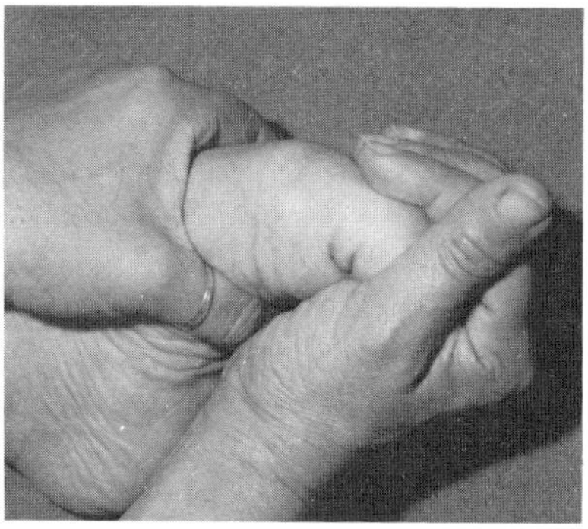

90

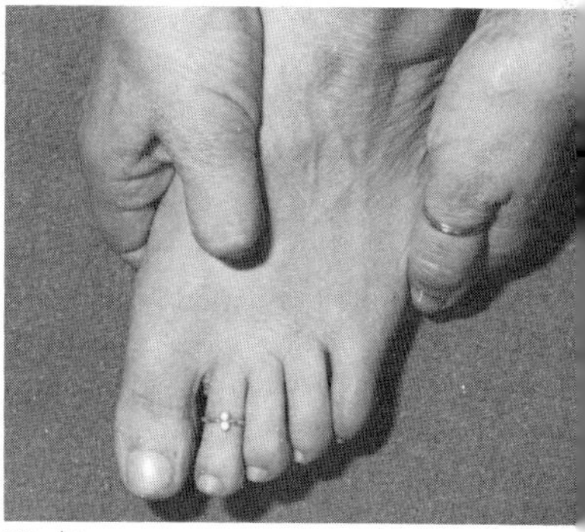

90 *bis*

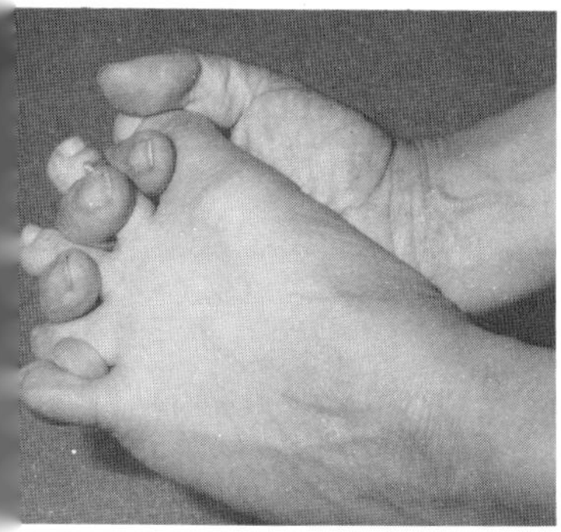

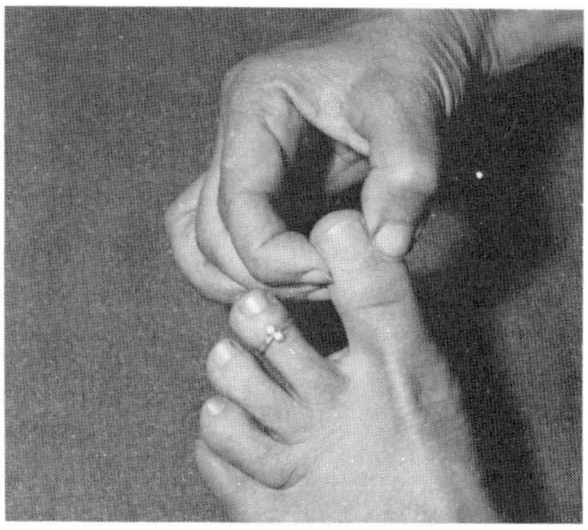

94

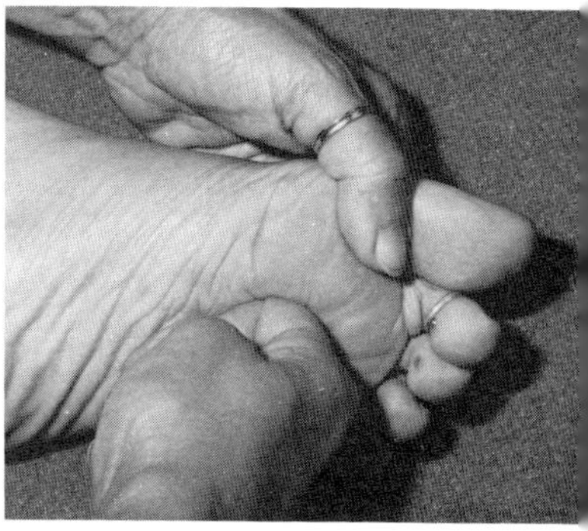

95

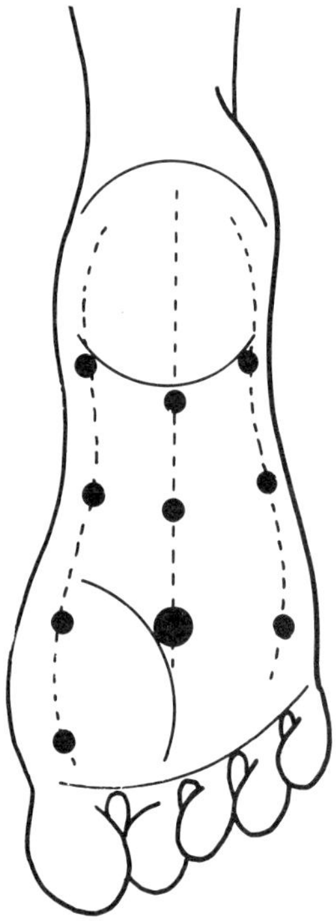

Schéma 51

Rappel Gros orteil — RP — F

2e orteil — E point du « paiement cruel » insistez en cas d'excès alimentaire

3e rien ...

4e VB

5e Vessie

Votre intuition ou vos besoins vous suggéreront sûrement d'autres manœuvres...

Plante

• Avec le pouce, pétrissez tout autour de la plante, puis sur la ligne médiane. (Schéma 51).

Insistez sur la « *source jaillissante* » (dans le petit creux formé par le pied lorsque vous le recroquevillez).

Si vous êtes courageux, utilisez l'index replié à la place du pouce et... forez en tournant... Aïe ! (Photo 95)

• Prenez le talon dans la paume, agrippez et enfoncez les ongles... (Photo 96)

• Posez le dessus du pied au sol et avec le poing fermé, martelez toute la plante vigoureusement. (Photo 97)

• Tapez du talon plusieurs fois (reconstitution de la cellule osseuse - hémorroïdes).

• Terminez en levant la jambe, maintenez la cheville, et avec la main droite, donnez quelques claques bien retentissantes sur toutes la plante (façon de vous applaudir après avoir bien travaillé, mais aussi stimulation de tous les points réflexes). (Photo 98)

Et maintenant, passez à la jambe droite.

En vous reportant à la charte des pieds, au schéma des méridiens ou... à vos réactions, l'utilité de toutes ces manœuvres se trouvera explicitée.

⁂

95

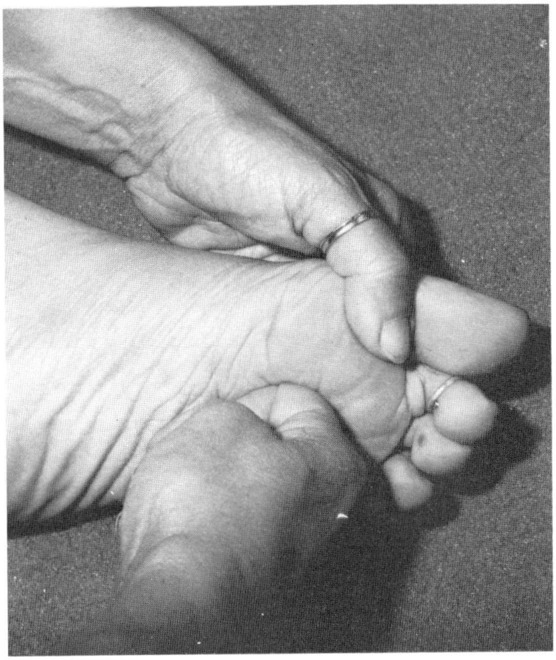

96

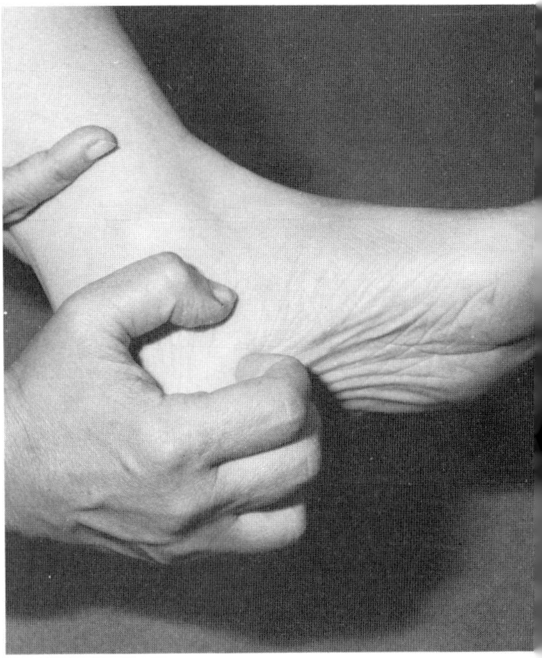

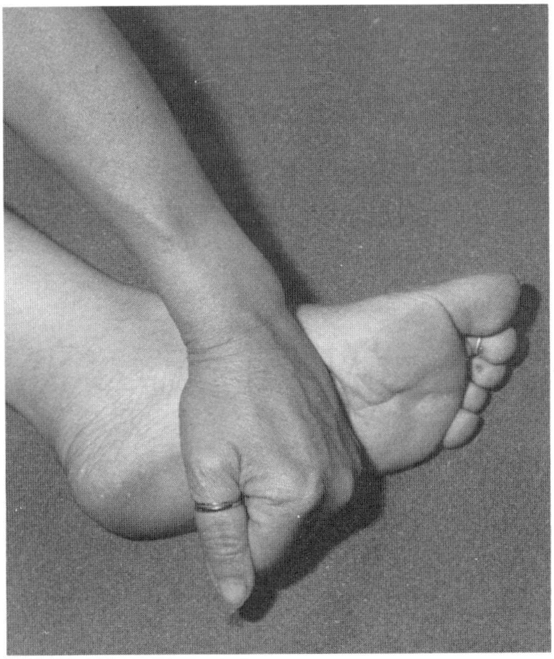

97

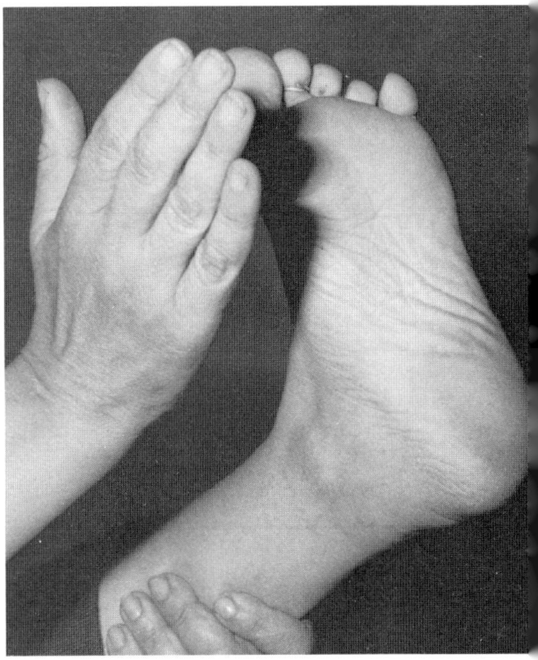

98

Ainsi se termine votre séance de *do in.*

Cette série n'est pas exhaustive. Laissez libre cours à votre intuition du moment pour découvrir d'autres gestes.

Pour vous faciliter la pratique au début, nous vous proposons un résumé filmé des principales manœuvres.

LA DÉTENTE

La détente est indispensable. Pendant ces quelques instants, l'action de *do in* gagne les plans profonds.

Prenez donc le temps, soit de vous allonger, soit de vous asseoir confortablement, en tailleur, *Seiza,* ou même sur une chaise. Fermez les yeux. Circulez mentalement dans votre corps, et observez ses réactions... Sentez la chaleur diffuse du visage, des épaules, du dos, etc., ... Appréciez la présence vibrante de votre corps... la disponibilité de votre respiration... Et reliez-vous à votre souffle, en prenant conscience de ce qu'il est le *Lien Sacré* qui vous met en relation avec tout ce qui vous entoure : êtres, animaux, nature, ciel... Prenez de bonnes résolutions... Envisagez la journée avec optimisme... Vous êtes *bien...*

Terminez en vous inclinant à nouveau devant la Force Cosmique. Geste de paix, de gratitude, de déférence, envers toute la Nature et éventuellement envers les gens qui se sont joints à vous pour pratiquer *do in.*

Note : DO IN peut constituer une préparation à votre séance de Hatha-Yoga. Vous enchaînerez alors avant la détente. Rappelez-vous qu'il n'est pas recommandé de faire une séance de *do in* le soir.

BONNE PRATIQUE !

Résumé filmé du do in

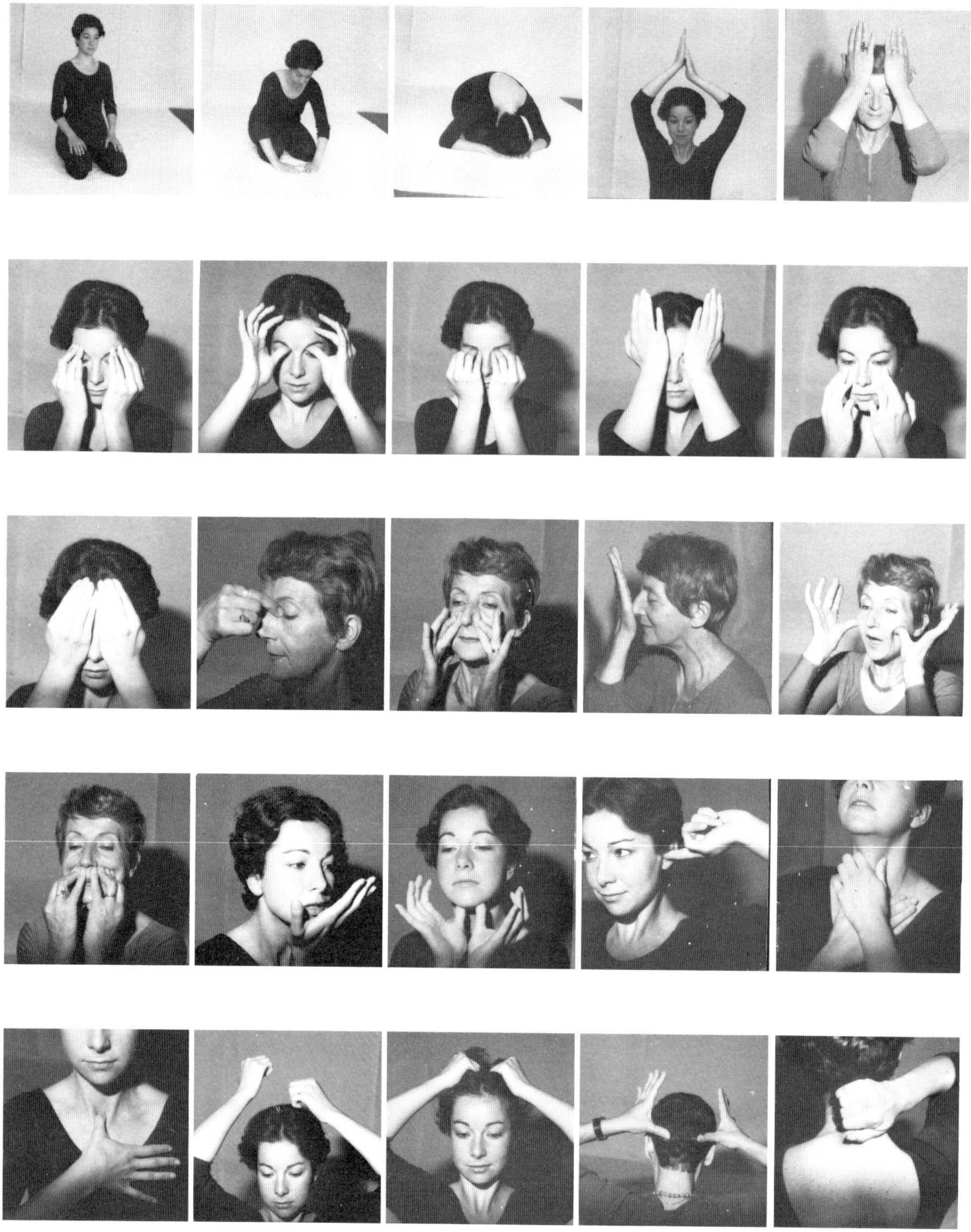

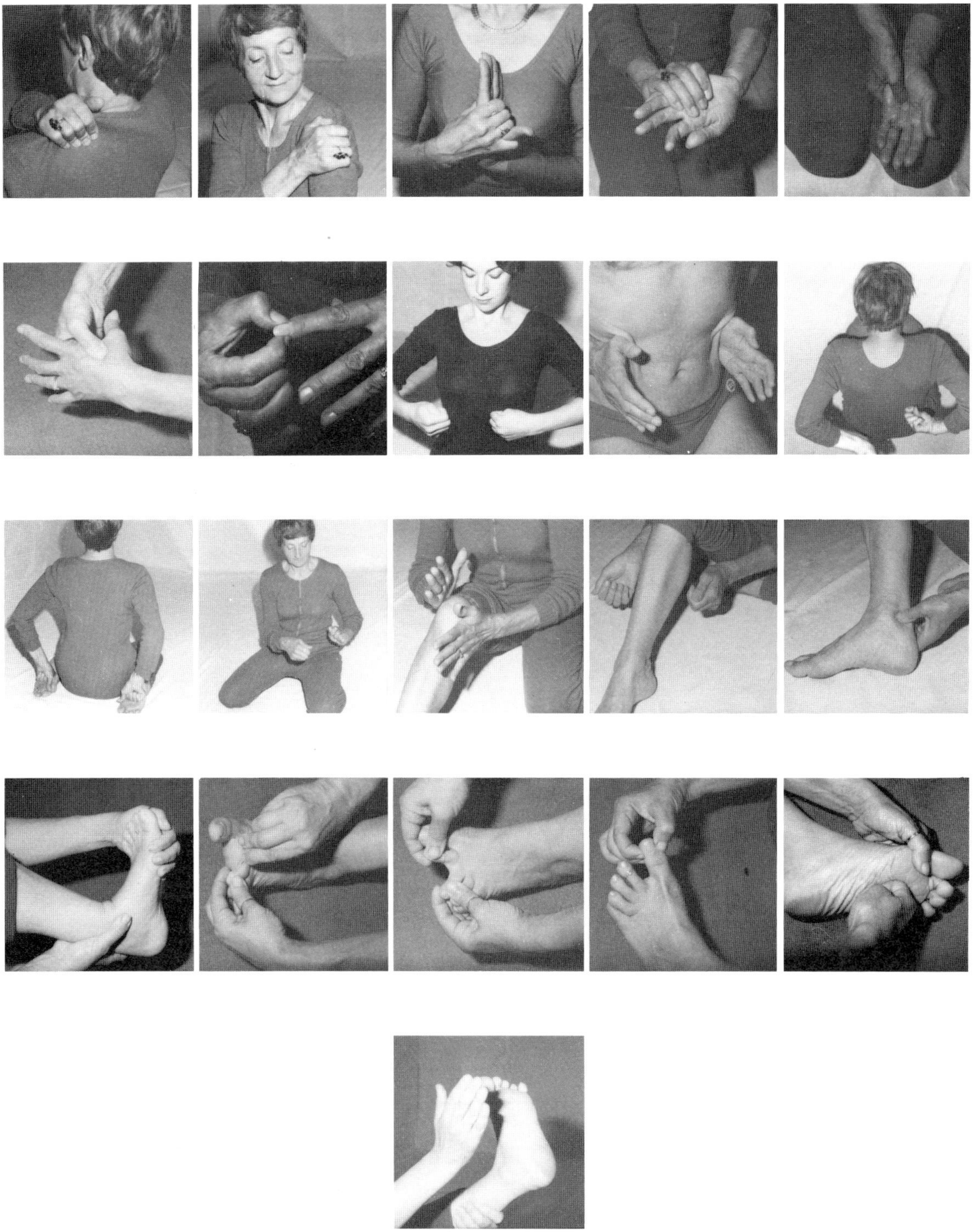

N. B. Le résumé filmé se lit page par page et de haut en bas.

SERIE « MINUTE »

DO IN DEBOUT

1) Placez le poids du corps sur l'avant des pieds joints, relevez au maximum les orteils, marquez une pause. Relâchez et recommencez au moins 3 fois. La chaleur doit irradier jusqu'aux genoux. (Photo 99)

2) Relevez les orteils puis, en les posant, soulevez au maximum les talons. 3 fois (Photo 100)

3) Tout en montant sur l'extrême pointe des pieds, soulevez les épaules jusqu'aux oreilles. Tenez... Lâchez sec avec un grand soupir, bouche ouverte. (Photo 101)

9

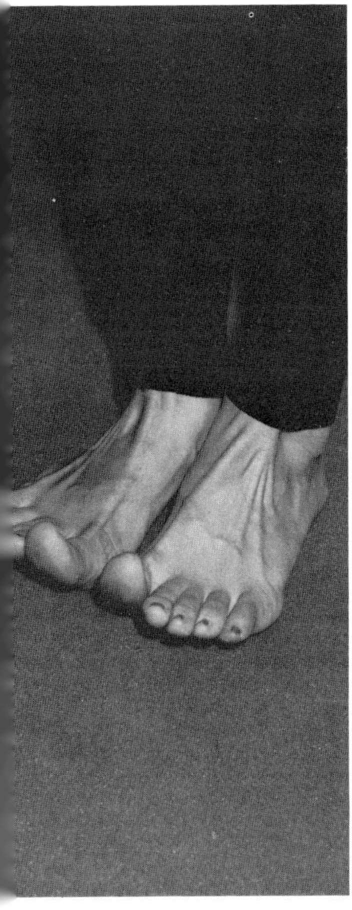

100

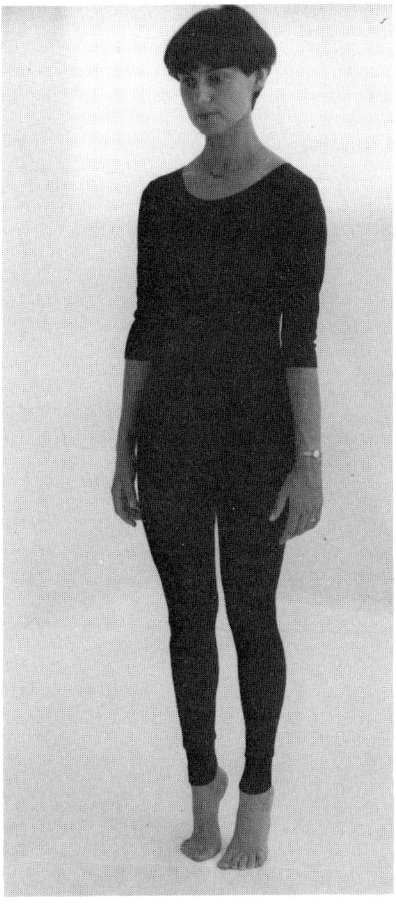

101

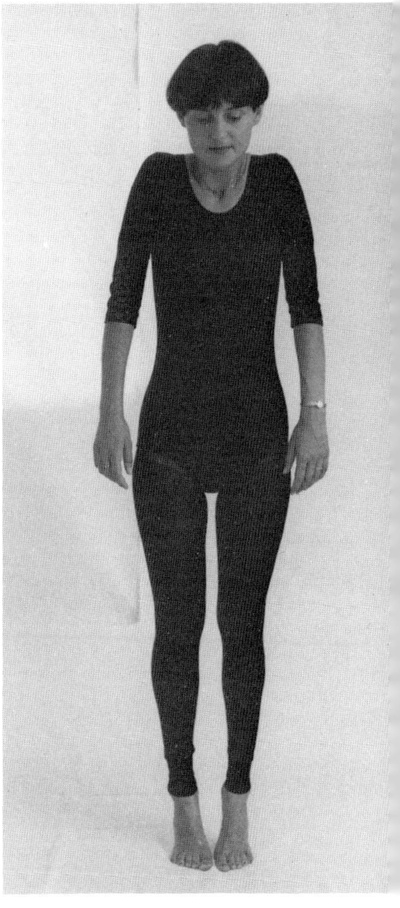

4) Sautillez sur la pointe des pieds le plus haut possible, corps et bras mous.

5) Sautillez (marche sur place), en levant alternativement les genoux très haut, buste souple mais droit.

6) Levez les bras et secouez corps, bras, mains (comme les singes) et haletez en rythme. (Schéma 52)

Pour les manœuvres suivantes, émettez à chaque mouvement un *expir guttural,* bouche ouverte « *hhoh* » très chaud.

7) Tenez le trapèze gauche avec la main droite.

a) balancez puissamment le bras gauche d'avant en arrière. (Photo 102)

b) faites une série de moulinets d'avant en arrière puis d'arrière en avant — changez de bras.

8) Bras relâchés, faites pivoter le bassin de plus en plus vite, à droite et à gauche, pour entraîner les bras qui vont, passivement, aller frapper le côté dorsal opposé du corps, depuis la hanche jusqu'à l'épaule. (Photo 103)

102

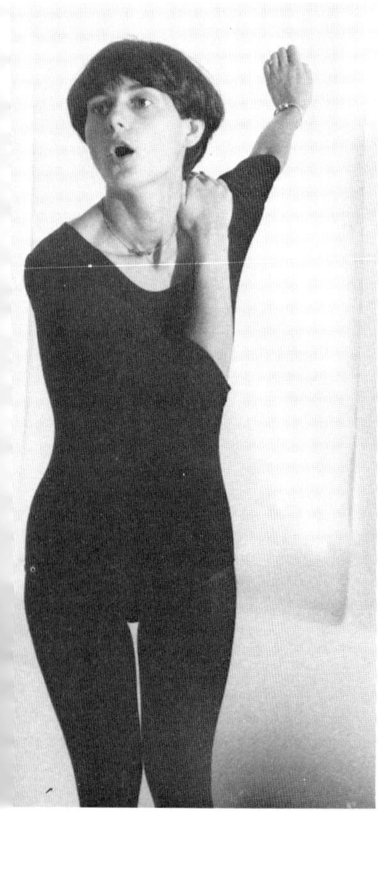

103

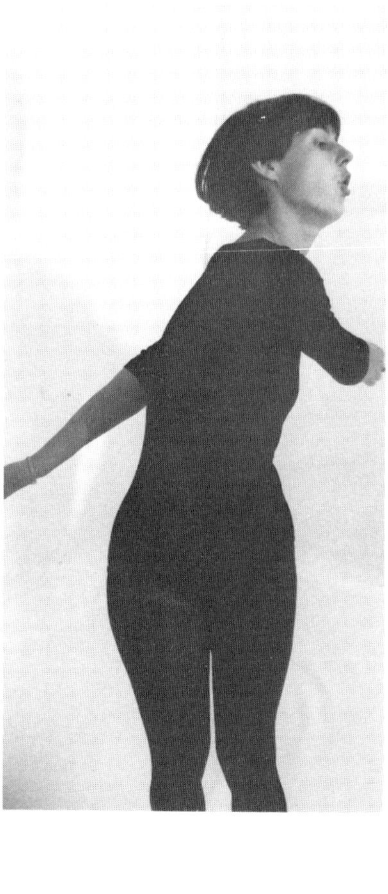

104

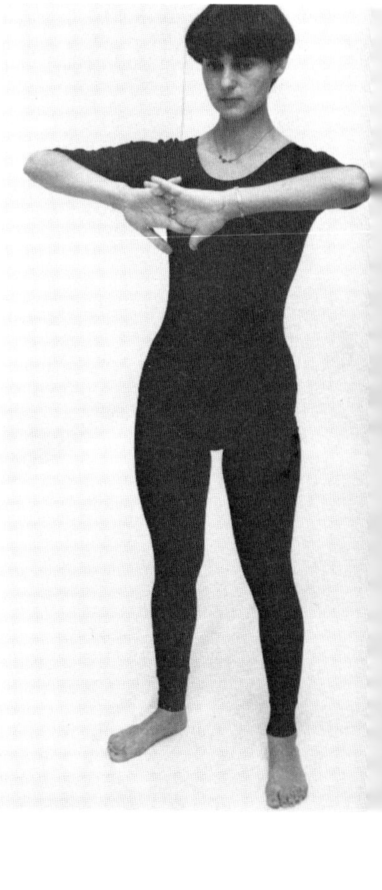

N'oubliez pas l'expir guttural.

9) *Tour d'horloge*

Ecartez les jambes, croisez les doigts et retournez les mains, paumes en avant au niveau de la poitrine, coudes pliés au départ. (Photo 104)

Ce tour d'horloge est une série de flexions rapides, scandées par le « hhoh » de l'expir. Relevez-vous entre chaque flexion. Commencez à tourner vers la gauche.

En vous penchant en avant, tendez sèchement les bras vers le sol, en frappant l'air avec les paumes des mains retournées. (Photo 105) Relevez-vous en ramenant les mains. Tendez en bas à gauche — retour, à l'horizontale à gauche, en haut à gauche, en haut légèrement en arrière, redescendez à droite : en haut à droite, à l'horizontale, en bas à droite, en avant. (Schéma D 53). Vous pouvez inverser.

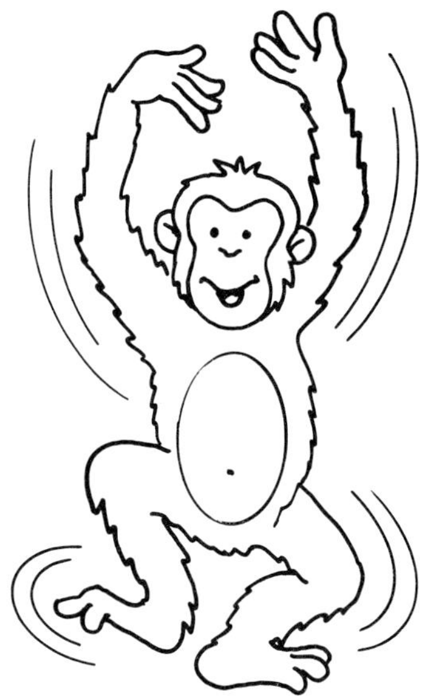

Schéma 52

5

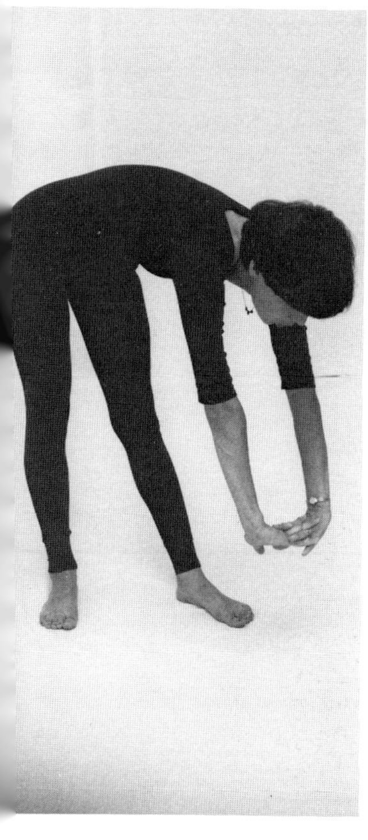

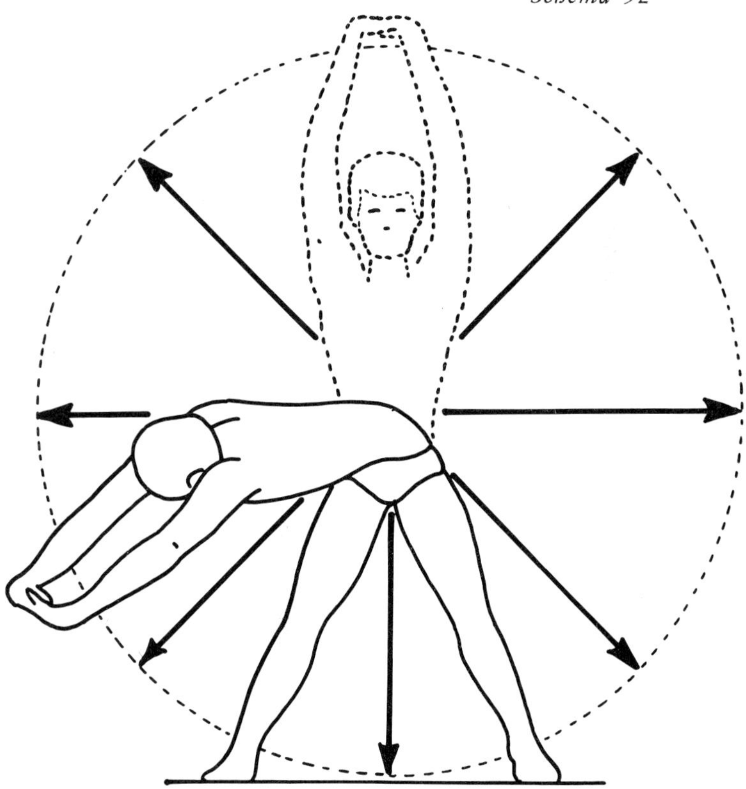

Schéma 53

10) *Tire-bouchon*

Ecartez les jambes, bras en croix (face à un mur par exemple), (photo 106) pivotez sur vous-même à gauche, sans que les pieds changent de place : vous vous trouvez ainsi *dos* vers le mur, jambes croisées, genou gauche en avant.

Pliez ce genou de façon à avoir la jambe (cheville-genou) à la verticale. (Photo 107) Puis tournez le corps à gauche pour prendre la cheville droite (jambe tendue en arrière). Cherchez à rapprocher le nez du genou (droit). (Photo 108) Relevez-vous. Bras en croix, pivotez dans l'autre sens, etc. (Plusieurs fois.)

11) *Grand angle*

Ecartez très largement les pieds, levez les bras, puis allez poser les mains à l'extérieur d'un pied. Retour — de l'autre pied, retour, etc. (Photo 109)

12) *Charleston*

Posez les mains sur les genoux légèrement pliés, faites-les tourner de droite à gauche (110), puis poussez sec en arrière avec « HHOH » (111). Changer de sens.

Note : Si les manœuvres sont traditionnelles, les appellations sont fantaisistes, et n'engagent que l'auteur...

Terminez par quelques manœuvres prises dans le *do in* assis.

Par exemple :

Martelez la tête — tirez les cheveux
Presser les fenêtres du ciel
Pétrissez la nuque
Frappez les épaules, les bras
Secouez les mains
Martelez la poitrine en inspirant
Frictionnez en expirant
Martelez les jambes.

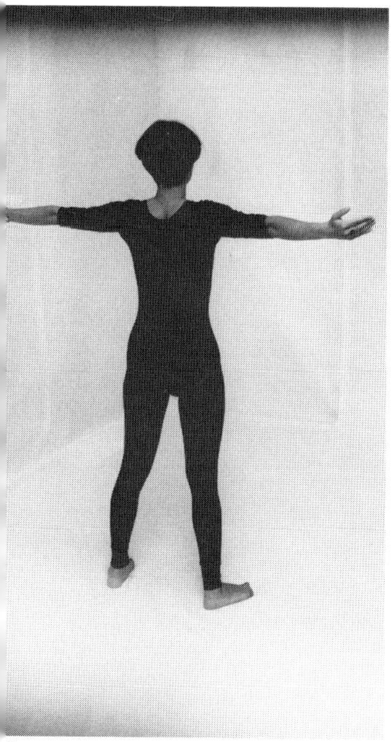

6

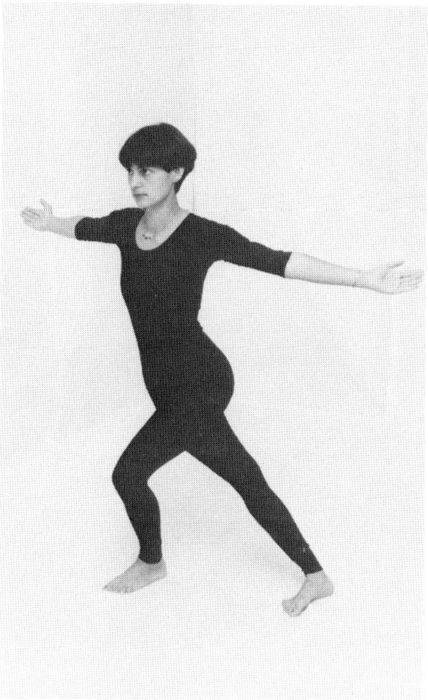

107

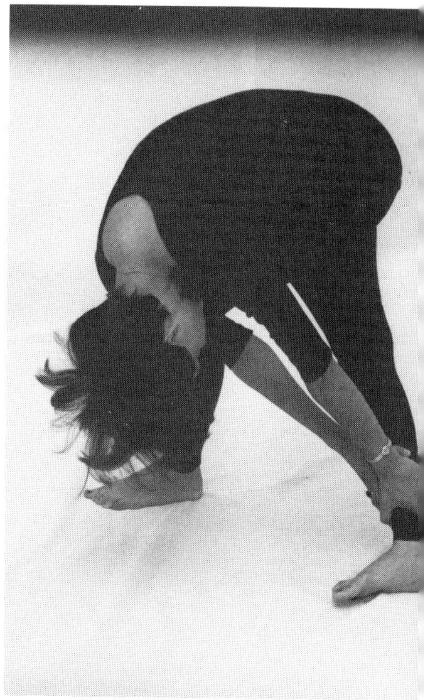

108

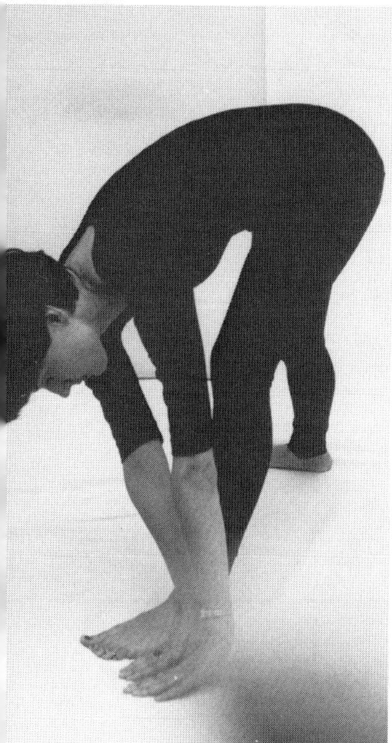

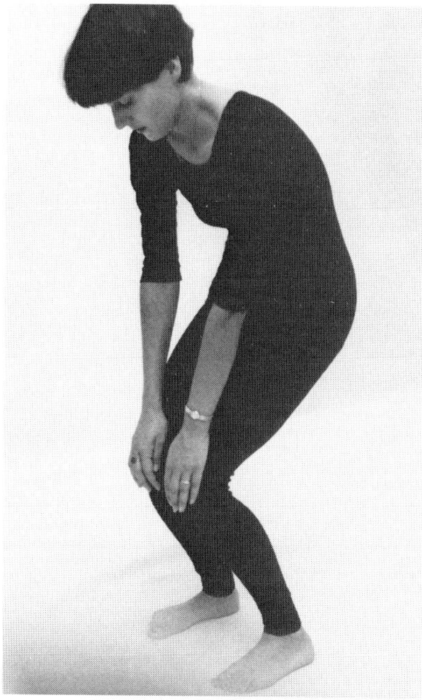

110

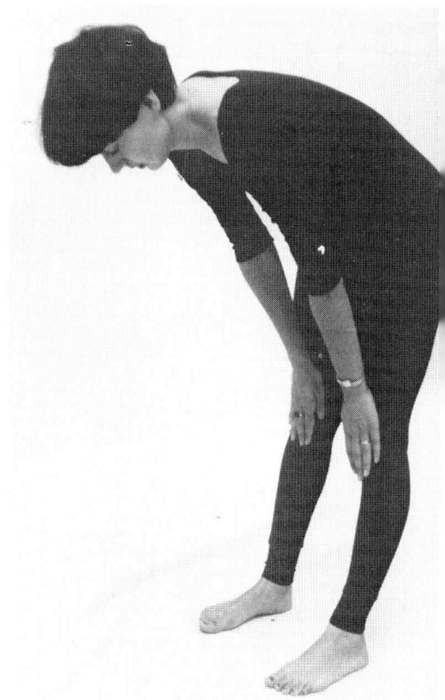

111

Et enfin achevez *do in* debout tout en martelant l'abdomen, et en vous pliant progressivement en avant, MAIS provoquez un gros rire avec un « HA » sonore sur chaque coup... (Schéma 54)

Succès de fou rire garanti, surtout si vous êtes en groupe. C'est le but recherché.

Le rire étant le propre de l'homme, ne vous en privez pas !

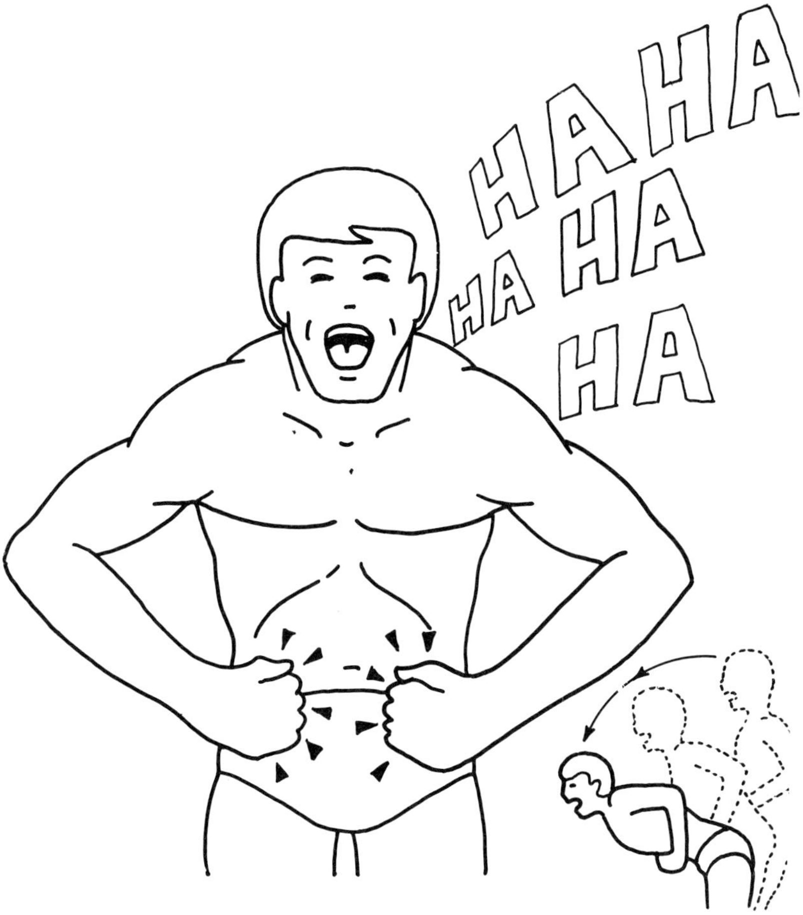

Schéma 54

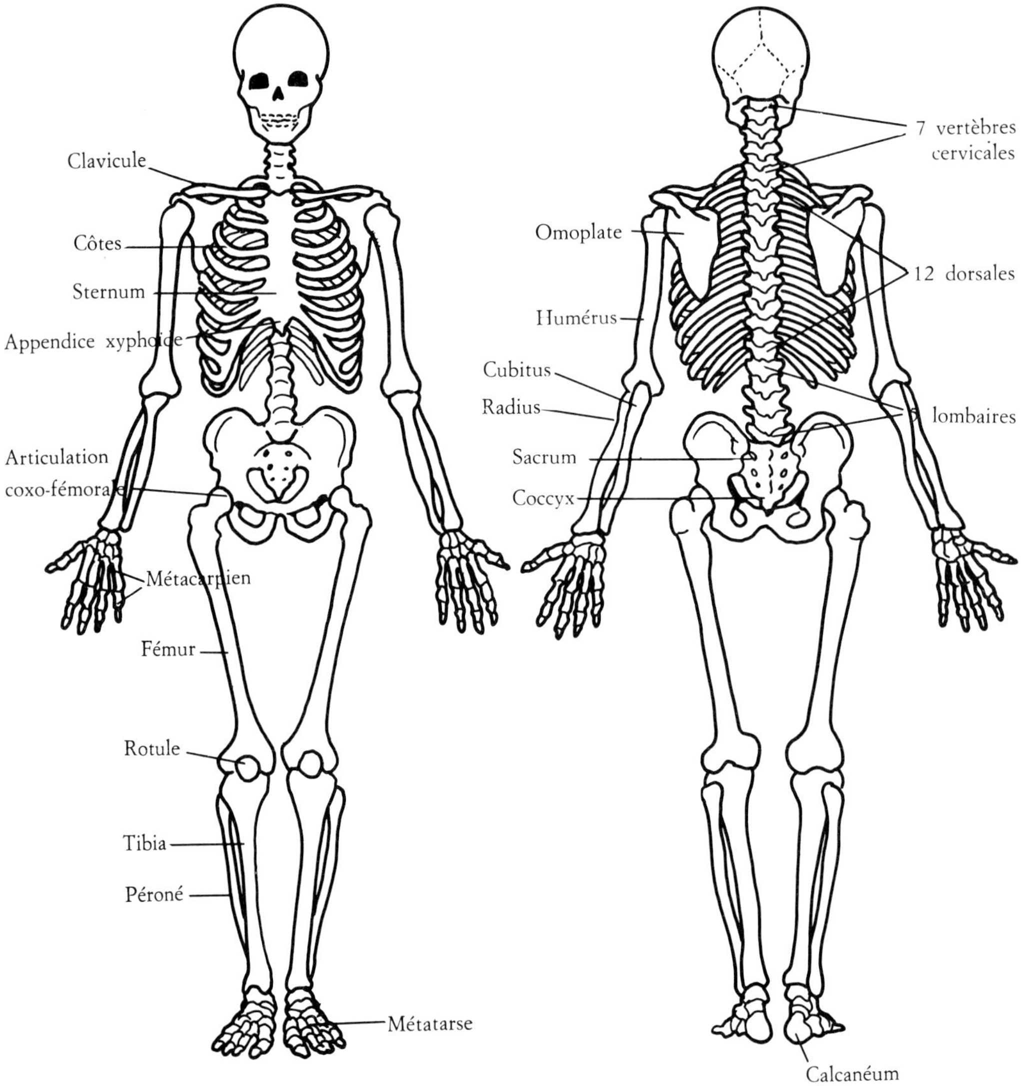

Clavicule
Côtes
Sternum
Appendice xyphoïde
Articulation coxo-fémorale
Métacarpien
Fémur
Rotule
Tibia
Péroné
Métatarse
7 vertèbres cervicales
Omoplate
12 dorsales
Humérus
Cubitus
Radius
5 lombaires
Sacrum
Coccyx
Calcanéum

Troisième partie

Shiatsu

L'âme du Shiatsu est semblable à l'affection maternelle ; la pression des mains fait jaillir la vie.

T. Kamikoshi.

SHIATSUDO

Définition

SHI *doigt*
ATSU *pression*
DO *la Voie*
Voie par pression des doigts, couramment appelée *shiatsu.*

OBJET

Lorsqu'il est pratiqué par des spécialistes chevronnés, *shiatsu* est à même de soigner les maladies physiques et même psychiques sans procédé chimique, en sollicitant le pouvoir naturel d'auto-guérison de l'organisme et en accroissant sa résistance aux agressions.

Le Ministère Japonais de la Santé en donne la définition suivante : « Le *shiatsu* est un traitement qui utilise les pouces et la paume des mains pour faire pression en certains points du corps humain, afin de corriger ses irrégularités et de conserver ou d'améliorer la santé. »

(T. Namikoshi, *Shiatsu,* Ed. Le Prat)

A un niveau plus modeste, pratiqué sous forme d'art familial, avec quelques bonnes notions de base, il peut venir en aide à tout en chacun, et rendre la vie plus agréable. La philosophie du *Shiatsu* (qui est une *Voie,* ne l'oublions pas) consiste à DONNER. On dit d'ailleurs *donner* Shiatsu.

Et, plus on *donne,* plus on s'enrichit.

Plus on pratique, plus on apprend à *aimer.*

Il faut voir l'expression radieuse de ceux qui soudain découvrent qu'ils peuvent être utiles dans une vie où règnent égocentrisme et égoïsme. Quelle récompense pour l'enseignant...

LA LOI D'HARMONIE

Pour donner *Shiatsu,* il est capital que l'harmonie s'installe entre les deux participants.

Partant du principe que celui qui « soigne » est prêt à donner de lui-même, et que celui qui est « soigné » est prêt à recevoir, un accord subtil s'établit rapidement à travers respiration et concentration.

La respiration joue un rôle fondamental. Chaque pression du donneur s'accompagne d'une expiration profonde qui doit être synchronisée avec celle de la personne qui reçoit — l'inspiration est naturelle.

La concentration est reliée à la respiration. A chaque expir, le *ki,* obéissant à la pensée de celui qui donne, est canalisé vers le bout de ses doigts, et distribué à chaque pression vers la personne qui reçoit (celle-ci arrive d'ailleurs à très bien sentir si son partenaire est en forme, bien concentré, si ses doigts sont « vides » ou non...)

En pratiquant *Shiatsu,* le donneur accepte de partager son énergie avec celui ou celle qui en a besoin. On peut penser que c'est alors lui qui ensuite est « vidé ». Cela arrive effectivement si le sujet « récepteur » est très *yin* et le « vampirise ». Donner *Shiatsu* est parfois assez éprouvant, et il faut se recharger par des respirations. Mais dans l'ensemble, celui qui donne *Shiatsu* bénéficie également de cette pratique.

Rien de tel, en effet, nul ne l'ignore, que le travail manuel pour décongestionner le cerveau. *Shiatsu* est un art manuel. De plus, pendant *Shiatsu,* l'énergie est volontairement dirigée vers les doigts dans un but précis. C'est donc un exercice de concentration, et comme tous les exercices de cet ordre, il a le pouvoir de suspendre le vagabondage mental.

La loi d'harmonie joue donc aussi pour le donneur : regard paisible, voix bien placée, gestes calmes, mental rafraîchi sont la récompense d'un Shiatsu bien donné.

LES BIENFAITS DE SHIATSU

Shiatsu peut soulager ou améliorer entre autres :
douleurs diverses : dos, épaules, jambes... tension nerveuse, fatigue, contractions musculaires...

Il peut prévenir une grippe, un lumbago, voire une maladie plus grave.

Rappelons que le rôle de Shiatsu, sous la forme que nous

proposons, n'est pas de guérir, mais de venir en aide dans le cadre familial.

LES CONTRE-INDICATIONS DE SHIATSU

Il faut en tenir compte strictement.

Ne jamais donner Shiatsu en cas de fièvre, d'infection, maladies organiques, hémorragies internes, fractures, luxations, maladies contagieuses.

CONSEILS POUR UNE BONNE PRATIQUE

Où pratiquer : Dans un lieu tranquille et bien tempéré ; Shiatsu ne demande aucun matériel spécial. Il se donne à même le sol sur un tapis ou un plaid.

Prévoir une couverture pour protéger du froid les régions traitées. Il est recommandé de garder un vêtement léger à condition qu'il soit en fibre naturelle. (Pour la clarté du geste, les photos ont été prises volontairement sur un sujet dénudé.

Durée de Shiatsu

Shiatsu peut se donner partiellement ou en totalité. Sa durée peut donc varier de 15 minutes minimum à 1 h 30 environ.

Cadence

Shiatsu peut se pratiquer autant qu'on le souhaite : journellement, une ou deux fois par semaine, sous forme de cure (8 jours... 15 jours...) n'importe quand, mais néanmoins une demi-heure après un bain, 2 heures après un repas copieux.

Position de la personne qui reçoit Shiatsu

1) *De profil :*

— couchée sur le côté gauche,
— un coussin sous la tête emboîtant bien l'épaule,
— bras gauche replié ou tendu,
— bras droit — allongé sur le corps (1re manœuvre),
— en avant (2e manœuvre),
— jambe gauche pratiquement tendue,
— jambe droite légèrement pliée. (Schéma 1)

2) *A plat ventre*

— sans coussin sous la tête, mais si besoin est, un coussin

sous l'abdomen (cambrure très marquée),
— visage tourné de côté,
— bras en arrière le long du corps. (Schéma 2)

3) *Sur le dos*
— sans coussin sous la tête de préférence, mais avec un petit coussin rond sous les genoux, si nécessaire, bras près du corps. (Schéma 3)

Position du donneur

Elle doit être bien comprise. Le donneur doit y être à l'aise (ce qui s'obtient rapidement même si les débuts sont quelque peu pénibles) ; sa bonne position contribue à l'efficacité de Shiatsu.

En effet, Shiatsu n'est pas seulement effectué avec les doigts et les mains, mais avec tout le corps. Les bras tendus, les doigts, les mains sont passifs, et c'est le poids du corps, balancé rythmiquement d'avant en arrière, qui les mobilise et provoque la pression :

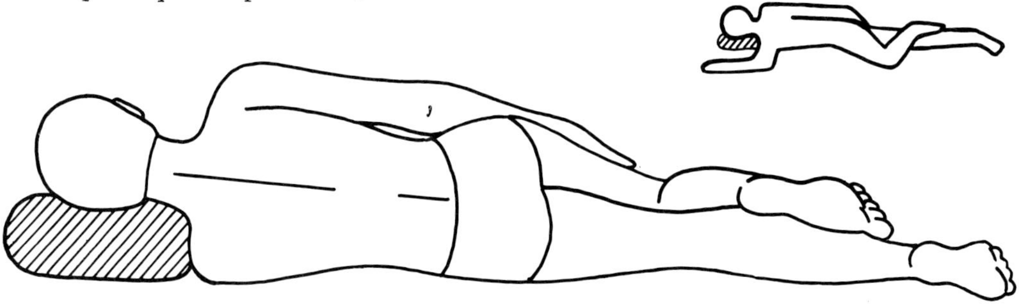

Schéma 1

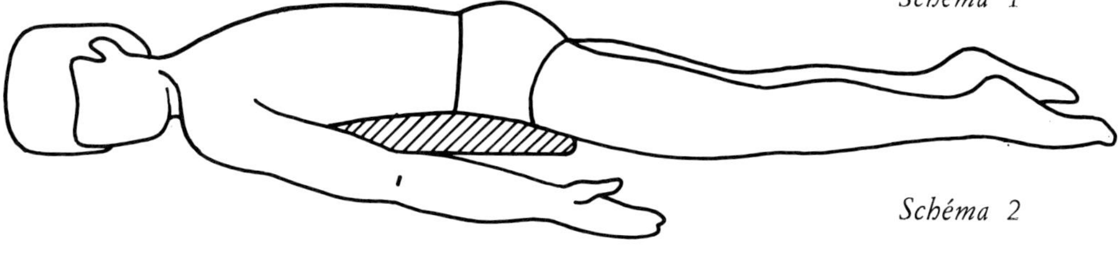

Schéma 2

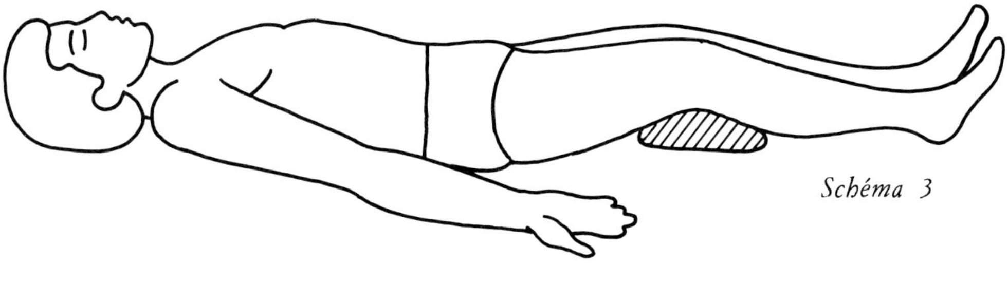

Schéma 3

A chaque expiration, le corps fait appuyer les doigts. A chaque inspiration, il se redresse légèrement, libérant les doigts qui glissent jusqu'au point suivant.

La position change selon la région à atteindre, mais vous devez toujours pouvoir utiliser le poids de votre corps. Il y a donc quelques postures à connaître, qui sont traditionnelles.

Bien étudier les dessins ou les photos qui sont plus parlants que des explications. (Schéma 4)

1) Position en fente (la plus difficile).

2) A cheval sur le partenaire, jambes tendues. Il faut veiller à la rectitude du dos, pour éviter douleur et fatigue.

3) A genoux joints.

4) A genoux écartés.

Savoir utiliser les « outils »

Les pouces — sont les principaux instruments. La pression correcte se fait avec la pulpe du ou des pouces bien tendus et non avec l'extrémité.

Au début, ils ont tendance à se plier, et à faire mal, mais ce petit inconvénient ne dure pas.

On se sert, selon les besoins :

— d'un seul pouce

— des 2 pouces bout à bout

— des 2 pouces superposés. (Schéma 5)

Les autres doigts

Pendant la pression du pouce, ils n'agissent pas vraiment, mais gardent un contact avec la surface cutanée.

Ils accompagnent parfois les pouces dans certaines manœuvres où la pression est double (les 2 côtés du bras par exemple).

Les paumes, bien à plat, sont utilisées pour le sternum, l'abdomen, en pressions simples ou vibrées : 1 seule main ou les deux superposées.

Les mains, en coque, jointes, en « coussin », pour le shiatsu tonique du dos.

Le talon des mains sert pour les yeux et l'abdomen.

Les bras doivent toujours être tendus sans tension.

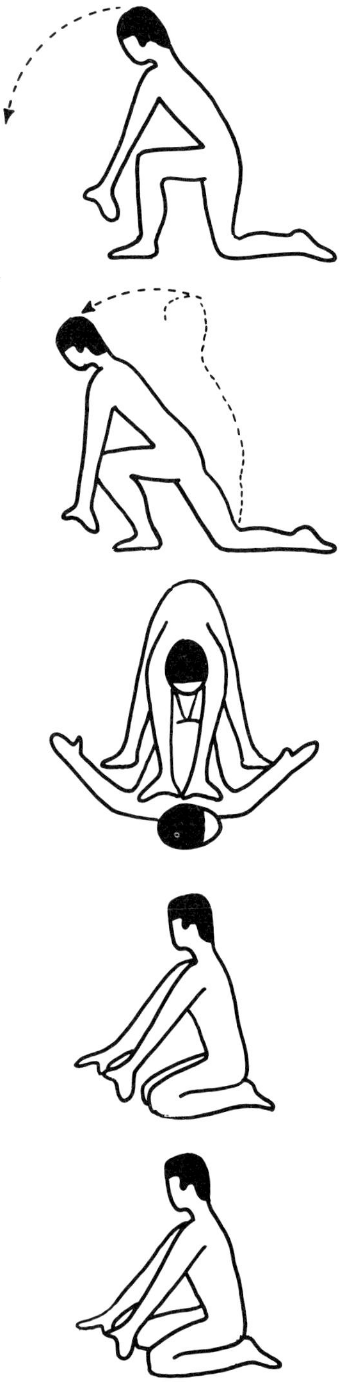

Schéma 4

La pression :

1) *Intensité*

La pression doit être précise, bien perpendiculaire à la surface concernée. Elle ne doit pas faire glisser la peau, mais pénétrer progressivement *tout droit.*

Son intensité dépend de la région à traiter, et de sa résistance.

Au début, appuyez à peine, juste pour vous familiariser avec la technique. Très vite, vous serez capable d'apprécier le « terrain », et de moduler vos pressions.

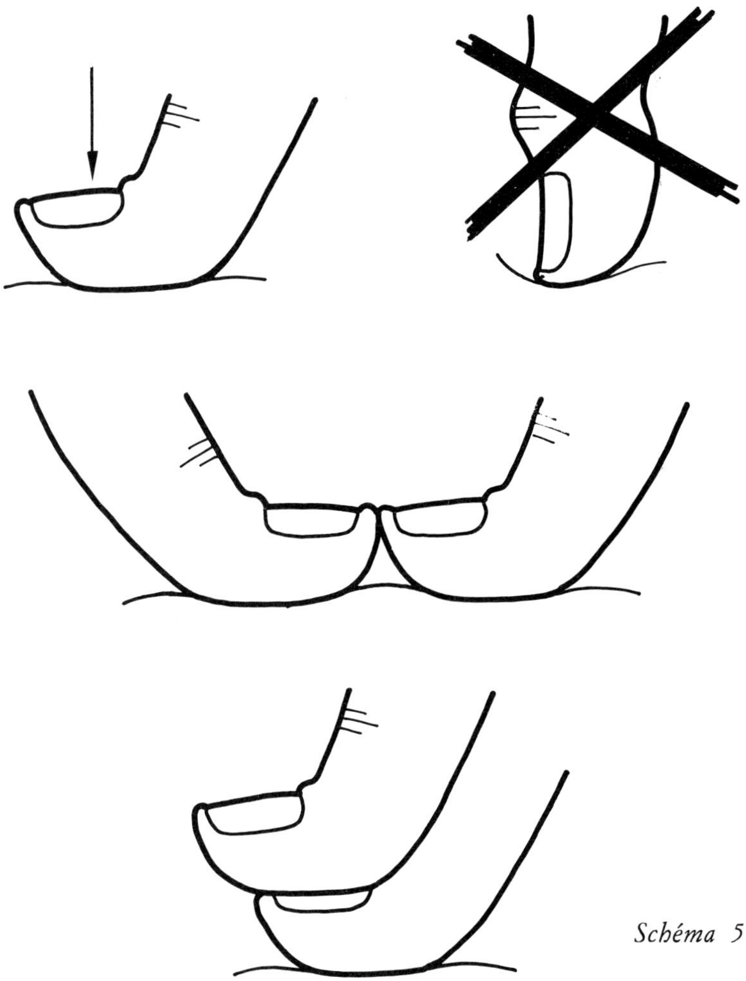

Schéma 5

Ne vous obstinez pas à trouver un point précis, comme si vous utilisiez une aiguille d'acupuncture. La surface « pressante » du pouce est suffisante pour atteindre le point recherché.

2) *Durée*

Les pressions vont de 3″ environ pour le cou à 7″ environ pour le corps.

Si elles provoquent un petit gémissement, faites des pressions douces, afin d'éviter une contraction-réflexe des muscles sous-jacents, qui ne ferait qu'accentuer la douleur.

Si elles produisent une réaction violente, cessez aussitôt, et conseillez à votre patient d'aller consulter un spécialiste.

Sachez, néanmoins, qu'une pression bien faite doit, selon le terme consacré, être « *à mi-chemin entre le plaisir et la douleur* ».

3) *Application*

Souvenez-vous de ce principe :

Appuyez rythmiquement en *expirant* volontairement, mais surtout ne sautez pas d'un point à l'autre : pendant l'inspiration (naturelle), relâchez posément, et glissez jusqu'au point suivant, les pouces ou la paume gardant toujours le contact avec le corps.

Déroulement d'une séance

Nous vous proposons une marche à suivre recommandée pour un shiatsu complet. Mais l'ordre des séquences, et la durée de chacune d'elles dépend surtout de l'effet recherché et... du temps dont vous disposez (vous ou votre patient).

En une demi-heure, vous pouvez donner Shiatsu sur :

le cou, le dos, le sacrum, peut-être les jambes

ou :

seulement le dos et le bassin

ou :

le visage, la tête et le cou

ou encore :

seulement les pieds...

Un Shiatsu complet demande environ 1 h 30. Il peut se dérouler de la façon suivante :

Sujet :

- de profil cou — nuque
- à plat ventre
  - partie postérieure du corps
    - dos
    - sacrum et fessiers
    - jambes
  - épaules — nuque — tête
- sur le dos
  - nuque
  - visage
  - épaules, bras, mains
  - partie antérieure du corps
    - sternum
    - abdomen
    - jambes
  - pieds

Facultatif : Shiatsu tonifiant du dos, fait en position assise.

LA TECHNIQUE DU SHIATSU

Toutes les explications sur *do in* sont valables pour shiatsu. Aussi nous bornerons-nous à donner maintenant les indications particulières à *shiatsu,* en vous offrant de suivre le déroulement d'une séance à travers photos et schémas, plus parlants que des mots.

Lisez, relisez attentivement le chapitre des conseils :

— Souvenez-vous que c'est le mouvement, plus ou moins appuyé qui, par le poids du corps, donne à la pression son intensité.

— Faites, en principe, 3 passages par manœuvre.

— N'oubliez pas de magnétiser vos mains au début.

(Si vous voulez rester dans la tradition, frottez vos mains l'une contre l'autre 21 fois...)

— Rassemblez-vous, concentrez-vous quelques instants avant de commencer.

PREMIERE SEQUENCE

PARTIE LATERALE DU CORPS

INSTALLATION DE VOTRE PARTENAIRE

Demandez à votre partenaire de s'allonger au sol, sur le profil gauche (vous aurez prévu une couverture au sol, et une autre pour le couvrir). (Photo 112)

Placez un coussin sous la tête, emboîtant bien l'épaule (vérifiez que le cou est détendu) :
— bras gauche en avant, replié ou tendu sans tension
— bras droit allongé sur le corps
— jambe gauche presque tendue
— jambe droite légèrement pliée.

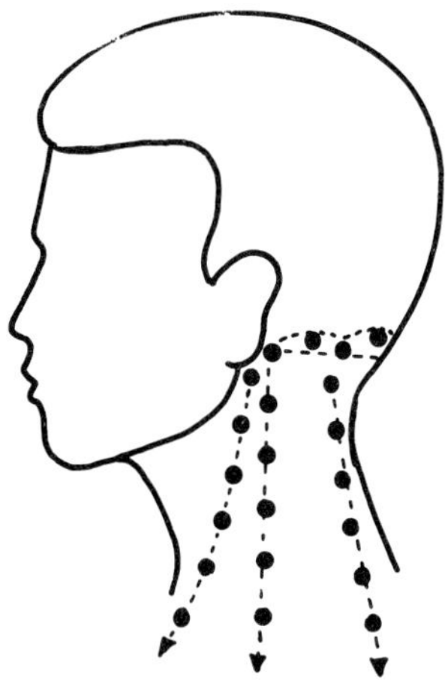

Schéma 6

PREMIÈRE PHASE : LE COU ET LA NUQUE

4 trajets selon le schéma. (Schéma 6)

Ne tenez pas compte du nombre de points indiqués sur le dessin. Selon la longueur du cou, vous ferez un point de plus ou de moins, l'essentiel étant de faire des pressions rapprochées en glissant d'un point à l'autre. Pressions légères de 2 à 3 secondes.

N'oubliez pas d'expirer sur chaque pression, sans pour l'instant vous préoccuper de la respiration de votre partenaire.

Votre position : pour les 4 trajets, vous serez en fente, parallèlement au dos du sujet, pied gauche en avant. (Photo 113)

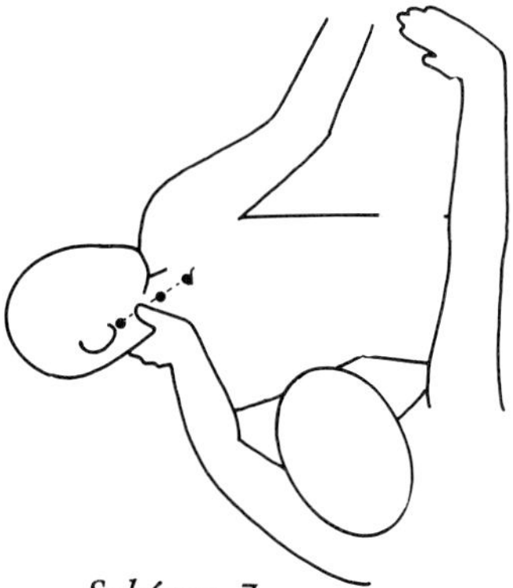

Schéma 7

1er trajet : placez votre main droite au sol devant votre partenaire, main gauche emboîtant la nuque, pouce vers le cou. (Schéma 7 ; photo 114)

Pression : avec la pulpe du pouce gauche, du bord antérieur de l'apophyse mastoïde vers le milieu du creux claviculaire.

2e trajet : avec les 2 pouces superposés, mains ouvertes,

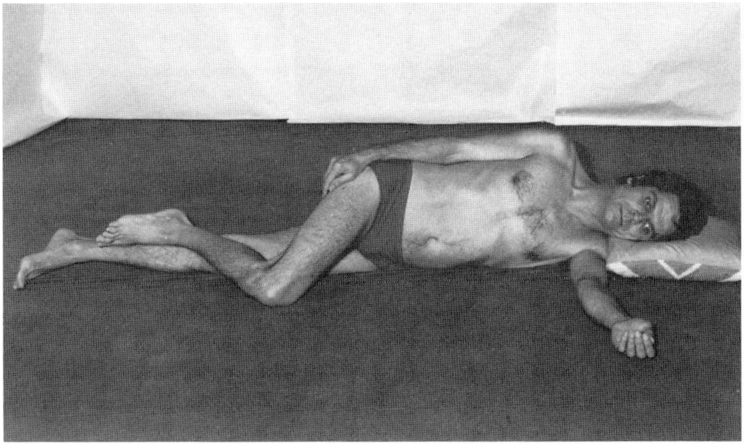
112

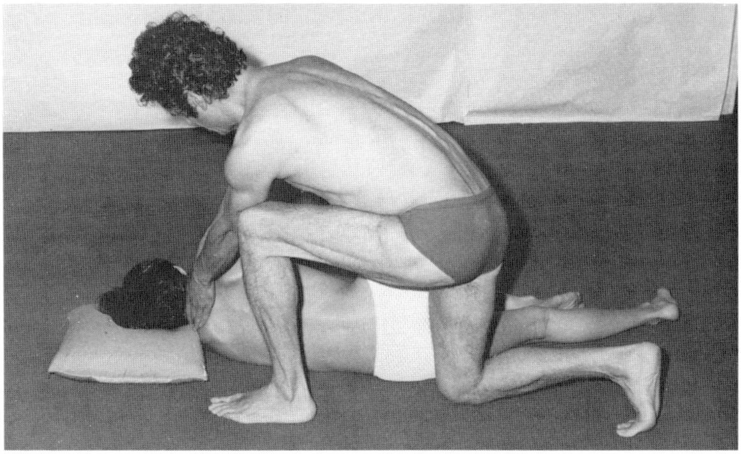
113

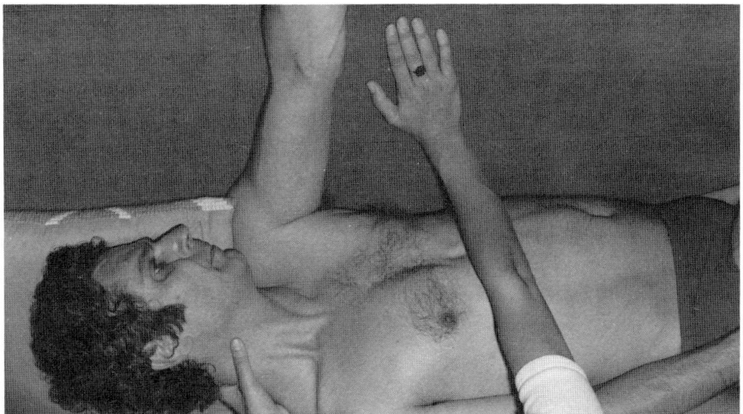
114

de l'arête de la mastoïde vers la base du cou (sur le muscle ou à l'arrière selon les morphologies). (Photo 115)

3ᵉ trajet : placez votre main droite sur le front de votre partenaire, main gauche emboîtant la nuque. (Photo 116)

Pression : avec la pulpe du pouce, longez la base du crâne jusqu'à la ligne médiane, insistez sur le point juste au milieu, à la base de la ligne médiane (3 pressions sur ce point).

4ᵉ trajet : depuis le creux d'Arnold (fenêtre du ciel), descendez le long de la colonne vertébrale vers la base de la nuque. 3 passages pour chaque trajet.

DEUXIÈME PHASE : MOITIÉ DROITE DU DOS

1) *Crète de l'épaule*

Votre position change (bougez avec le minimum de gestes et de bruit). Asseyez-vous en *seiza,* genoux écartés, derrière la tête du sujet, à bonne distance, pour avoir les bras tendus.

Pression : avec les pouces superposés. Localisez un point situé dans le creux de l'angle omoplate clavicule, et pressez intensément 5 à 7 secondes — 3 fois —. (Schéma 8 et 8 bis)

C'est un point « *gare de triage* » appelé « *Fontaine de l'épaule* », très sensible. (Photo 117) La pression disperse l'énergie dans plusieurs directions. Le gémissement de votre partenaire sera la preuve de votre efficacité...

2) *Zone ingrate*

— entre les omoplates — c'est la « *zone des affects* » que le chagrin arrondit...

Votre position : en *Seiza,* mais derrière le dos de votre

115

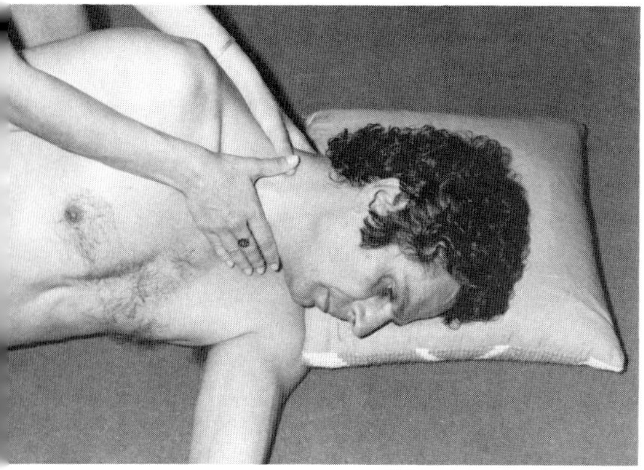

116

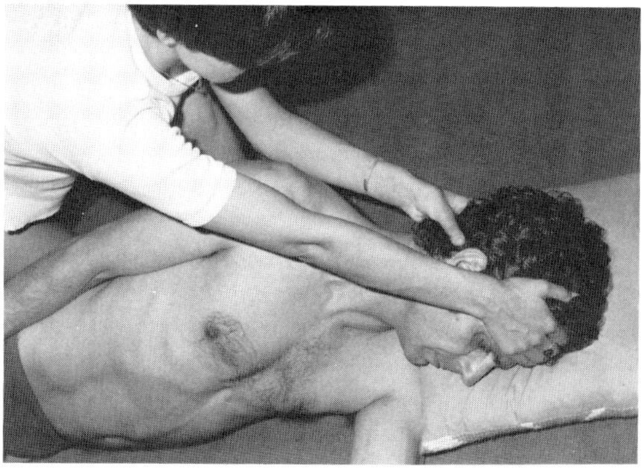

partenaire, à distance des bras tendus. Déplacez son bras droit, en avant, au sol pour dégager le dos et l'omoplate.

Pressions : avec les pouces en opposition (mains en contact avec le corps). Longez la gouttière vertébrale de C7 à la base de l'omoplate. (Schéma 9 ; photo 117 bis) 3 passages en accentuant la pression progressivement.

3) *Colonne vertébrale*

Votre position change. Reprenez la position en fente.

Pression : avec les pouces superposés — Placez dès que possible les pouces comme s'ils n'en faisaient qu'un (pensez

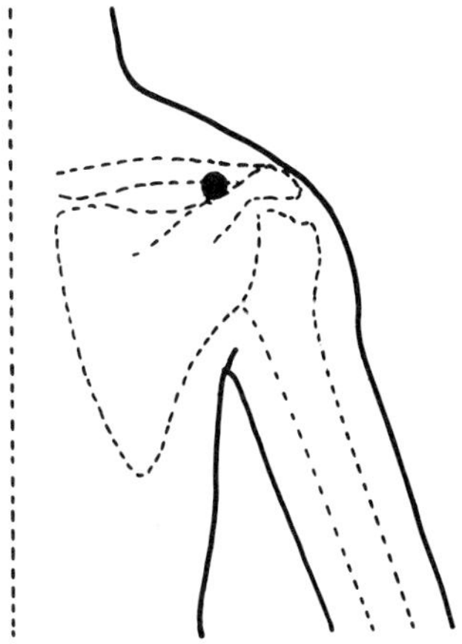

Schéma 8 bis

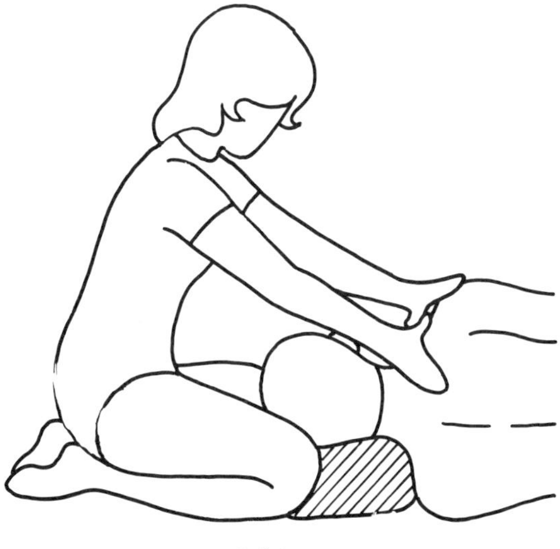

Schéma 8

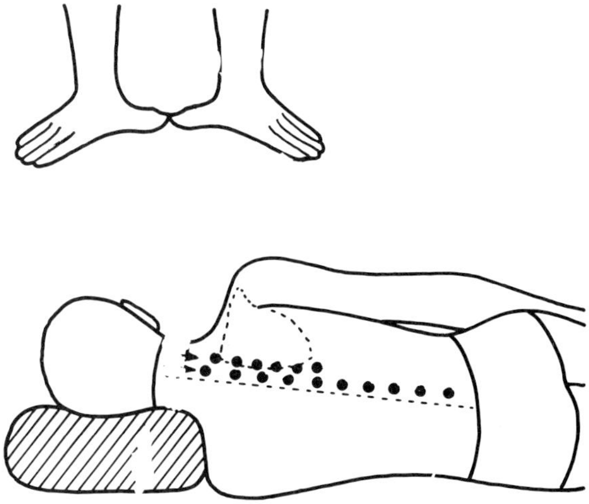

Schéma 9

117

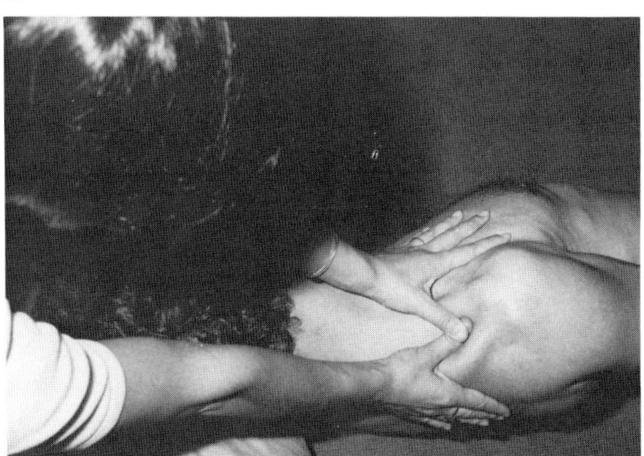

117 *bis*

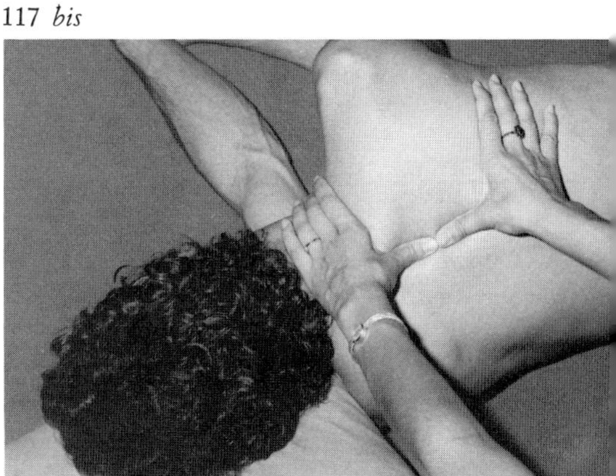

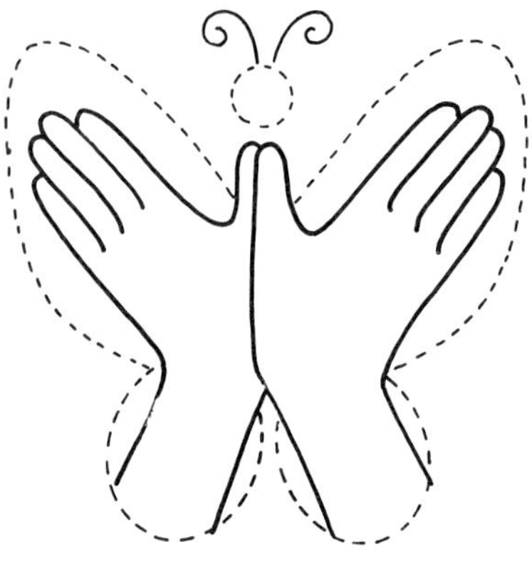

Schéma 9 bis

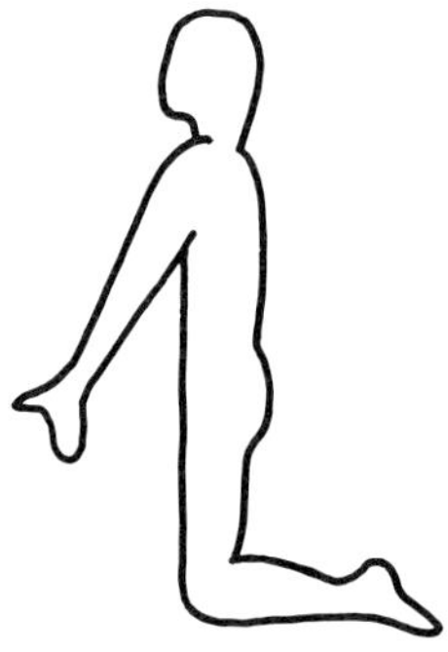

Schéma 10

à un papillon). (Schéma 9 bis ; photo 118). Descendez régulièrement le long de la gouttière vertébrale jusqu'à la butée du sacrum (L5), en pressions rythmées rapprochées (en principe entre les vertèbres). (Schéma 9) 3 passages suivis de 3 pressions dans le creux, à la butée du sacrum.

4) *Omoplates*

Avec la main droite, frictionnez l'omoplate en rond puis avec les pouces, appuyez dans le creux juste au milieu de l'omoplate — 3 pressions intenses. (Photo 119)

Concerne le *ki* du bras — douleurs d'épaules — torticolis.

5) *Fesse*

Même friction sur la fesse et mêmes pressions sur un point très sensible situé en plein milieu de la fesse (en général sursaut du partenaire...) (Photo 120)

Concerne le *ki* de la jambe.

6) *Côté du corps*

Votre position : à genoux dressés. (Schéma 10)

Pression : mains juxtaposées, appuyez fermement depuis l'épaule, sur la cage thoracique (pour mobiliser les côtes) puis sur la hanche. (Photo 121)

Frictionnez ensuite avec la paume la bosse du grand Trochanter (partie saillante du fémur où s'insèrent de nombreux muscles), et avec les 2 pouces, appuyez 3 fois sur la bosse. (VB — point des douleurs de la hanche.) (Schéma 11 ; photo 122)

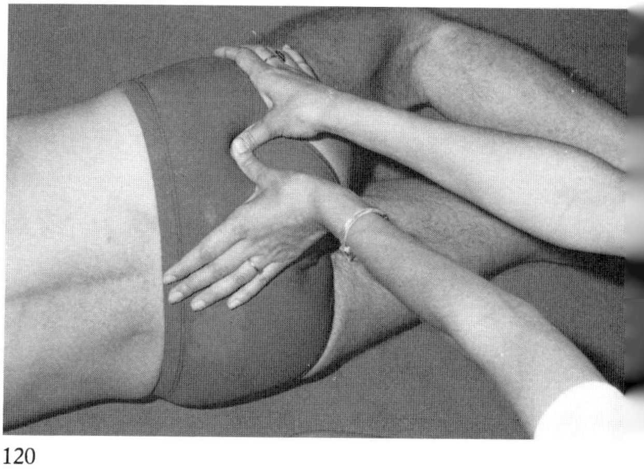

120

Ainsi s'achève la moitié de cette première séquence *Shiatsu*.
Demandez à votre partenaire de changer de côté, et reprenez les mêmes manœuvres.

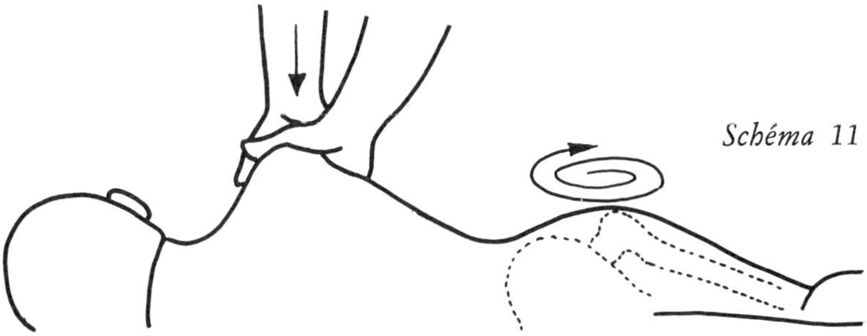

Schéma 11

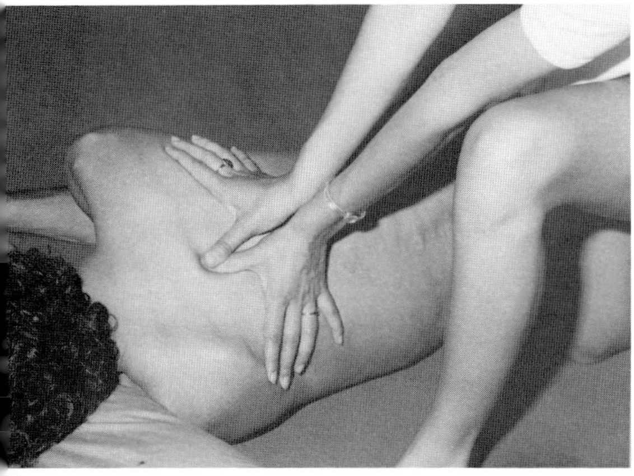

8

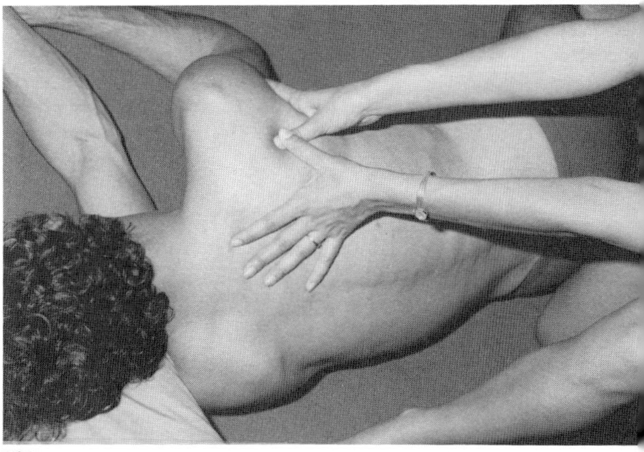

119

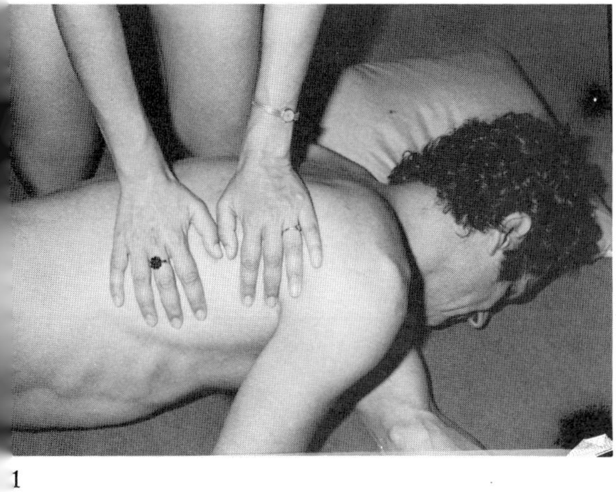

1

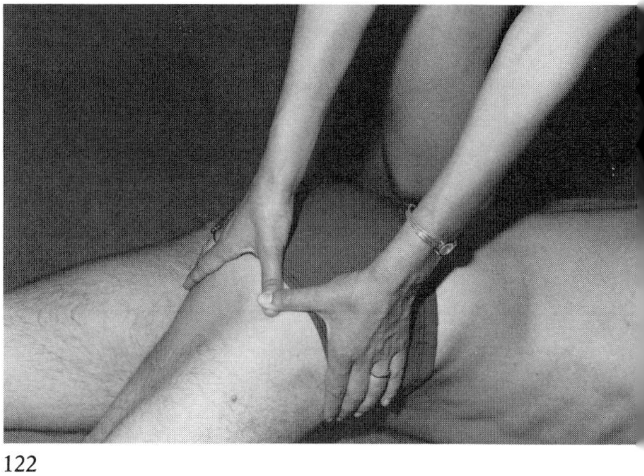

122

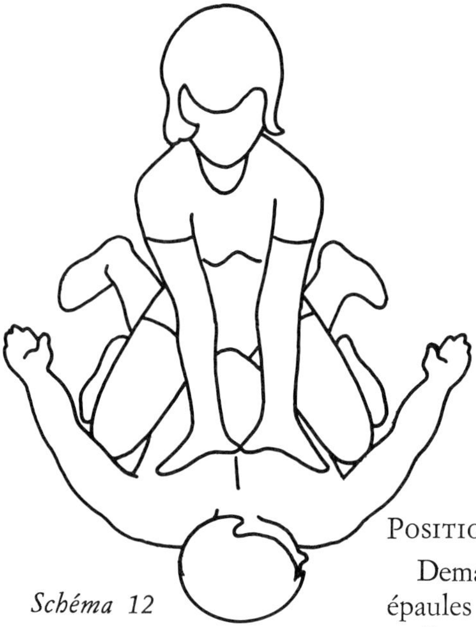

Schéma 12

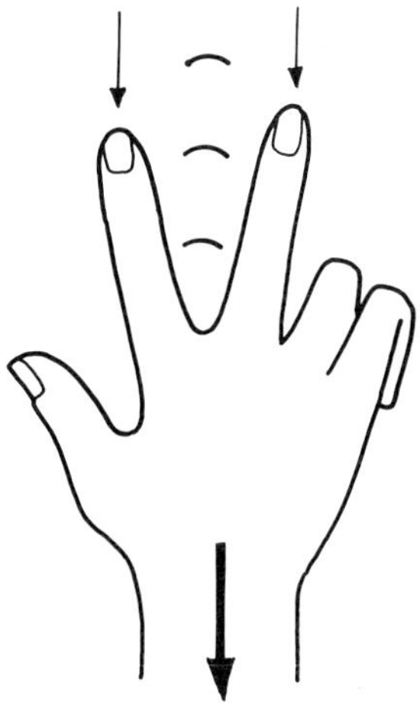

Schéma 13

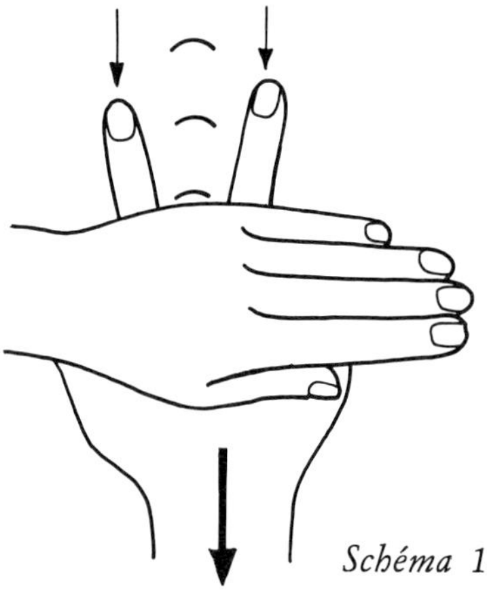

Schéma 14

DEUXIEME SEQUENCE

PARTIE POSTERIEURE DU CORPS

Position de votre partenaire

Demandez-lui de se mettre à plat ventre, bras en arrière, épaules relachées, tête de côté, sans coussin.

Cette position qui sera conservée un long moment doit être confortable. Proposez un coussin plat sous le corps, si la personne est trop cambrée et mal à l'aise, ou si elle préfère mettre le front au sol. (Schéma 12)

Couvrez les jambes.

Par les premières manœuvres de cette séquence, votre respiration et celle de votre partenaire vont s'harmoniser naturellement.

I) le dos

Votre position : A cheval, jambes tendues (photo 123), ou si vous préférez, à califourchon sur votre partenaire — au niveau de ses hanches — ou encore en fente sur le côté.

Essayez les 3 positions, et faites votre choix.

Manœuvres : Avant les pressions avec les pouces, vous allez effectuer quelques manœuvres qui ont pour but de tester et d'assouplir le dos.

1) *Le « V majuscule » :* (Schéma 13 ; photo 124)

Index et majeur droits ouverts en « V », mains presque à plat, descendez en glissant lentement le long des gouttières vertébrales de C7 jusqu'au sacrum.

3 passages de plus en plus marqués, le 1er passage est un effleurage qui permet de sentir les tensions, les « cordes ».

2) *Le « V » barré*

Posez votre main gauche en travers du « V », pour accentuer l'appui, et refaites 3 passages assez lents. (Schéma

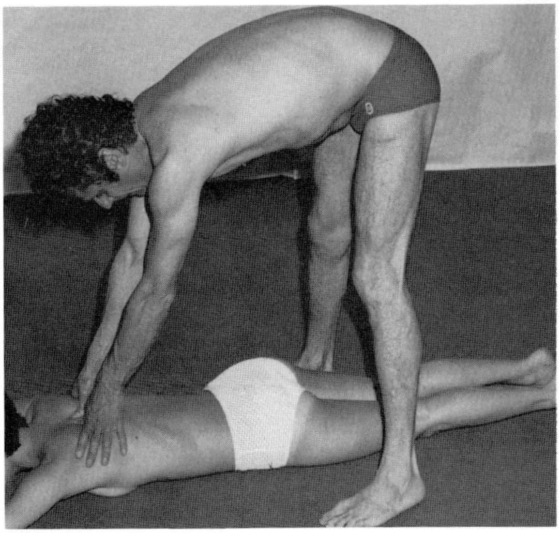
123

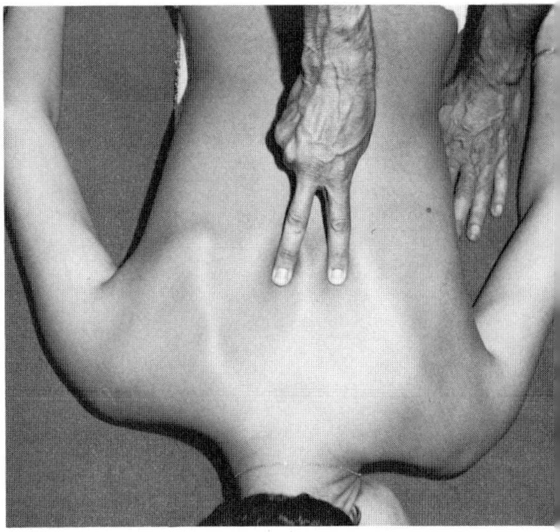
124

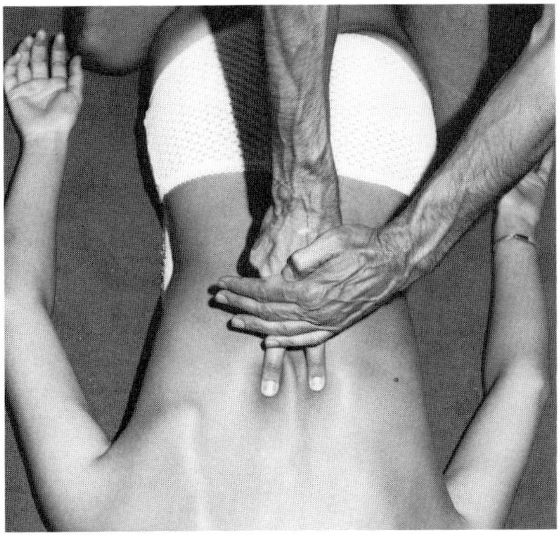
125

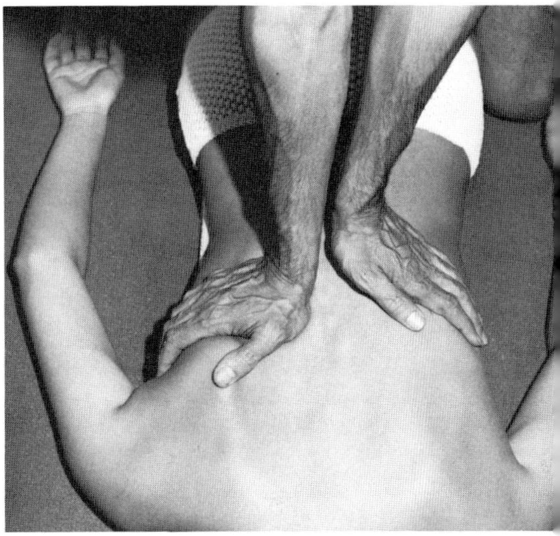
126

14 ; photo 125)

3) *La marche de l'ours*

Avec les talons des mains (posées sur les hanches), mobilisez l'articulation sacro-iliaque, puis commencez à « marcher » pesamment le long des gouttières vertébrales, de bas en haut vers C7. (Schéma 15 ; photo 126)

Précaution : sautez le creux de la taille, rien ne le soutient, ni côtes, ni bassin.

Expirez profondément à chaque « pas » de l'ours.

De D7, revenez en arrière jusqu'au sacrum. Puis repartez. 2 ou 3 trajets aller-retour.

4) *L'Echelle*

Au lieu de marcher, avancez avec les 2 mains au même

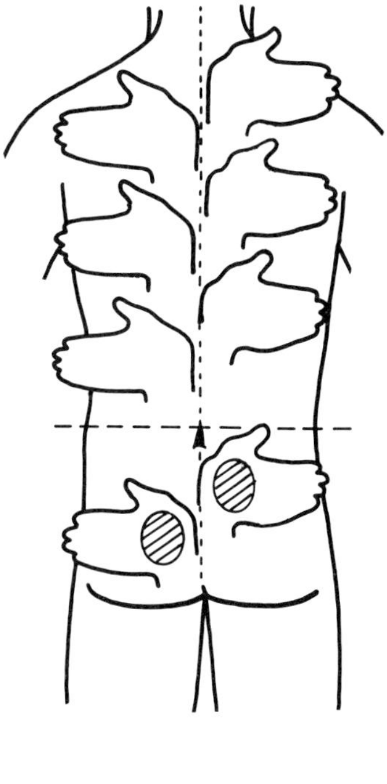
Schéma 15

niveau, du sacrum vers C7. Redescendez. (Schéma 16 ; photo 127)

Sautez toujours la taille. 2 ou 3 trajets.

5) *Pressions*

Avec les mains superposées, doigts en avant, sur la colonne même, faites des pressions rapprochées de haut en bas, depuis C7 vers sacrum, en évitant toujours le creux lombaire. (Schéma 17, photo 128) 3 passages de plus en plus appuyés.

6) *Allongement vertébral*

Votre position : Si vous êtes à cheval sur votre partenaire, passez en fente à droite. Posez la main gauche sur le sacrum (doigts vers les jambes). (Schéma 18 ; photo 129) la main droite sur C7 (doigts vers la nuque), bras tendus. Appuyez avec le poids du corps tout en repoussant les mains vers tête et jambes. La colonne s'allonge à vue d'œil...

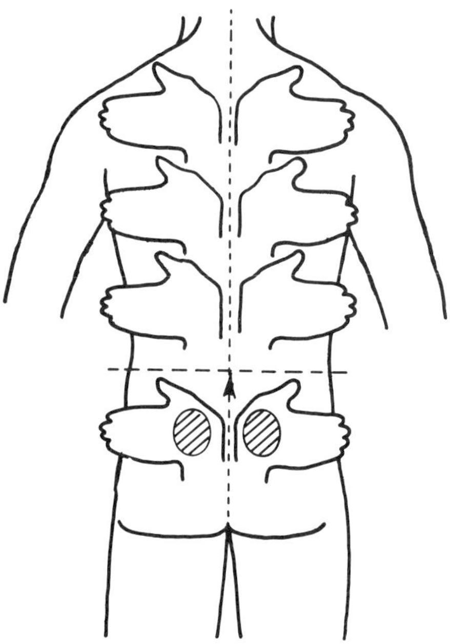

Schéma 16

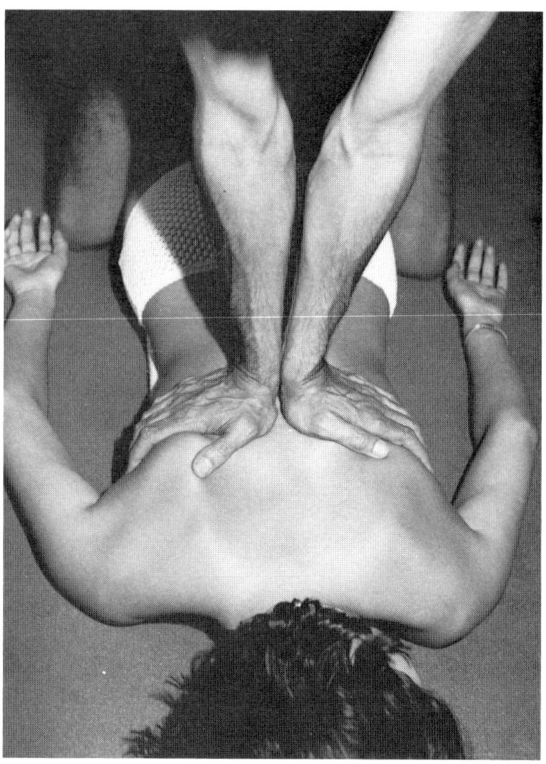

127

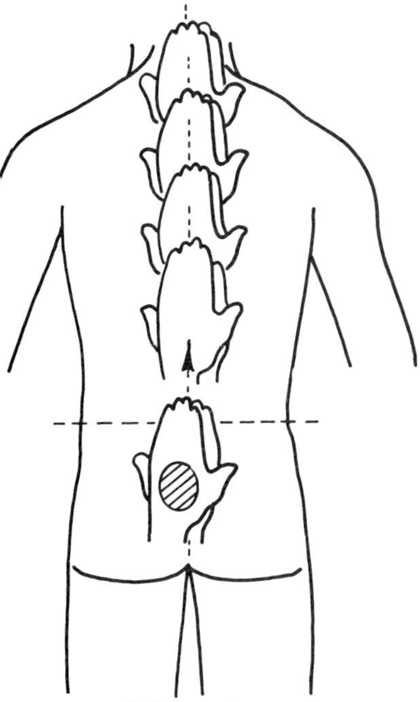
Schéma 17

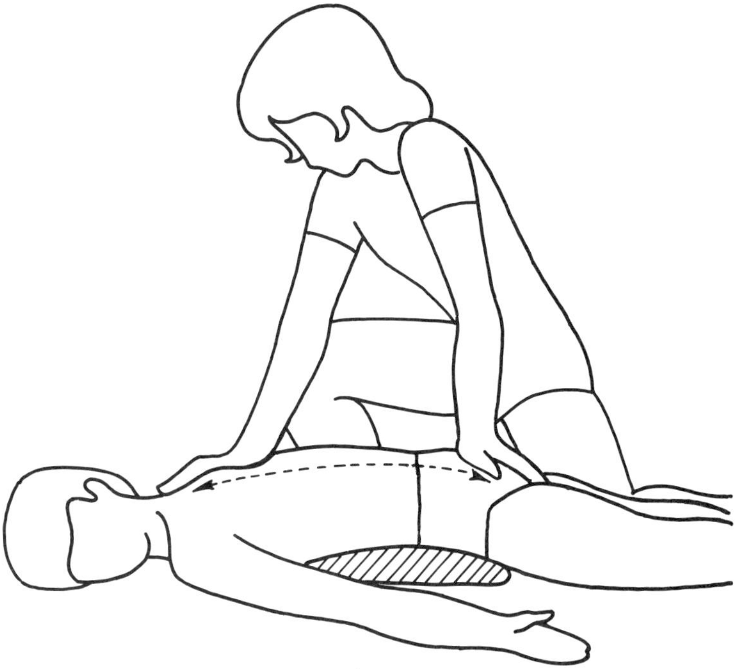
Schéma 18

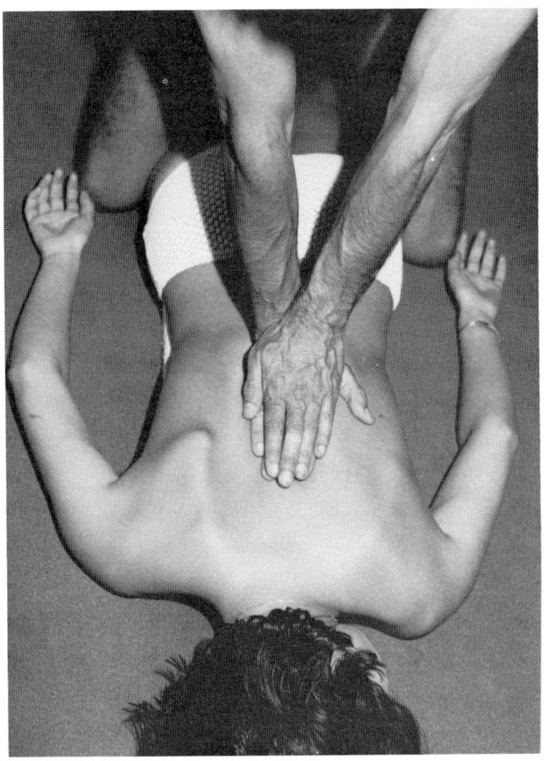
128

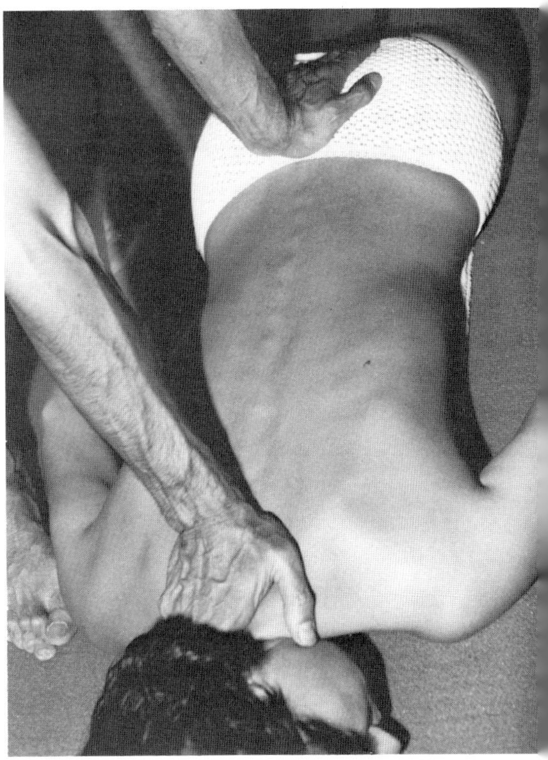
129

II) MOITIÉ POSTÉRIEURE DROITE DU CORPS

Votre position : en fente.
Pressions : pouces superposés, pour toutes les manœuvres.

A) *Dos :*
Pressions dans la gouttière vertébrale de C7 à L5. (Schéma 19 ; photo 130)

B) *Bassin :*
Pressions en éventail, à partir du sacrum. (Schéma 20)
Manœuvre délicate au début, car il faut localiser différents points. Etudiez bien le schéma :
4 trajets depuis le creux sacro-iliaque :
— 1) 3 pressions longeant l'aile iliaque
— 2) 3 pressions jusqu'au *grand Trochanter*
— 3) 3 pressions en suivant la forme du sacrum
— 4) 3 ou 4 pressions sur le sacrum.

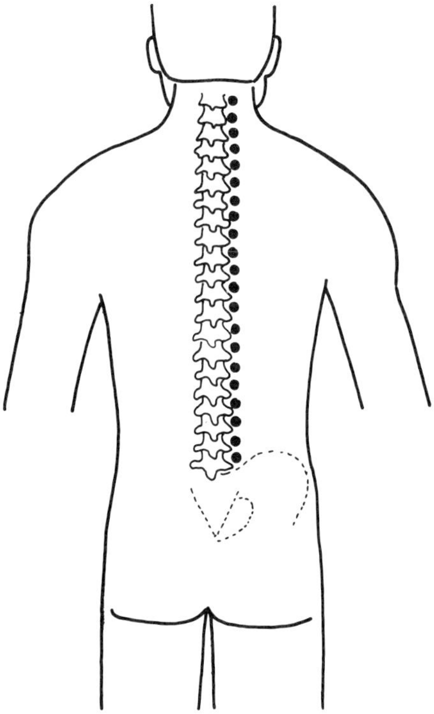

Schéma 19

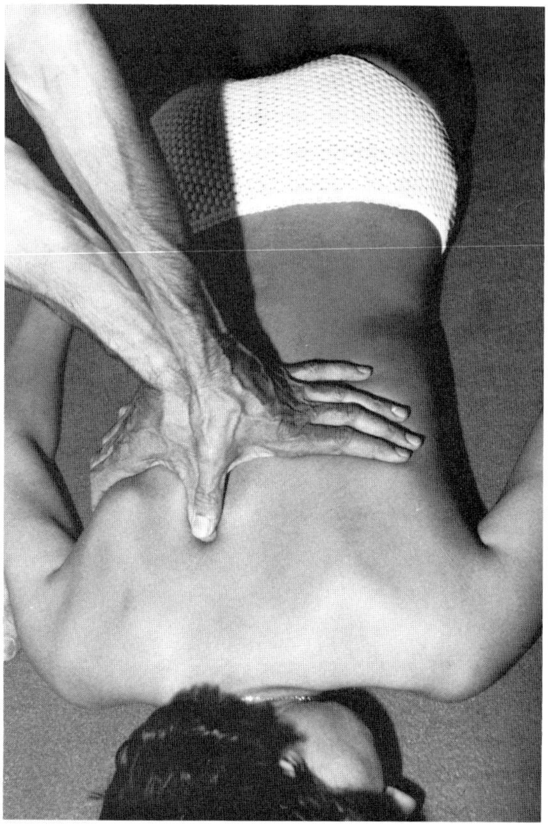

130

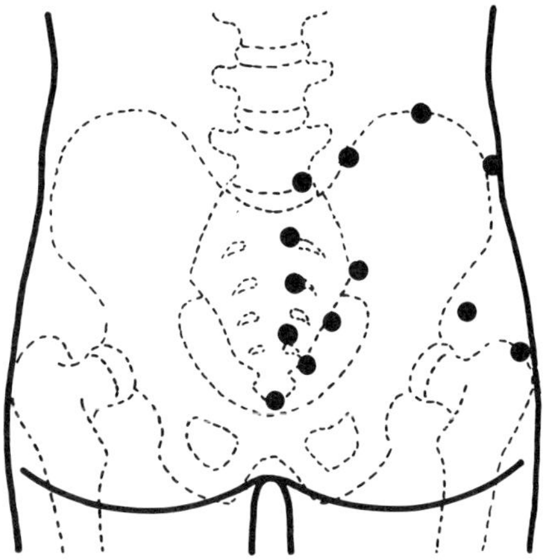

Schéma 20 (détail)

C) *Jambes*

1) *Face postérieure*

Votre position change : à genoux parallèlement à la jambe de votre partenaire (votre cuisse gauche vers lui) au niveau de son mollet. (Schéma 21)

Pressions : — du milieu du pli fessier, descendez jusqu'au pli du genou en pressions profondes tous les 2 centimètres environ. C'est le trajet du méridien V. (Schéma 21 b ; photo 131)

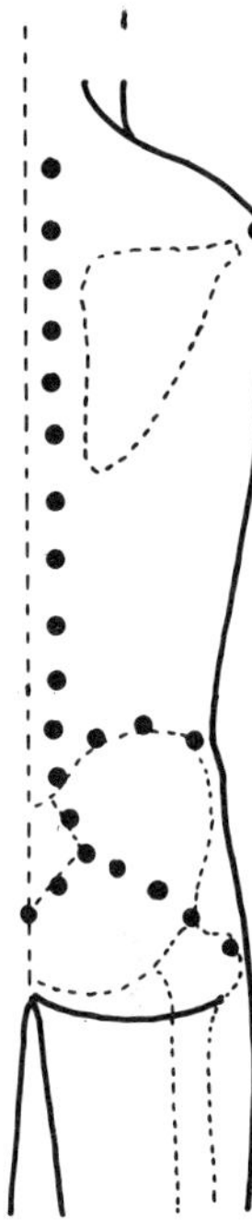

Schéma 20

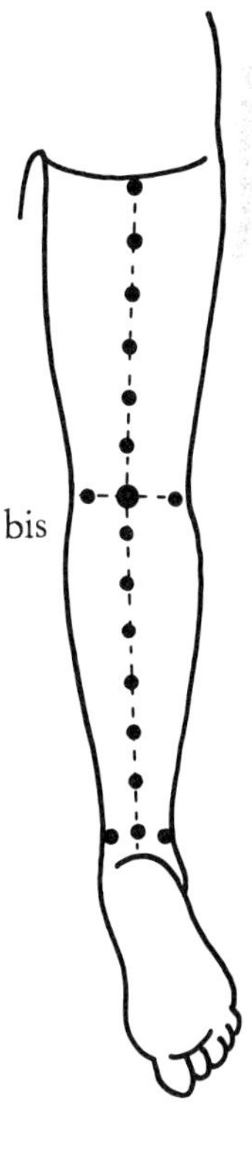

Schéma 21 bis

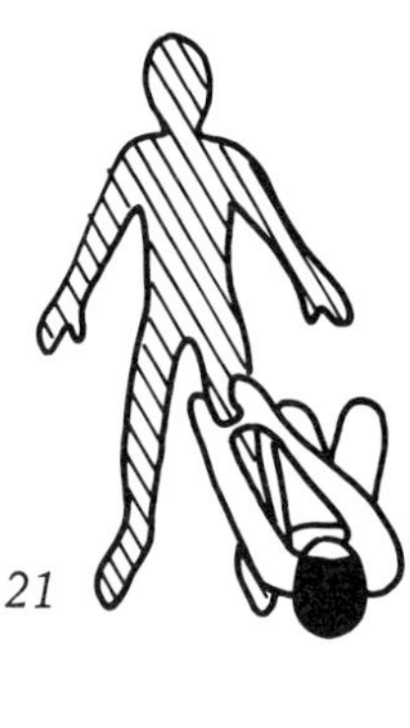

Schéma 21

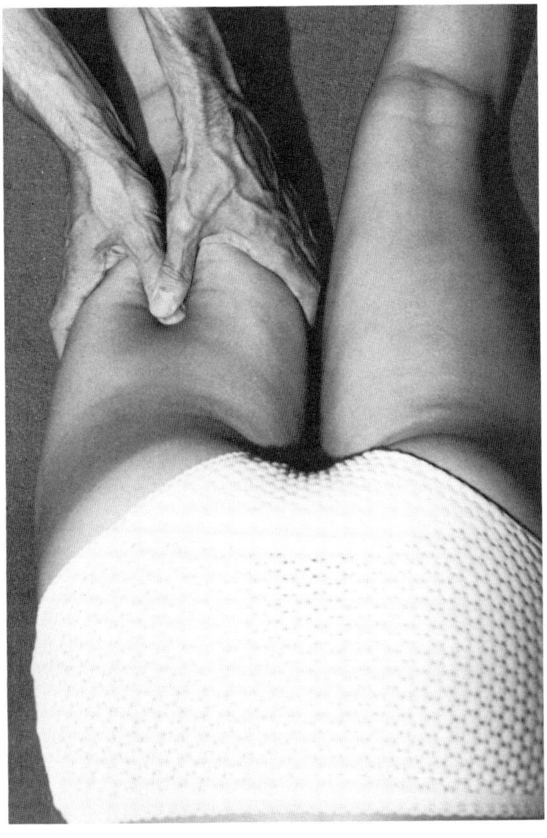

131

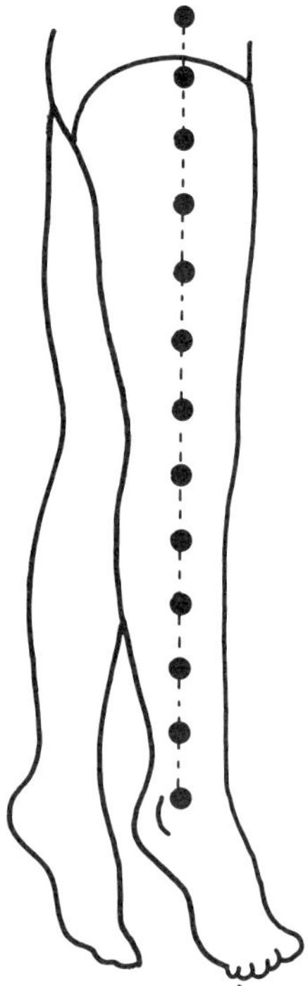

Schéma 22 bis

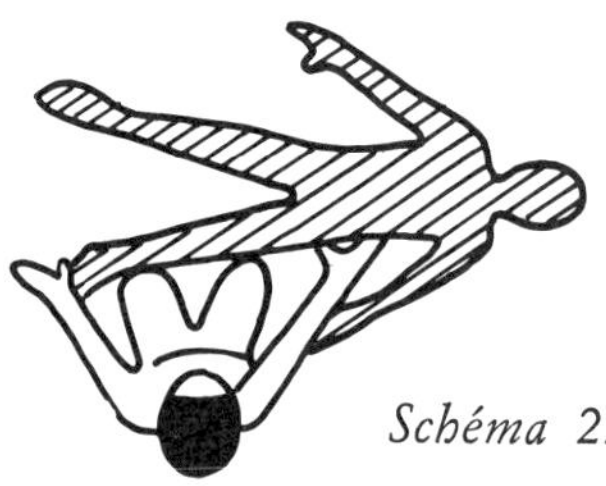

Schéma 22

— Pressions le long du pli du genou. Insistez sur le point du milieu. (Voir *do in* du genou, page 110).

— Depuis ce point, continuez jusqu'à la cheville.

2) *Face externe*

Votre position : restez en Seiza, mais face au sujet. (Schéma 22)

Pressions : empaumez la cuisse avec les deux mains, pouces bout à bout, sur la face externe.

Les pouces suivent une ligne qui descend de la hanche à la malléole externe (VB — F — R — RP). (Schéma 22 [b] ; photo 132)

Vous venez de faire un premier trajet — de C7 à la cheville — Reprenez encore deux fois.

D) *Chevilles*

Au 3[e] trajet, continuez sur la cheville.

Votre position : En Seiza toujours, mais après un quart de tour (votre jambe droite vers votre partenaire). Ses pieds sont devant vous. (Schéma 23)

Pressions : Posez vos 2 pouces de part et d'autre du tendon d'Achille, et index majeurs sous le talon. (Schéma 23 [b] ; photo 133)

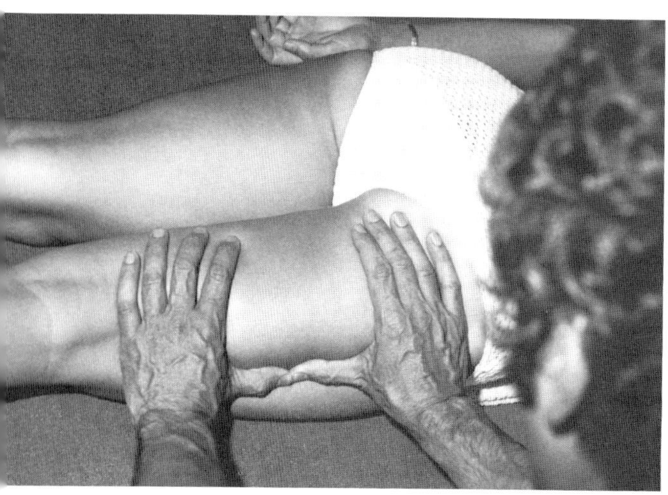

132

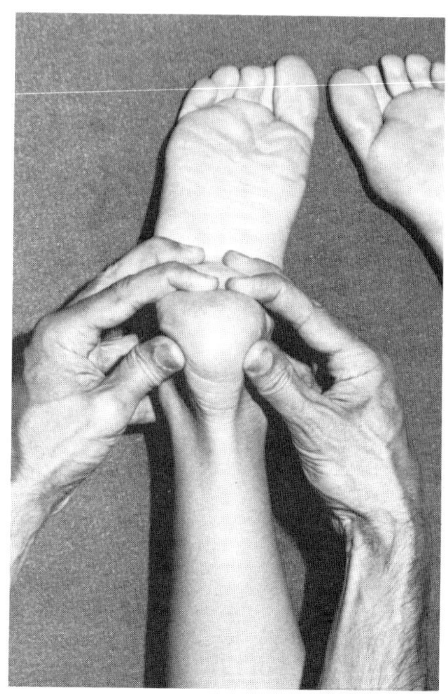

133

Appuyez avec ceux-ci sous la plante du pied, tandis que les pouces étirent le tendon d'Achille en repoussant le calcanéum.

Déplacez 2 fois vos pouces le long du tendon.

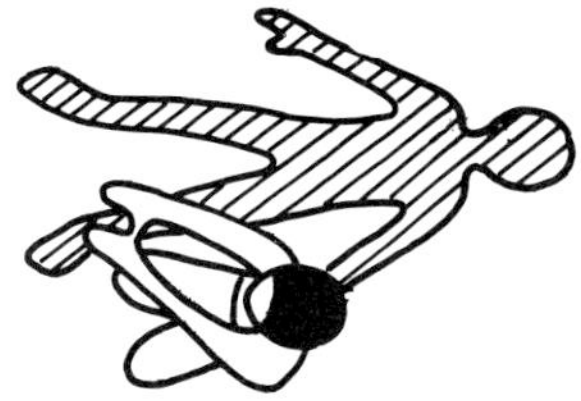

Schéma 23

E) *Pied*

Si vous devez conclure Shiatsu ici, massez maintenant la plante du pied (reportez-vous au *do in* du pied page 118) ; au moins pressions tout autour et sur la ligne médiane. (Schéma 24)

Si non, réservez ce délicieux massage pour la fin, et passez directement à :

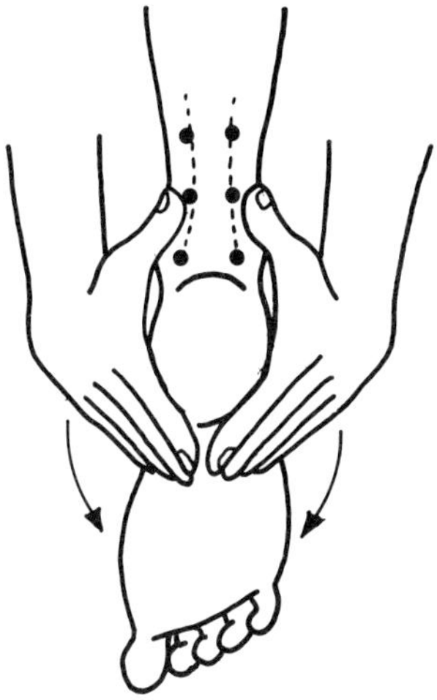

Schéma 23 bis

F) *Détente du mollet*

Détente qui achèvera le Shiatsu du côté droit.

Pliez la jambe de votre partenaire, prenez la cheville entre pouce et index majeur, et imprimez des petits mouvements de droite à gauche, pour faire « ballotter » le mollet. (Schéma 25 ; photo 134)

Reposez doucement la jambe. Passez sur le côté gauche du corps (après avoir couvert le côté droit) *et recommencez trois trajets.*

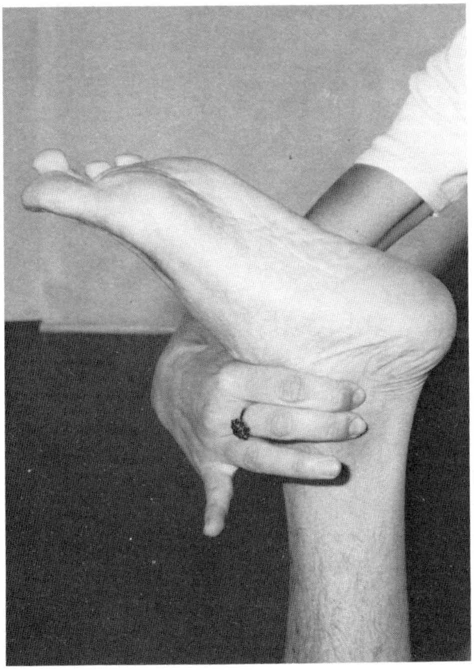

134

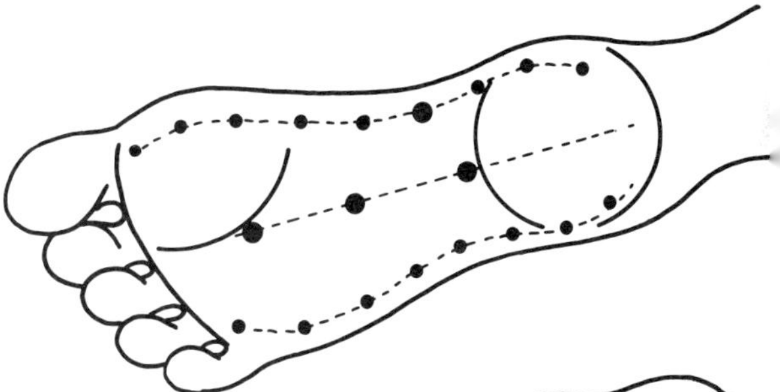

Schéma 24

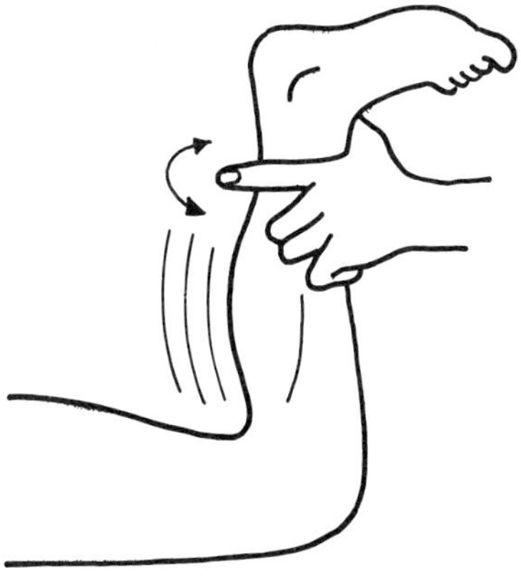

Schéma 25

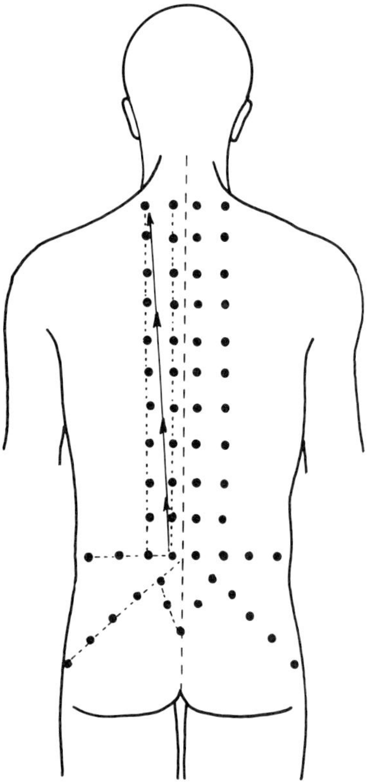

Schéma 26

III) LES DEUX CÔTÉS DE LA COLONNE VERTÉBRALE ET DU SACRUM (Schéma 26)

Couvrez les jambes.

Votre position : à cheval ou à califourchon sur votre partenaire.

Pressions : a) Le travail est identique à celui des passages précédents, mais les pouces appuient chacun sur une gouttière vertébrale, réalisant ainsi un trajet simultané de C7 à L5. (Photo 135)

b) Reprenez aussitôt, au niveau de C7 mais éloignez vos pouces (à droite et à gauche) de 3 centimètres environ (sur les *apophyses transverses,* 2e méridien V) et par pressions, redescendez jusqu'au sacrum. (Photo 136)

c) Continuez en double éventail sur la zone fessière.

Ceci représente 1 passage. (Photo 137) Faites 3 passages pour l'ensemble des manœuvres.

Pressions vibrées : (Schéma 27)

Mains superposées (doigts vers la tête) sur la colonne, faites des pressions rapprochées depuis C7, en « vibrant » de façon pratiquement invisible mais de telle manière que votre partenaire sente ces vibrations subtiles.

C'est difficile... Exercez-vous...

135

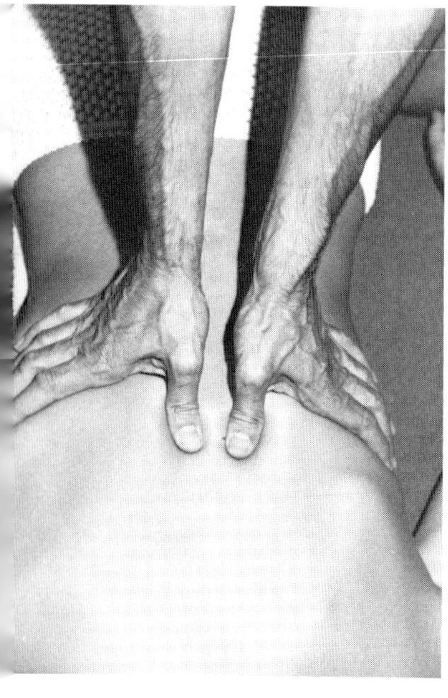

136

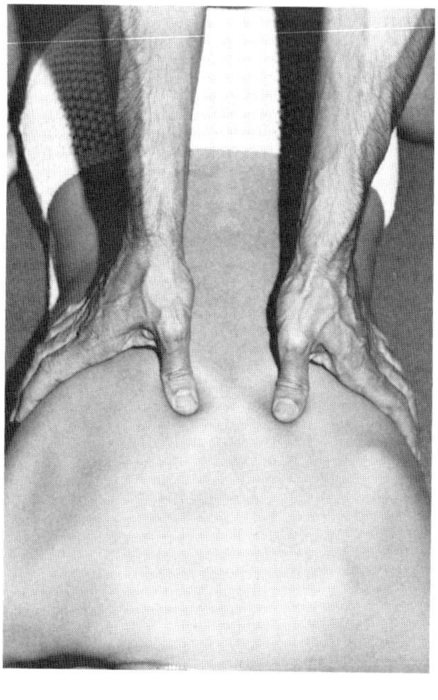

137

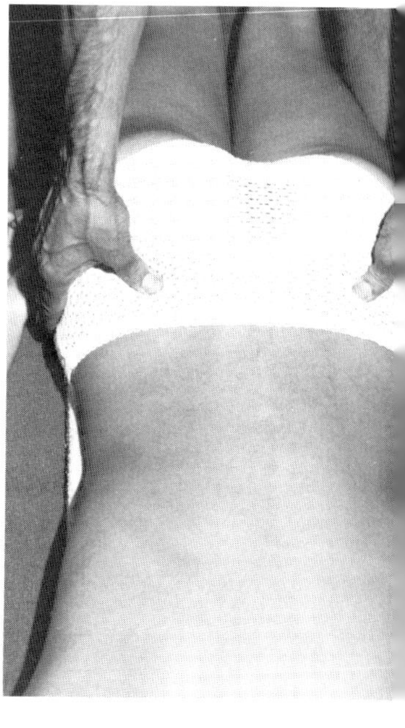

Creux lombaire :

Votre position : à genoux, face aux reins, placez vos mains superposées au-dessus des hanches dans le creux de la taille, et imprimez un mouvement de va-et-vient d'avant en arrière, en repoussant les muscles avec le talon des mains et en les tirant vers vous avec les doigts. (Photo 138)

(Soupir d'aise de votre partenaire.)

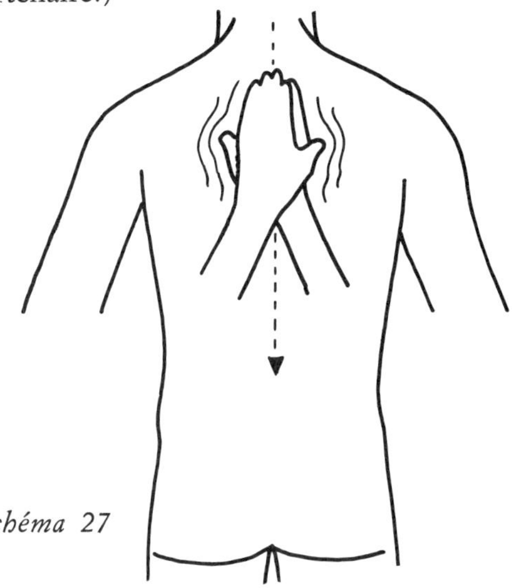

Schéma 27

138

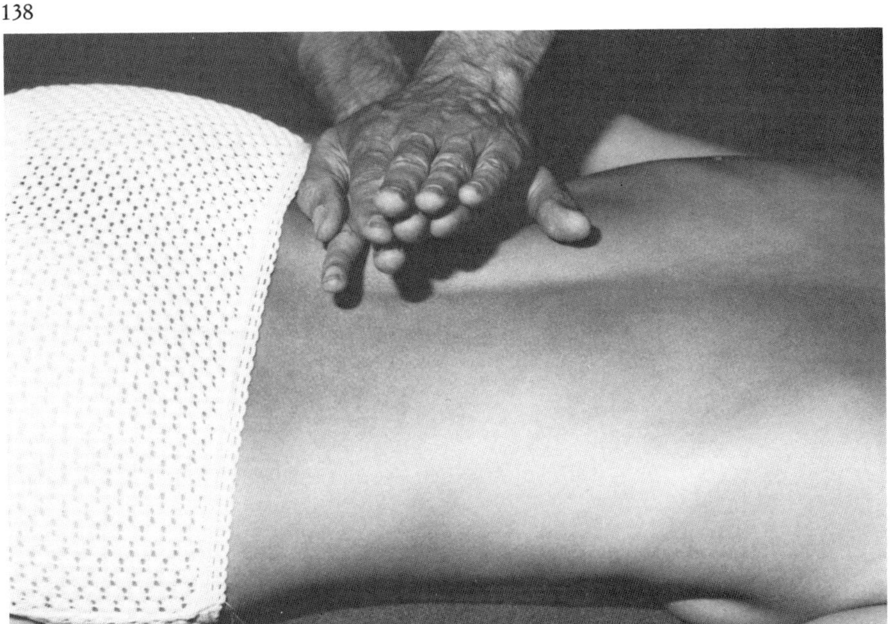

NUQUE, TETE, EPAULES

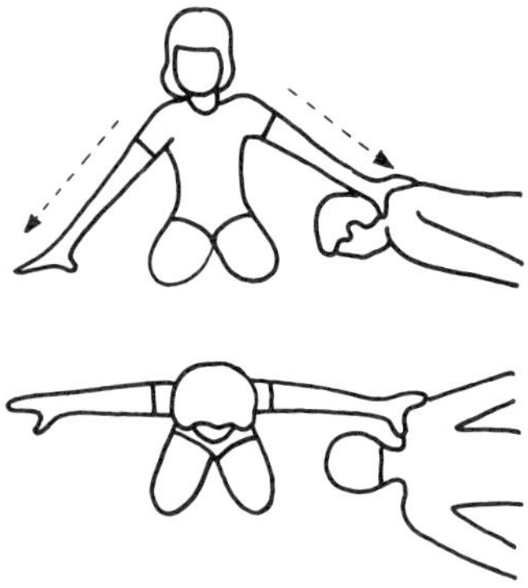

Schéma 28 bis

POSITION DE VOTRE PARTENAIRE :

Elle reste la même, à plat ventre, mais le front doit obligatoirement être posé au sol. Peut-être faudra-t-il un coussin sous le buste. (Schéma 28)

1) *Fontaine de l'épaule*

Votre position : Placez-vous en Seiza, latéralement, derrière l'épaule gauche, genoux vers la tête de votre partenaire, à bonne distance.

Etudiez le schéma, placez le pouce droit sur *Fontaine de l'épaule,* point déjà stimulé dans la première séquence (voir p. 146).

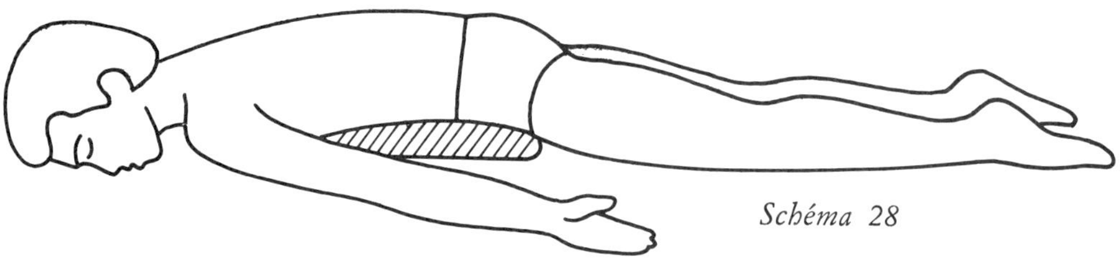

Schéma 28

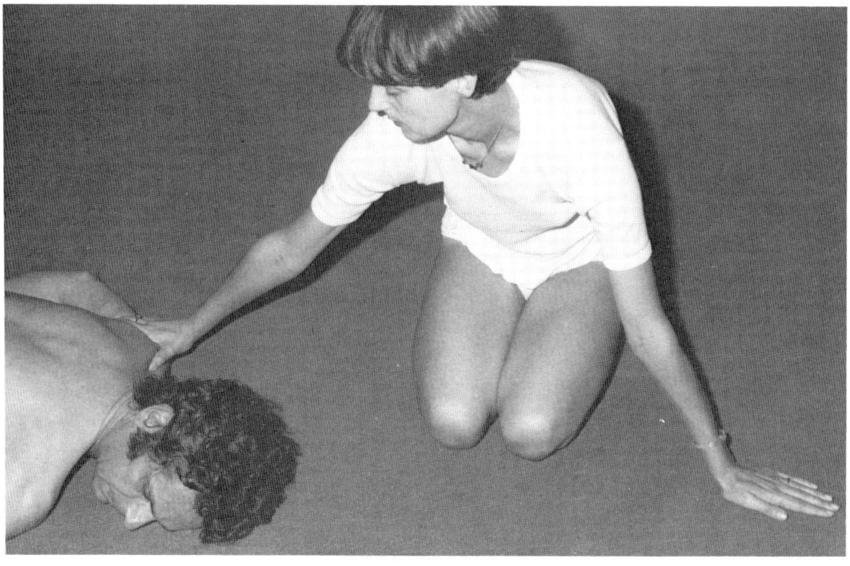

Posez votre main gauche au sol, sur votre côté gauche.

Pression : Appuyez fortement avec le pouce droit tout en vous repoussant du sol avec la main gauche (sans vous pencher vers l'épaule) — 3 pressions. (Schéma 28 bis, photo 139)

Changez de côté.

2) *Nuque :*

Votre position : derrière la tête en Seiza, genoux écartés.

Pressions vibrées : avec la pulpe des pouces — de C7 en remontant vers la base du crâne, le long des gouttières, (Photo 140)

— dans les fenêtres du ciel ;

— le long de la base du crâne, du point central vers l'extérieur. (Schéma 29)

3) *Tête :*

Pressions : avec les 2 pouces à partir de la ligne médiane,

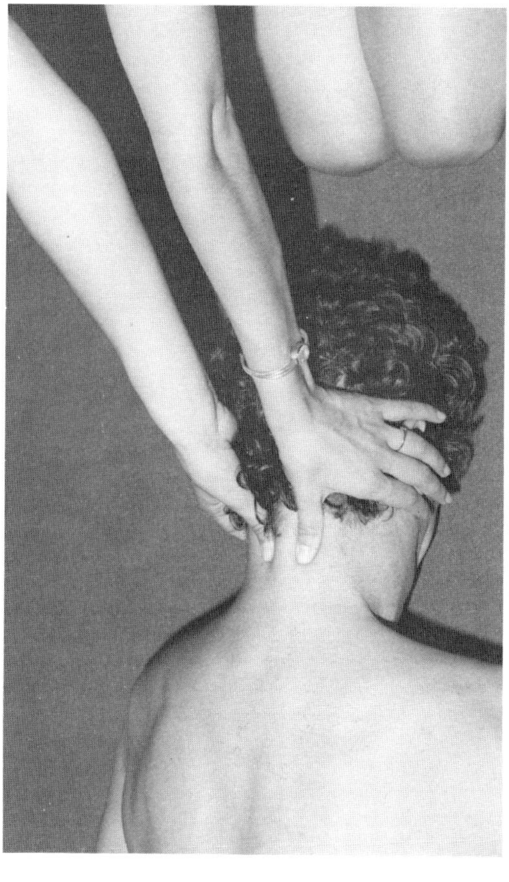

140

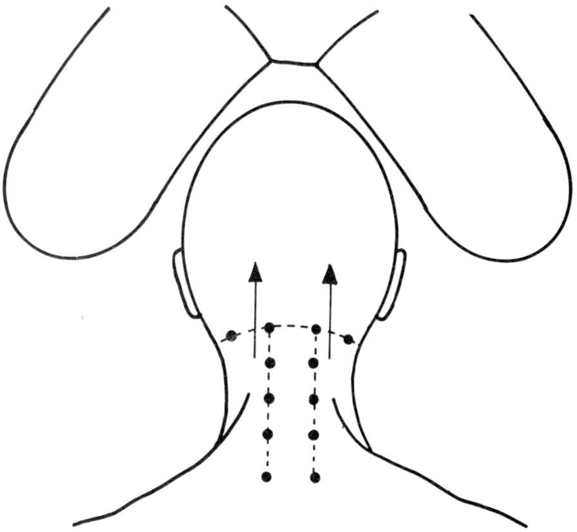

Schéma 29

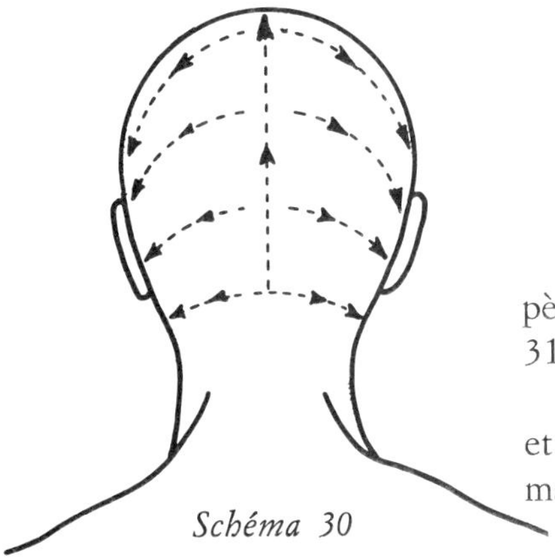

Schéma 30

selon le schéma 30, en cherchant les « fossettes » du crâne : (Photo 141)

— ligne médiane : base du crâne → sommet

— 4 lignes transverses : (Schéma 30)

la première étant à la base du crâne.

la quatrième allant de la pointe d'une oreille à l'autre.

4) *Epaules :*

a) *Pressions* avec les pouces le long de la crête des trapèzes, de la base du cou jusqu'au « V » deltoïdien. (Schéma 31 ; photo 142)

b) Placez les mains sur les épaules, doigts vers le dos, et « foulez » alternativement les trapèzes avec le talon des mains. (Photo 143)

141

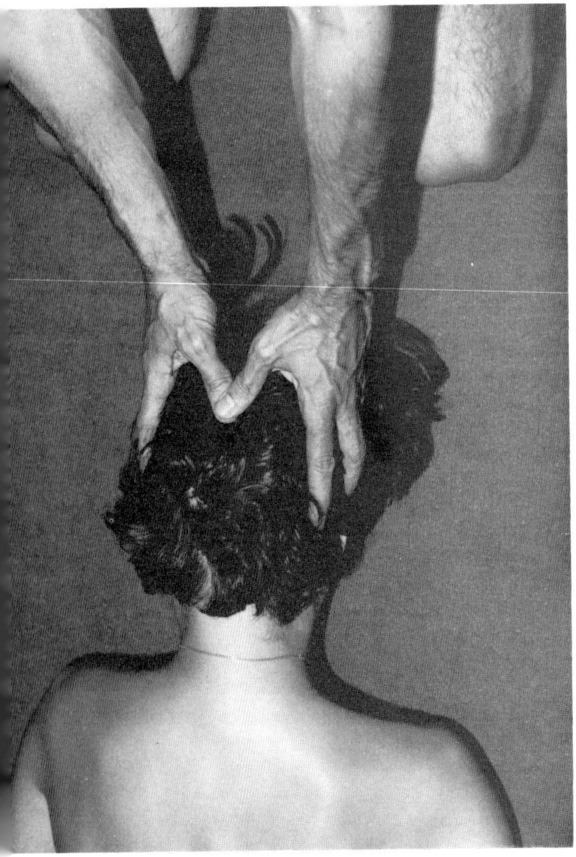

142

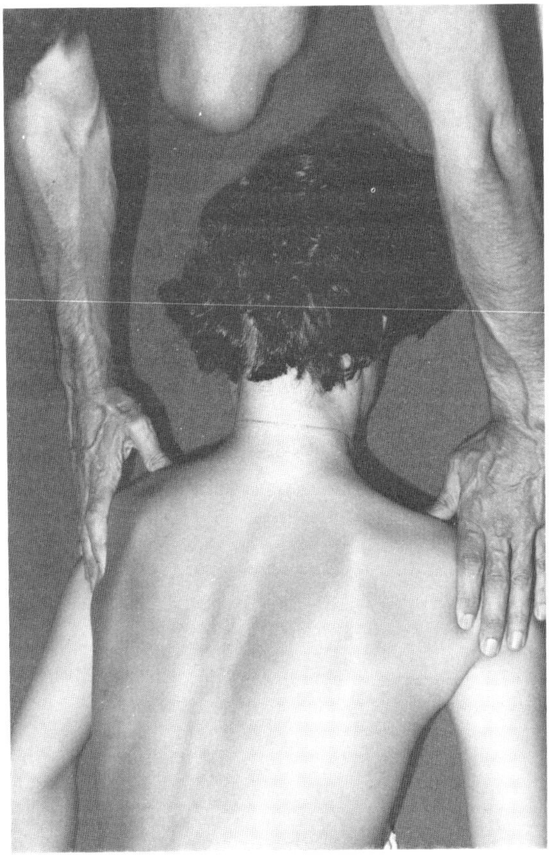

Terminez le Shiatsu du dos par le massage dit « *euphorisant* ».

Etudiez bien le schéma, c'est un massage rapide, mais précis.

Glissez les pouces le long des gouttières, de la nuque jusqu'au sacrum, et dans un mouvement enveloppant, remontez avec les mains sur les côtés : hanches, cage thoracique, omoplates. N'interrompez pas votre geste, et reprenez la « glissade » des pouces seulement jusqu'à la taille, remontez en enveloppant et glissez de nouveau mais jusqu'à la base des omoplates — 2 frictions en rond sur les omoplates, et d'un geste rapide, « chassez » vos mains vers les bras de votre partenaire. (Schéma 32) 3 fois en tout.

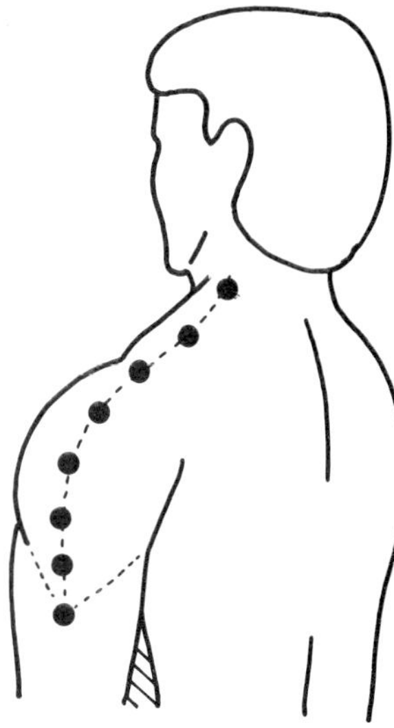

Schéma 31

143

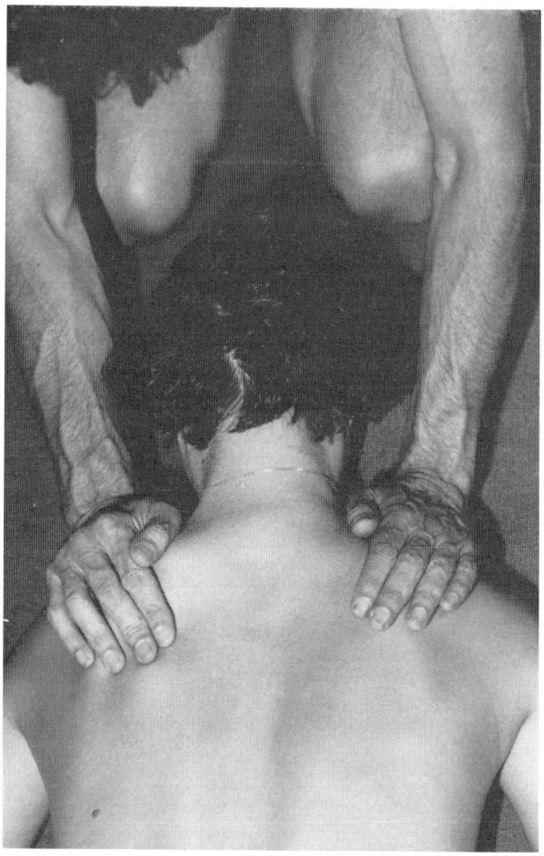

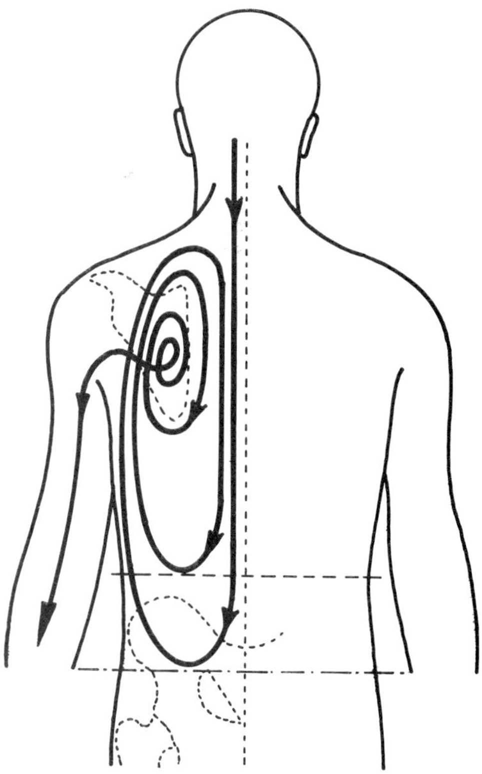

Schéma 32

QUATRIEME SEQUENCE

NUQUE, VISAGE ET TETE, CLAVICULES

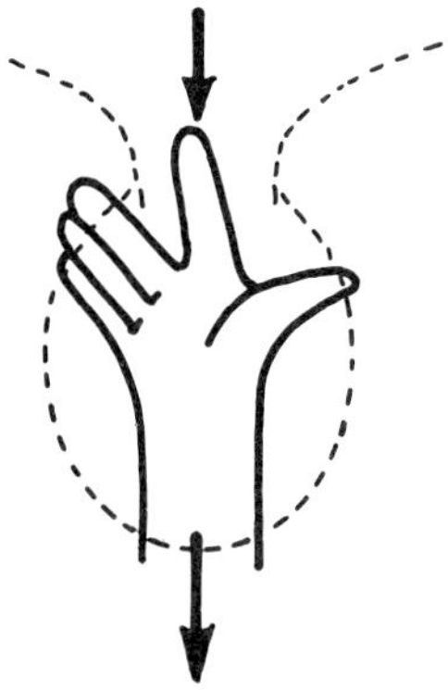

Schéma 33

POSITION DE VOTRE PARTENAIRE :

Demandez à votre partenaire de se retourner sur le dos. Il y restera jusqu'à la fin de *Shiatsu.* Pas de coussin sous la tête, à la rigueur une serviette pliée. C'est la position de la détente : bras légèrement éloignés du corps, jambes plus ou moins écartées, pieds relâchés, tombant sur les côtés.

N'oubliez pas la couverture.

Votre position : Toujours en Seiza, derrière la tête.

1) *Nuque*

• *Pressions vibrées :* avec majeurs-index superposés.

Placez les doigts sous la nuque, au niveau de C7, de chaque côté des vertèbres. (Photo 144)

En pressions vibrées dans les espaces intervertébraux, remontez vers la base du crâne. Insistez sur C3/C5, d'où

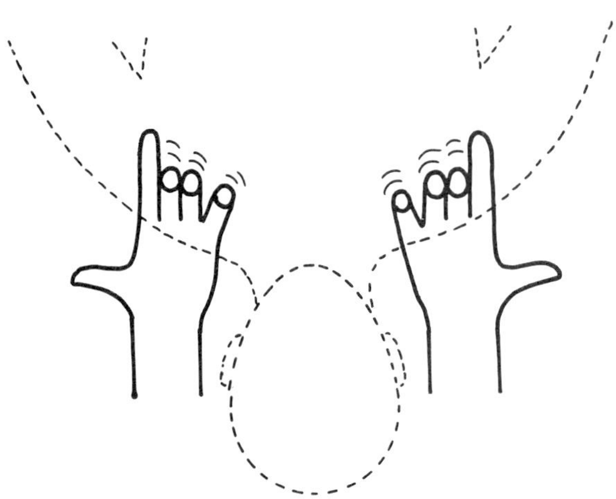

Schéma 34

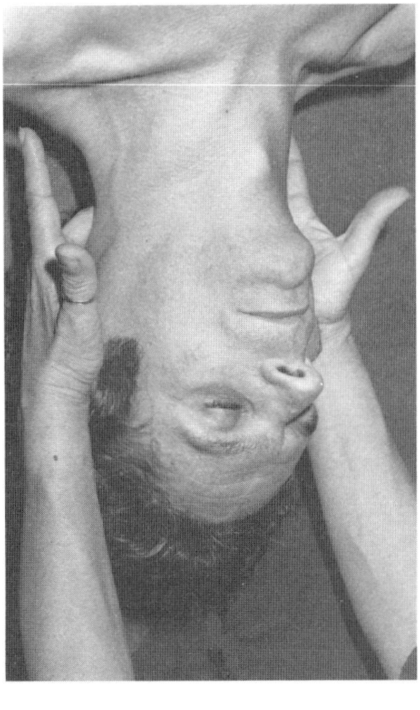

144

émerge le nerf *phrénique* (voir *do in,* page 84).

- Massez les *fenêtres du ciel.*
- Pressez la base du crâne en insistant sur le point central.
- Empaumez la nuque avec la main gauche, et tirez doucement vers la gauche, pour faire rouler la tête au sol. (Photo 145)

Puis avec la main droite faites rouler vers la droite. Alternez ainsi deux ou trois fois.

Demandez à votre partenaire de ne pas vous aider, de rester absolument passif.

- Glissez la main droite en « fourche » sous la nuque. Sous C7 placez l'index. A droite de la nuque le pouce. A gauche les autres doigts. (Schéma 33)

Posez votre main gauche sur le menton de votre partenaire. Etudiez bien la photo 146.

En tirant vers vous avec la main droite, allongez la nuque en aidant de la main gauche le menton à rentrer.

Recommencez encore 2 fois la manœuvre en cherchant à donner à la nuque sa longueur maximum.

Puis posez doucement la tête au sol en maintenant l'étirement de la nuque.

- Faites « *flotter* » les trapèzes — dos des mains au sol sous les épaules, doigts repliés touchant le corps. Avec majeurs et annulaires, imprimez de petites secousses aux muscles qui doivent être très mous, relâchés. (Schéma 34 ; photo 147)

5

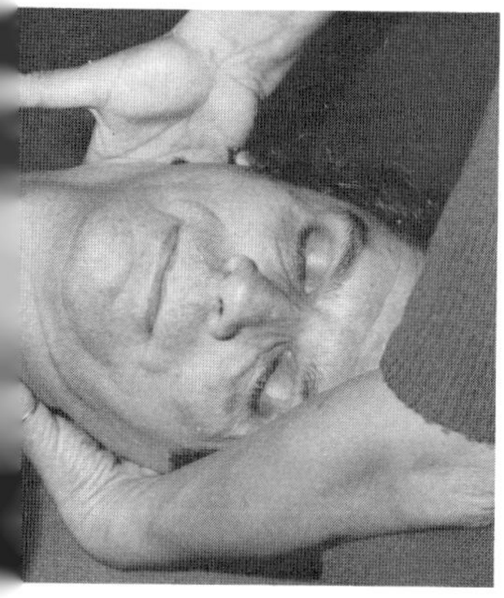

146

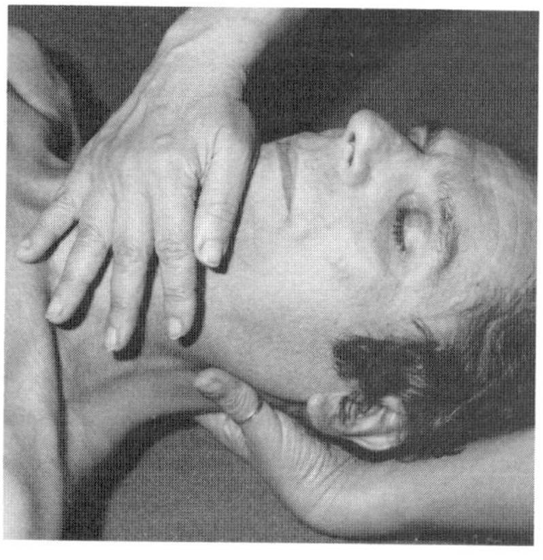

147

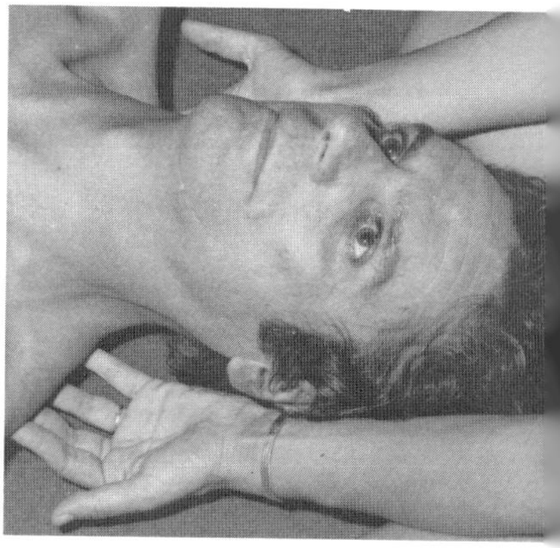

2) *Visage et tête :*

a) *Oreilles*

Reportez-vous au *do in* des oreilles page 78.

Les manœuvres sont identiques :

— pincez le tour du pavillon (photo 148) ;
— tirez le lobe et « foulez-le », entre pouce et index ;
— rabattez vivement les pavillons ;
— massez en spirale la projection de l'oreille ; etc.

b) *Visage*

— Relisez *do in* du visage page 61 et étudiez le schéma 35).

Faites des pressions fermes et légères. Respirez bien, le *ki* fera le reste... Chaque trajet se fait 3 fois. Les mains travaillant symétriquement. Commencez par le bas du visage.

— Avec les majeurs, pressions à la base du maxillaire, du menton vers l'oreille. (Photo 149)

— Avec les pouces, appuyez : autour du menton. (Photo 150)
le long de la lèvre inférieure
le long de la lèvre supérieure. (Photo 151)

— Depuis les ailes du nez, pressions sous l'os malaire. Insistez dans le creux devant l'oreille. (Photo 152-153)

— Posez l'index sur le majeur, et appuyez en remontant de chaque côté du nez jusqu'à la racine où vous maintenez la pression quelques instants. (Photo 154)

— Pressez les encoches de l'orbite, autour de l'œil. (Photo 155)

— Pressions sur les sourcils, de la base à la queue. (Photo 156)

Schéma 35

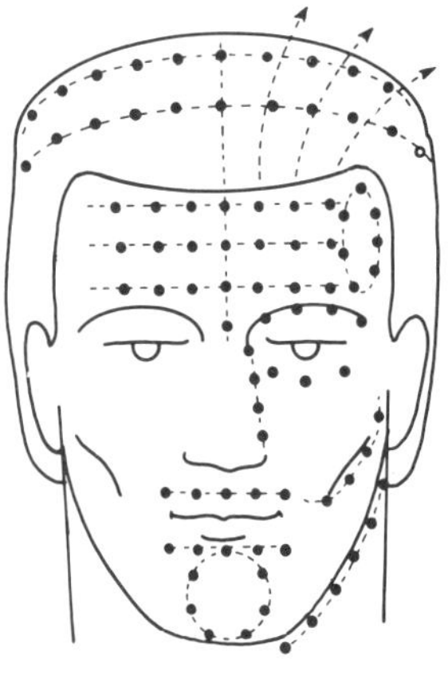

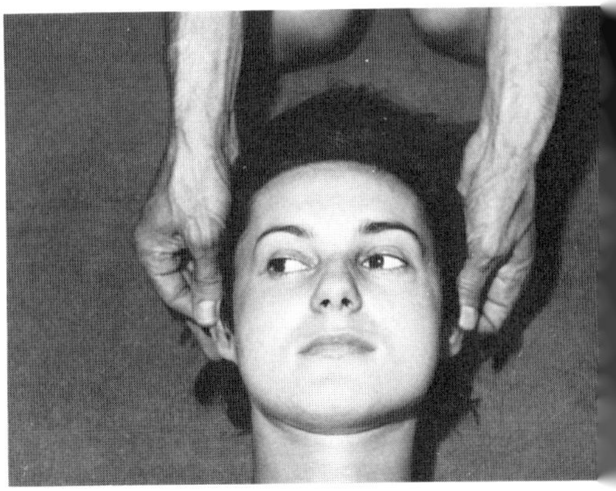

148

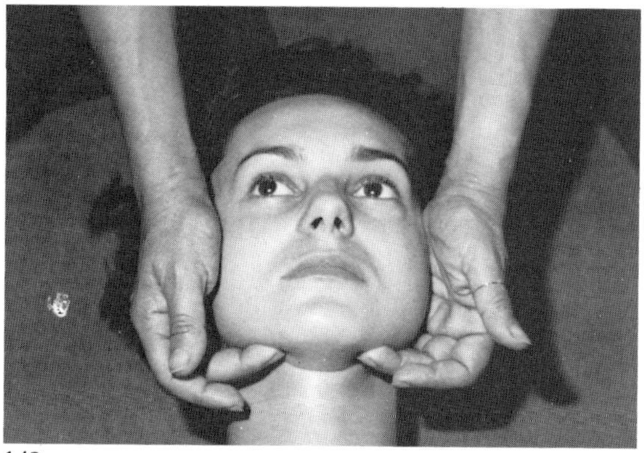
149

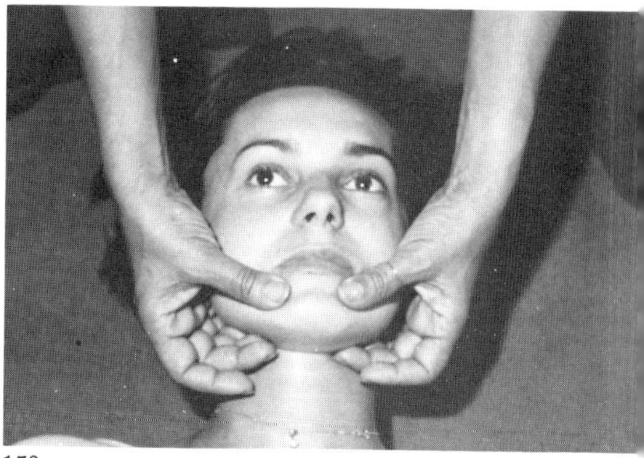
150

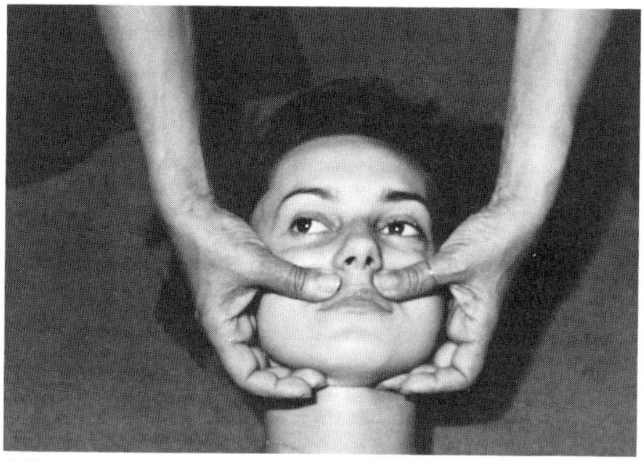
151

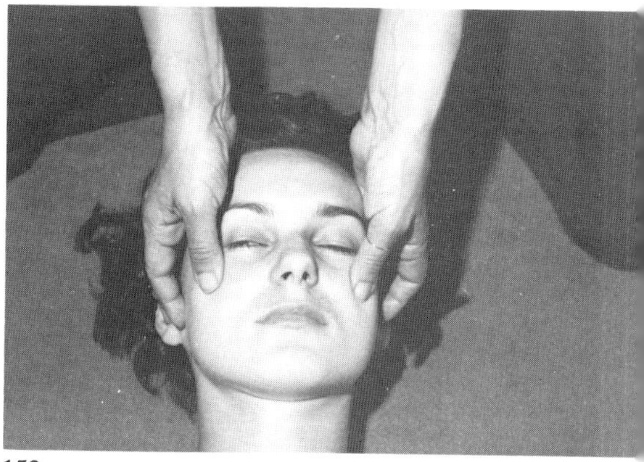
152

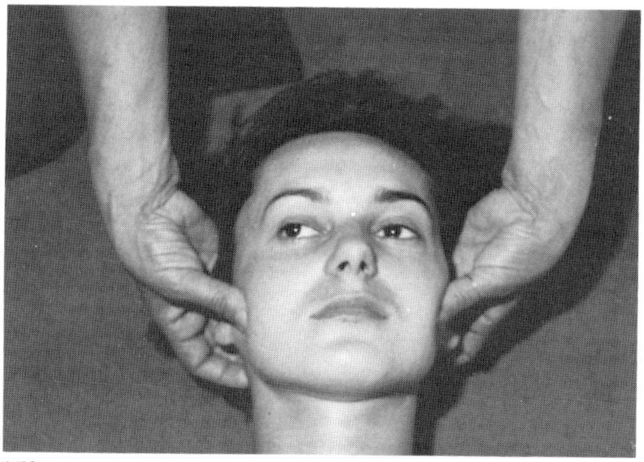
153

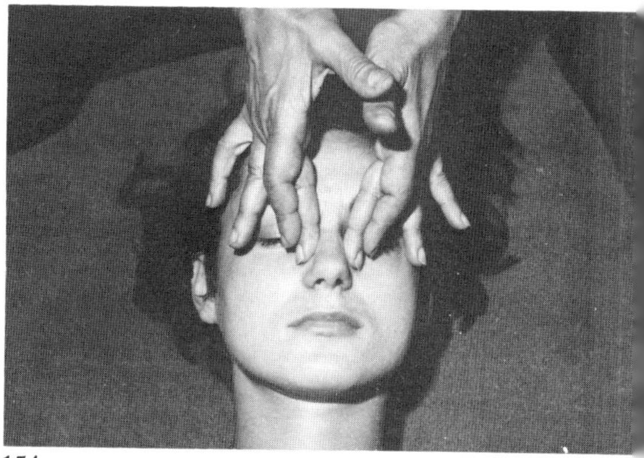
154

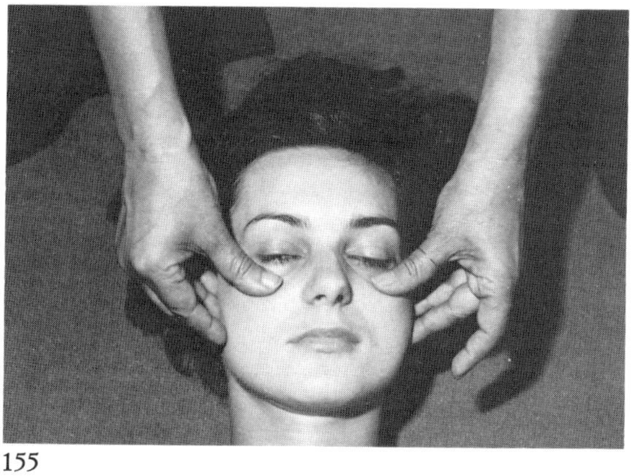
155

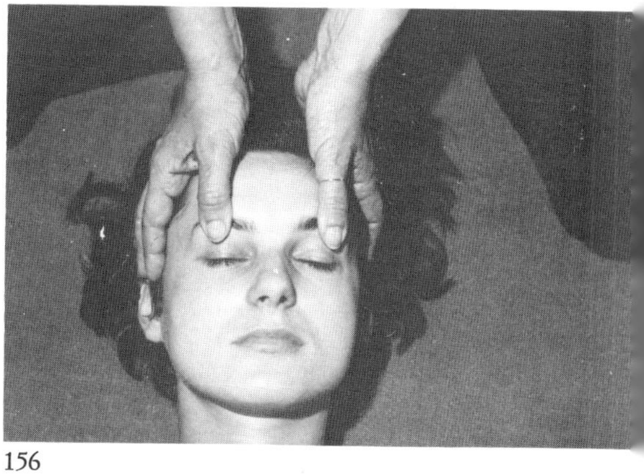
156

— Pressions autour des tempes.

c) *Front :* Faites 3 trajets horizontaux, en cherchant les fossettes.

— Puis, pressions depuis l'espace entre les sourcils, sur la ligne médiane, en remontant sur la tête jusqu'au sommet. (Photo 157)

d) *Tête* (Schéma 36)

Trajets horizontaux suivant le même processus que pour l'arrière de la tête — première ligne au ras des cheveux.

Terminez en « peignant » les cheveux, en glissant les doigts, d'avant en arrière, puis d'arrière en avant.

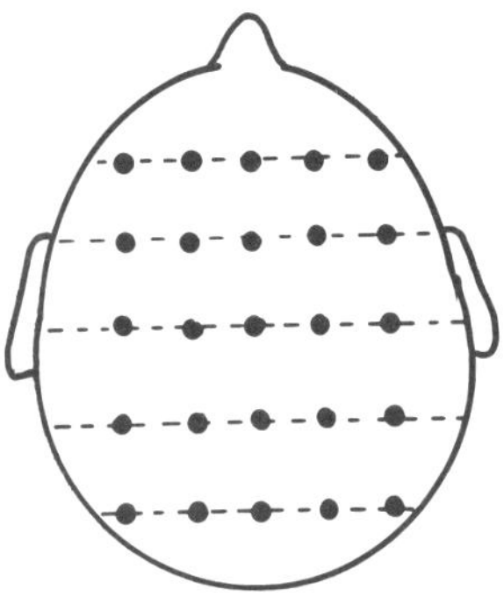

Schéma 36

Facultatif :

Si vous concluez là Shiatsu, ou, simplement, pour le plaisir de votre partenaire, reprenez toutes les manœuvres du visage, mais en glissant fermement sur chaque trajet comme pour en sculpter les traits. (Schéma 37)

Dernières manœuvres pour le visage

1) Magnétisez vos mains, et délicatement posez le talon sur les globes oculaires — pressions douces, lentes (réflexe oculo-cardiaque). (Photo 158)

2) Magnétisez à nouveau, et posez vos mains en coupe sur les yeux de votre partenaire. Laissez pénétrer le *ki.*

3) Eloignez les mains du visage, de quelques centimètres,

157

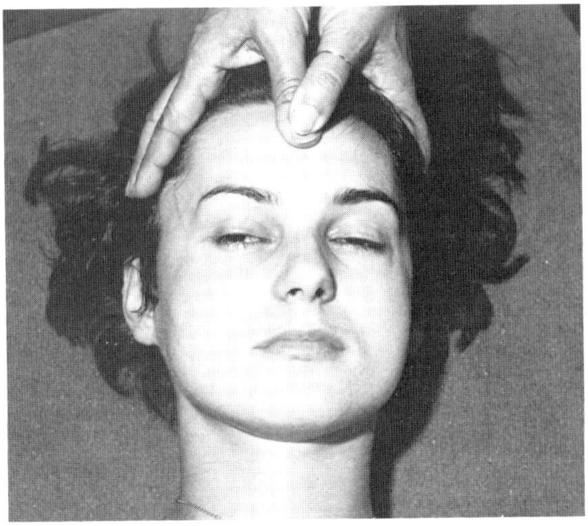

en les déplaçant très lentement au-dessus des yeux — pause — du front — pause — des pommettes — pause —, etc. (Photo 159)

3) *Clavicules, espaces intercostaux*

Votre position : la même, en Seiza, derrière la tête.

1) Posez les mains sur l'arrondi de l'épaule, doigts vers

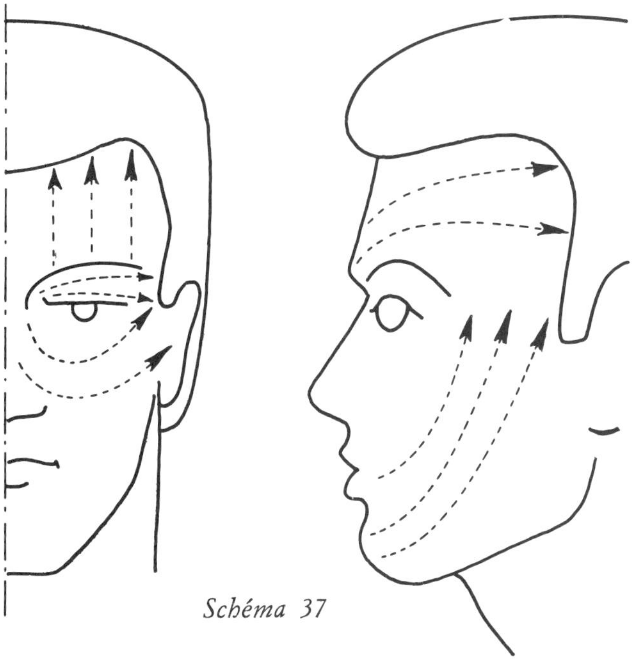

Schéma 37

158

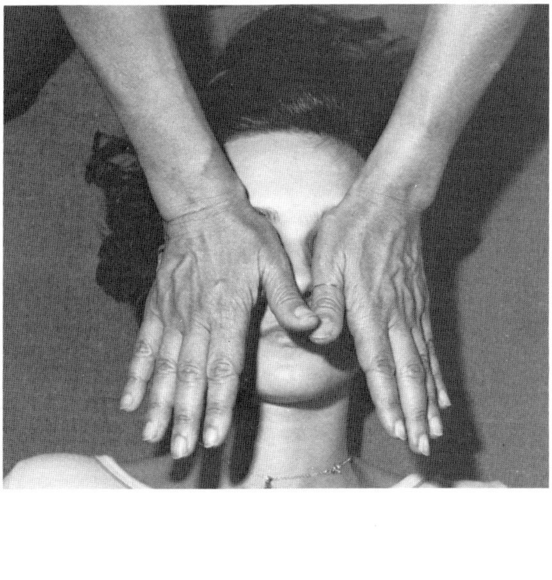

159

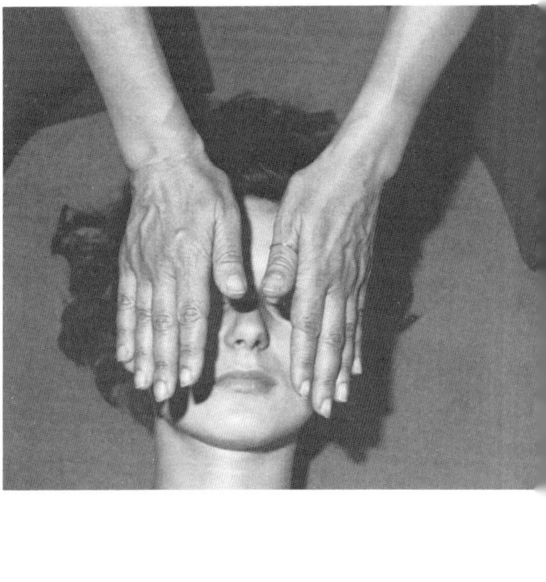

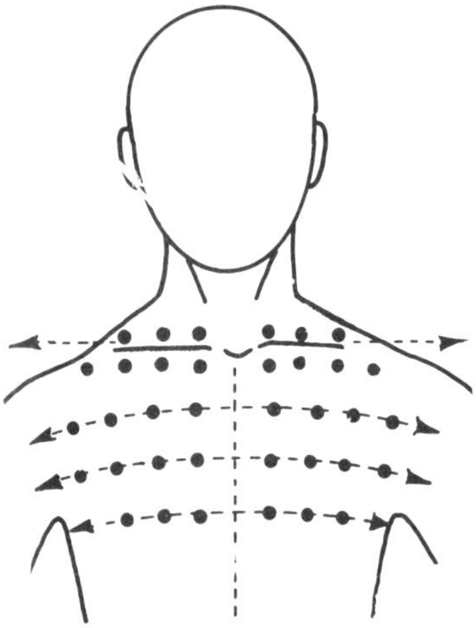

Schéma 39

l'extérieur, talon des mains dans les parties molles (ligne « raglan », aisselle-clavicule). (Photo 160)

Avec le poids de votre corps, bras tendus, ouvrez les épaules en les repoussant au sol. 3 appuis. (Schéma 38)

2) *Pression douces,* avec les pouces :

— dans les creux claviculaires de dedans en dehors.

— sous les clavicules, en les longeant (zone d'entrée du méridien du Poumon).

3) Continuez les pressions, en suivant les espaces intercostaux du sternum vers les côtés du thorax. Ces points sont très sensibles (arrêtez-vous, chez les femmes, au-dessus de la poitrine). (Schéma 39)

4) Pressions sur le sternum même, avec les deux mains superposées. (Schéma 40 ; photo 161)

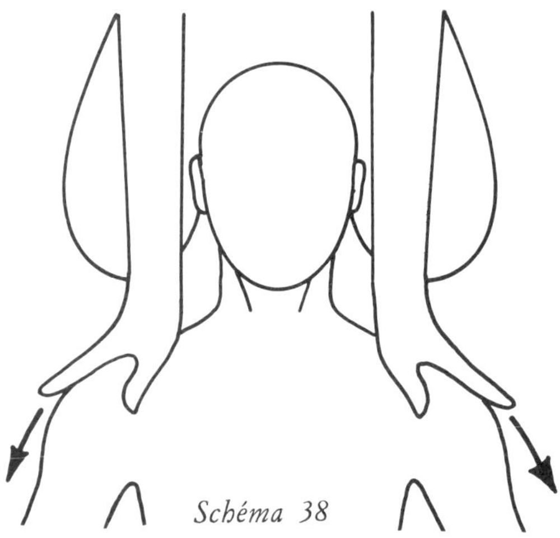

Schéma 38

Schéma 40

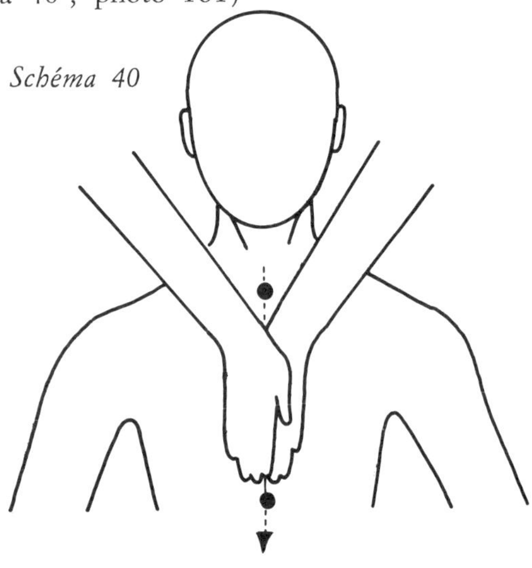

160

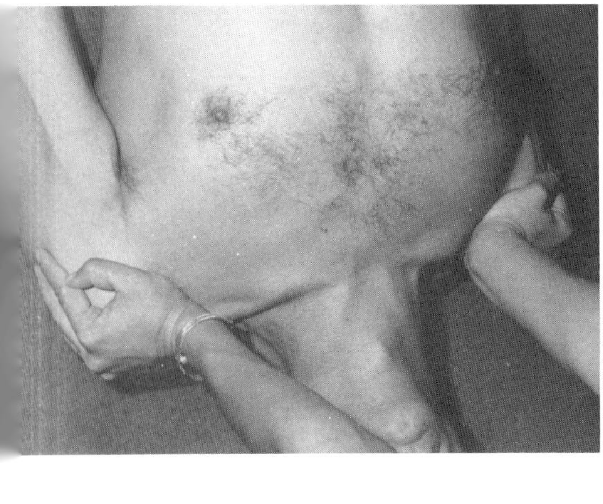

161

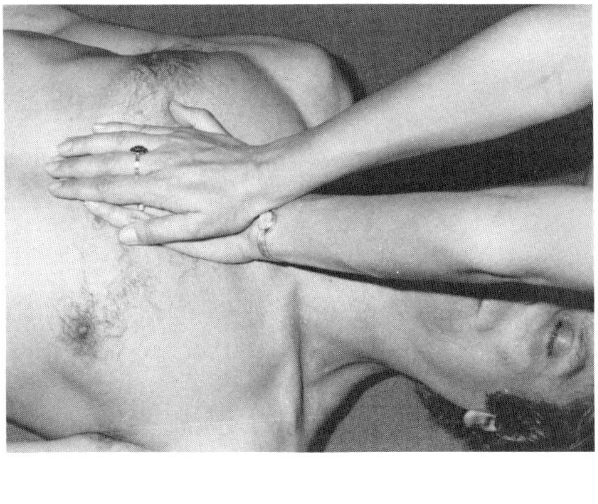

CINQUIEME SEQUENCE

BRAS, MAINS

Votre position : — en Seiza, à gauche de votre partenaire.

Pendant les manœuvres qui suivent, vous vous déplacerez légèrement selon le besoin, pour être confortable et travailler avec aisance.

1) « *Raglan* »

• *Pressions* le long de l'arrondi de l'épaule, de la clavicule à l'aisselle. (Photo 162)

• « *Pincé-roulé* » de l'aisselle à la fourchette sternale (voir *do in* du thorax). (Photo 163)

2) *Bras* (Schéma 41)

a) *Face externe* — (paume de la main au sol).

• *bras : pressions* avec les pouces juxtaposés.

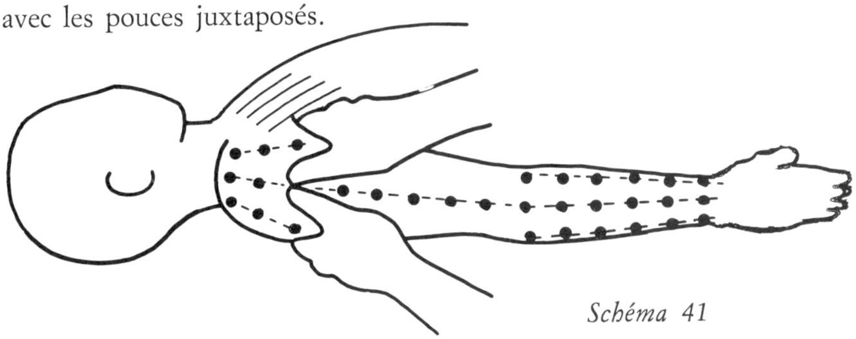

Schéma 41

162

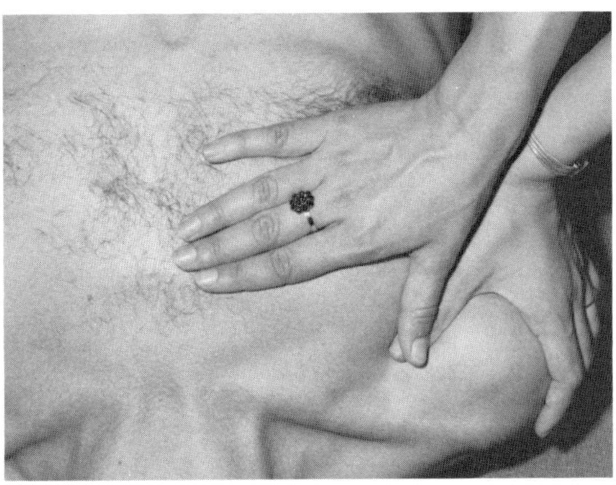

163

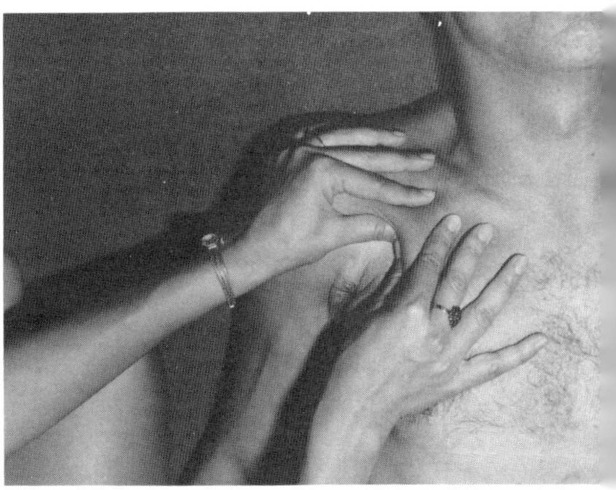

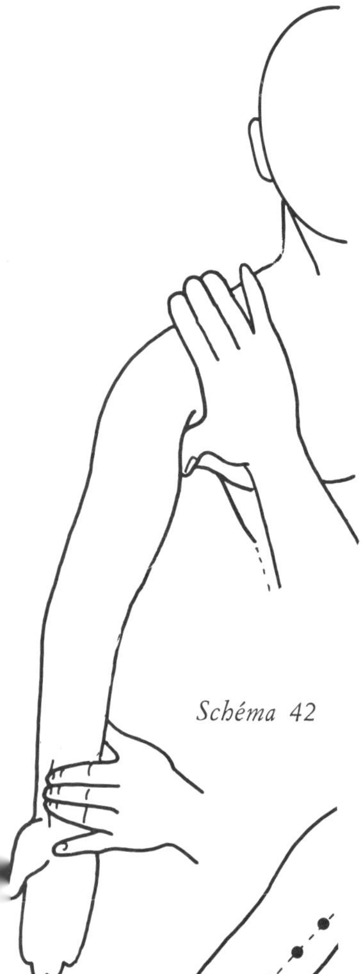

Schéma 42

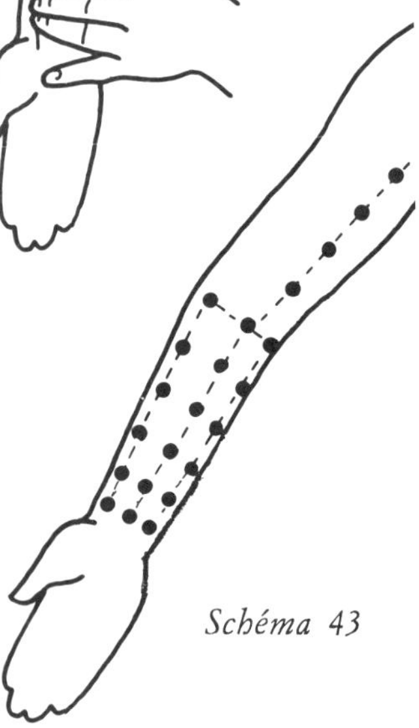

Schéma 43

Prenez dans les 2 mains, le haut du bras de votre partenaire, pouces sur la pointe de l'épaule (photo 164) :

a) Pressions sur l'arrondi de l'épaule — 3 trajets de 3 points.

b) Pressions selon une ligne allant de l'épaule au coude — 3 passages. (Photo 165)

- *avant-bras : pressions* du coude au poignet — 3 lignes — externe, médiane, interne (pour les 3 méridiens Yang). (Photo 165 bis)
- *poignet :* 3 points : côté pouce — médian — côté cubital.

b) *Face interne.* — Retournez le bras de votre partenaire, face externe au sol.

- « *Fond de l'étang* ». Placez le bras presque à angle droit, posez votre main gauche sur le poignet droit et, avec le bout de vos doigts, repérez les pouls. (Photo 166). Gardez cette main en place.

Avec la main droite, empaumez l'arrondi de l'épaule, pouce dans l'aisselle. Détectez un point dans le creux de l'aisselle — appelé « *Fond de l'Etang* » — qui correspond au passage de l'artère axillaire (schéma 42). Appuyez intensément 3 secondes. Faites 3 pressions. Vous saurez que vous appuyez au bon endroit si pendant la pression axillaire vous ne sentez plus battre les pouls.

— Soulagement de la fatigue des bras, des mains.

- *bras : Pressions* — à partir de l'aisselle vers la saignée du coude,
  — sur la saignée du coude (P — MC — C) voir *do in* du bras. (Schéma 43)
- *avant-bras :* — 3 trajets : — de la saignée au poignet, ligne interne, externe, médiane. 3 passages pour chacune.
- *poignet :* — 3 pressions le long du pli.

3) *Main*

Inspirez-vous du *do in* des mains, mais surtout laissez-vous guider par votre intuition.

a) *Face dorsale.* (Schéma 44)

— *Pressions* entre les métacarpiens (Photo 167)
entre pouce et index sur le RO-KU
sur chaque phalange
sur les côtés des phalanges
pincez les extrémités, etc.

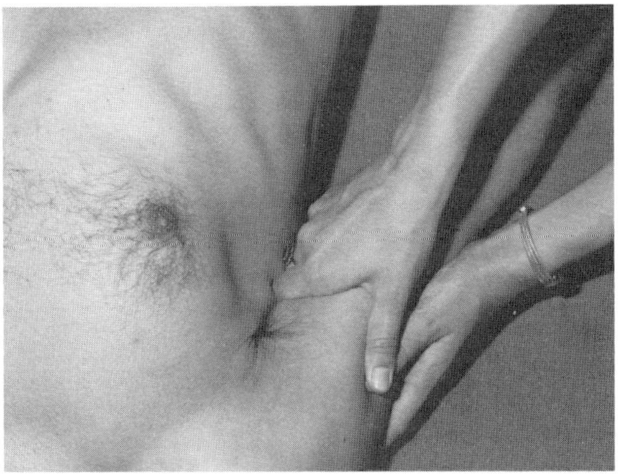

164

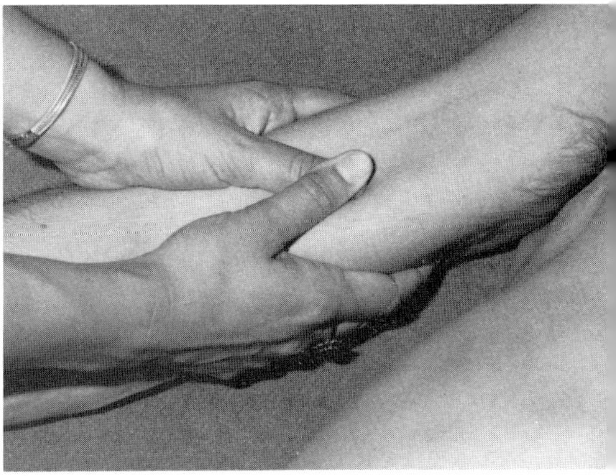

165

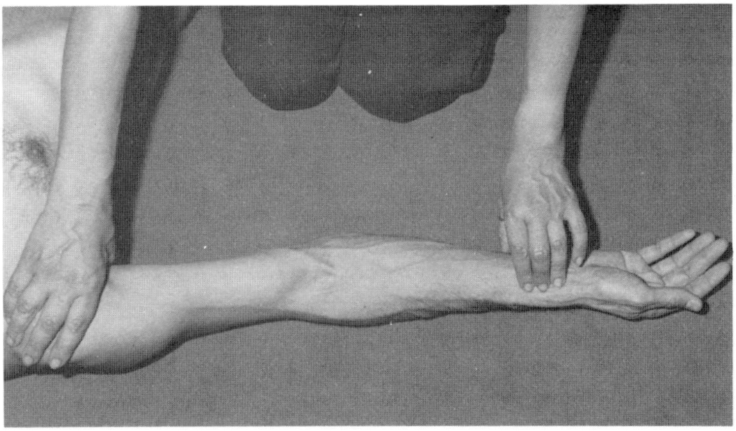

166

Schéma 44

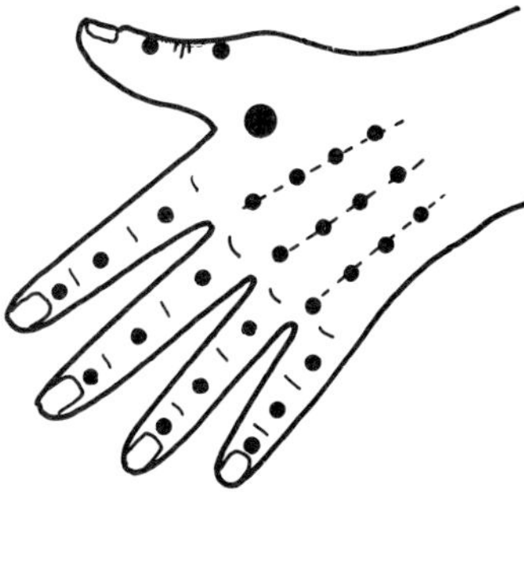

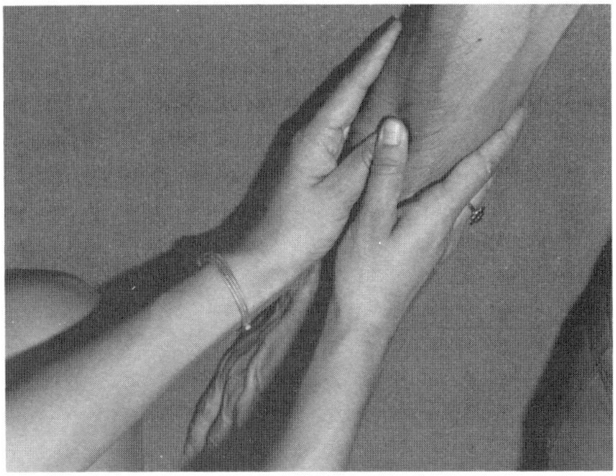

165 *bis*

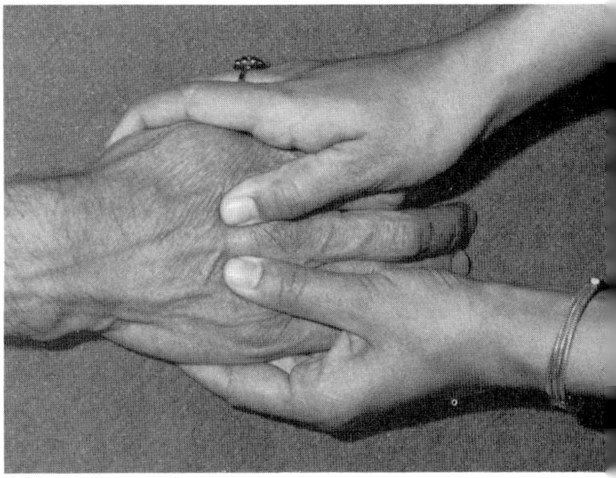

167

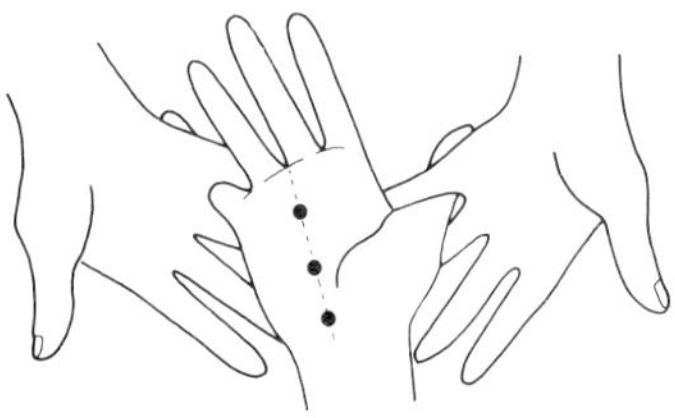

Schéma 45

b) Paume

— *Pressions* autour de la paume au centre de la main.

— Manœuvre particulière à *Shiatsu* : (Schémas 45 et 46)

Glissez vos deux petits doigts, l'un, entre pouce et index, l'autre, entre 4e et 5e doigt de votre partenaire. (Photo 168)

Avec vos deux pouces, pressez 3 points sur la ligne médiane de la paume, puis avec toute la longueur des pouces, ouvrez largement la paume ; 3 fois. (Photo 169)

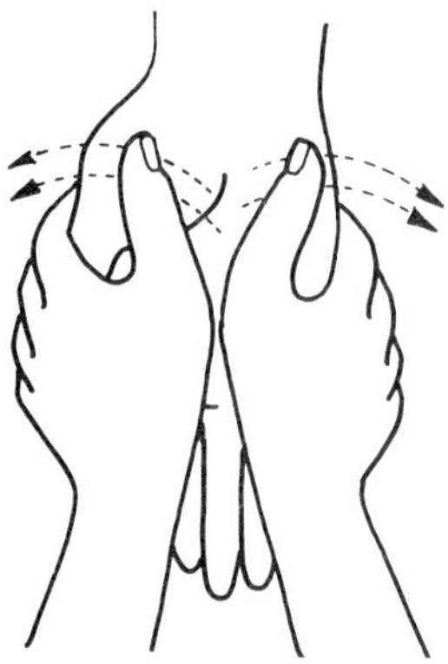

Schéma 46

Détente générale du bras :

Gardez dans votre main droite, la main de votre partenaire. Mettez-vous debout, tout en levant son bras à la verticale. Décollez l'épaule du sol, secouez doucement le bras pour libérer l'articulation de l'épaule et détendre le bras,

Continuez un léger va-et-vient, en repliant le bras, jusqu'à ce que le coude touche le sol.

Faites retomber mollement l'avant-bras et la main.

Passez à droite de votre partenaire, et reprenez toutes ces manœuvres.

168

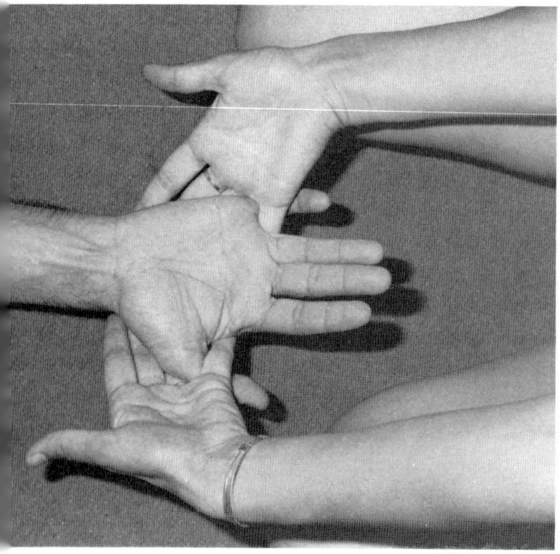

169

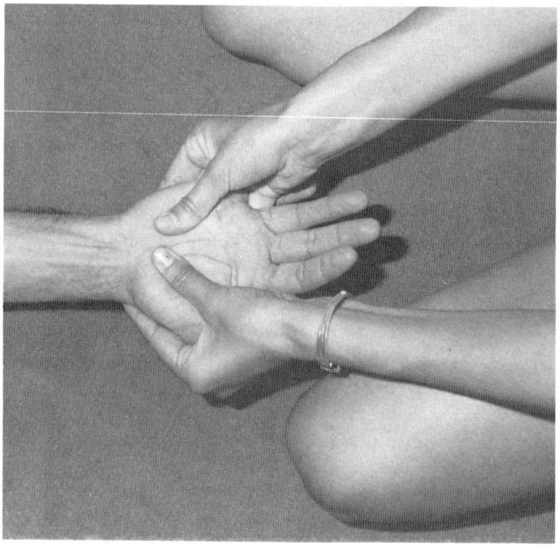

SIXIEME SEQUENCE

BUSTE - ABDOMEN

A) *Buste* (Schéma 47).

Votre position : toujours en *Seiza,* à gauche de votre partenaire, ou si vous êtes plus à l'aise, en fente.

Pressions avec un pouce ou les deux superposés :

1) dans les espaces intercostaux des deux côtés de la cage thoracique. (Photo 170)

2) sur le sternum,
selon la ligne médiane : fourchette sternale, creux épigas-

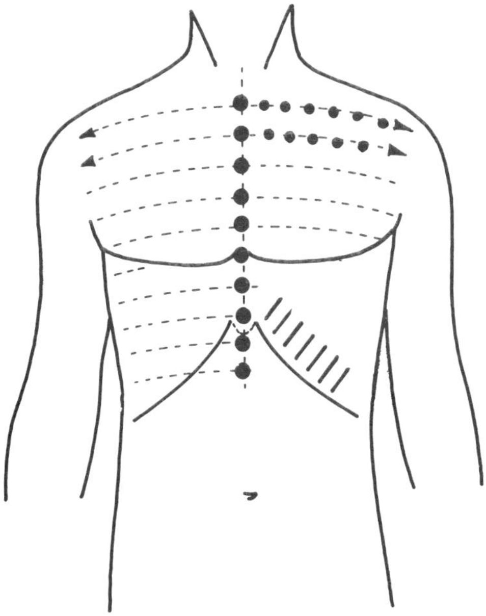

Schéma 47

170

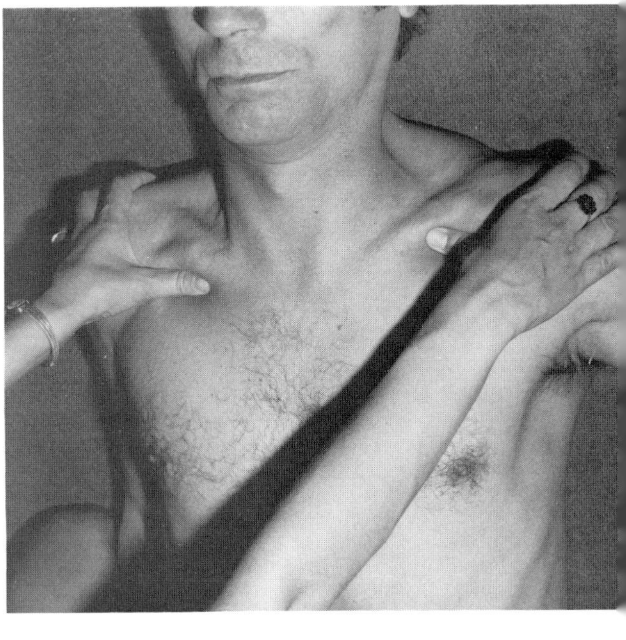

trique — 3 passages — (points psychiques du V. C., voir *do in,* page 102). (Photo 171)

3) pincé-roulé sur le thorax gauche — zone liée aux tensions émotionnelles — Insistez.

B) *Abdomen*

Votre position : en Seiza, face au ventre de votre partenaire.

1) *Stimulation des 3 fonctions :* respiratoire, digestive, génito-urinaire (TR).

C'est le moment de tester votre magnétisme.

Placez : — votre main gauche derrière la tête de votre partenaire à quelques centimètres. (Photo 172)

— votre main droite légèrement au-dessus de la poitrine.

Fermez les yeux, soyez mentalement en état de réceptivité, pour percevoir les vibrations qui émanent de votre partenaire. Marquez une pause... Puis déplacez votre main droite au-dessus de l'estomac. Pause... Appréciez.

Déplacez encore une fois votre main au-dessus du Hara (sous le nombril) — Pause... Appréciez.

Si les vibrations de ces 3 étages semblent équilibrées (sensation de chaleur égale) c'est bien, vous pouvez commencer *Shiatsu* du ventre.

Si non, replacez votre main au-dessus de la région perturbée. Fermez les yeux, et en vous concentrant, rechargez avec votre *ki* le temps nécessaire. Vérifiez à nouveau les 3 étages pour ajuster encore au besoin, et continuez Shiatsu.

2) *Synchronisation des souffles*

Placez votre main gauche sur le poignet de votre partenaire (pour vous mettre en circuit fermé d'énergie).

Posez votre main droite au-dessus de son nombril, et laissez-la suivre le va-et-vient naturel de l'abdomen pendant quelques instants. Puis faites en quelque sorte, un appel avec votre main pour amplifier le mouvement de l'abdomen, allonger et approfondir la respiration. (Fermez les yeux pour vous placer au niveau de la sensation.) Respirez exactement sur le même rythme. (Photo 173)

Cette recherche d'harmonie peut demander plusieurs minutes.

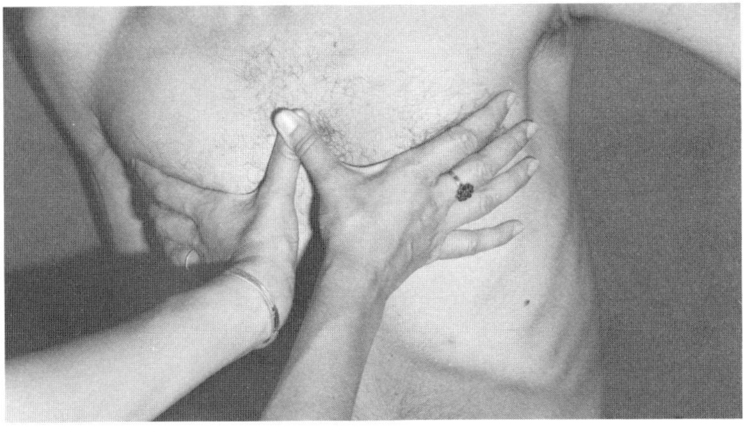

171

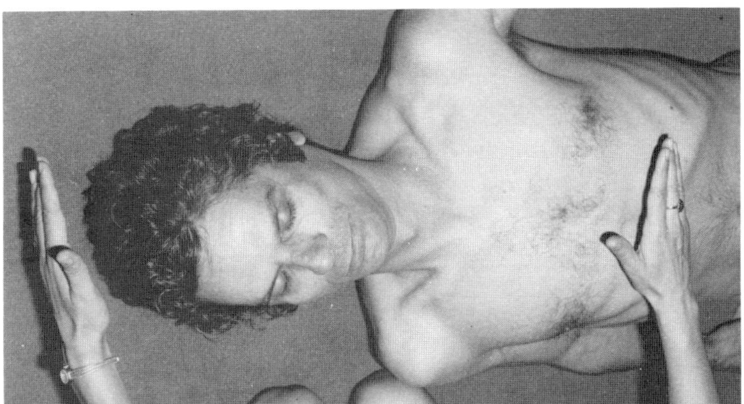

172

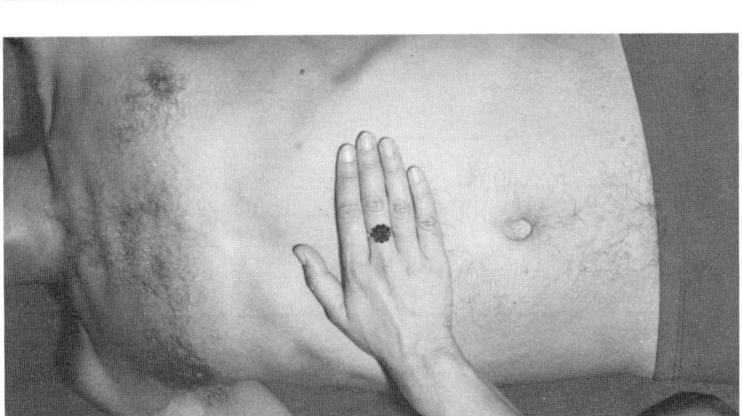

173

3) *Pressions* (Schéma 48)

Le moment venu, commencez les pressions, *sur la même cadence,* selon le schéma suivant :

a) avec le talon de la main :

ligne médiane : plexus vers pubis ; 3 trajets (photo 174) ;
autour du nombril : de droite à gauche, 3 tours ;
autour de l'abdomen : de droite à gauche, 3 tours (photo 175) ;

b) avec la pulpe du pouce (mêmes trajets) (photos 176-177).

4) Placez les mains à plat en travers de l'abdomen sur le nombril.

Avec le talon des mains, repoussez l'abdomen, ramenez-le avec le bout des doigts. (Photo 178)

5) Votre position change, en Seiza, mais parallèlement à votre partenaire, votre cuisse droite vers lui.

Passez les mains de part et d'autre du corps, sous les reins. Posez l'articulation main-phalanges au sol, doitgs repliés sous le corps. Par de petits mouvements secs des doigts, soulevez et faites « flotter » les reins. Le bon geste se traduit par un ballottement de la région du nombril. Une dizaine de fois. (Schéma 49 ; photo 179)

Schéma 48

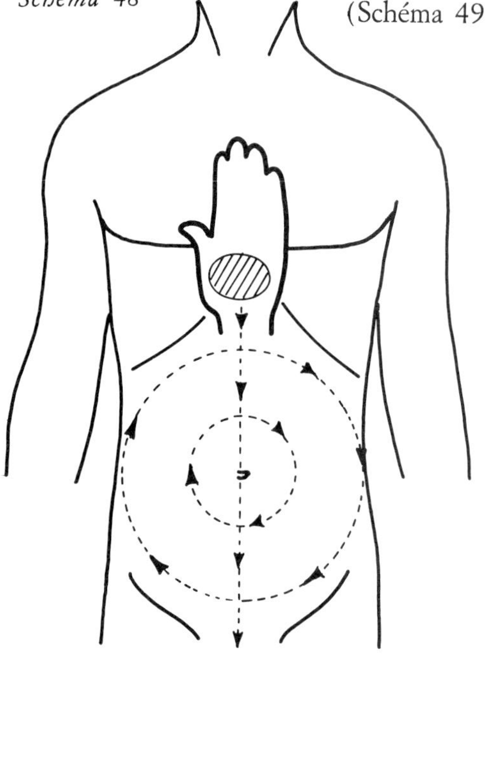

Schéma 49

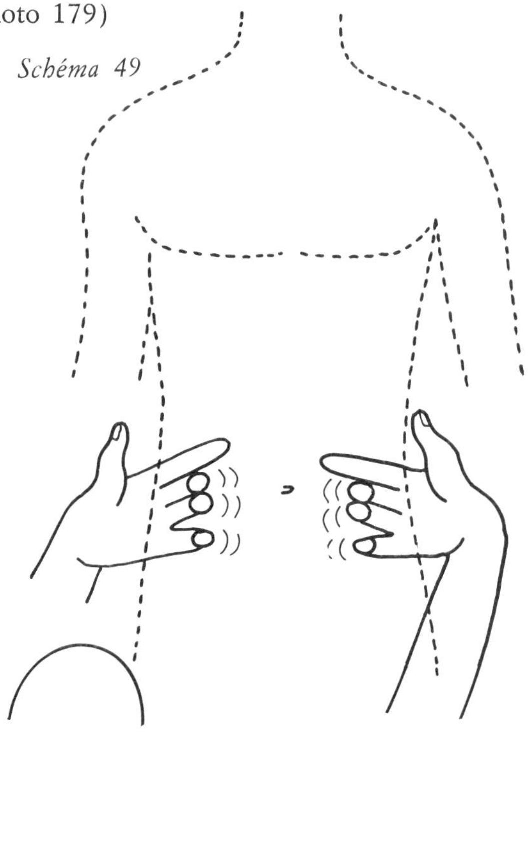

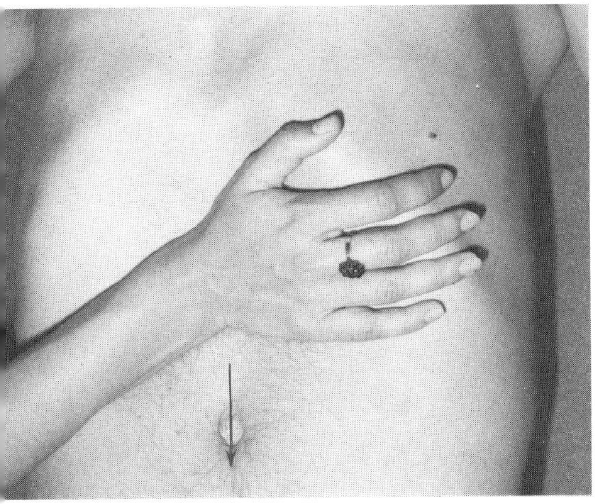

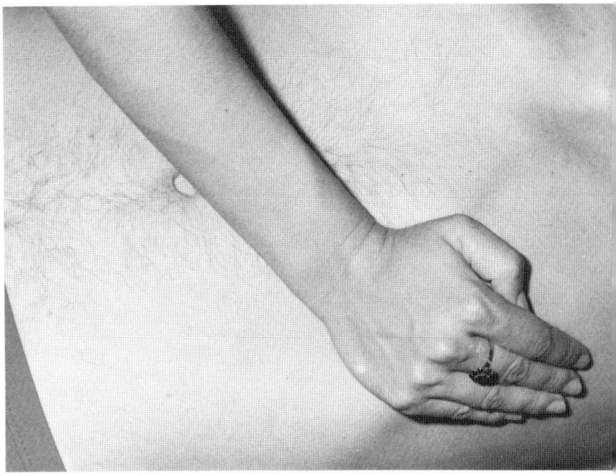

175

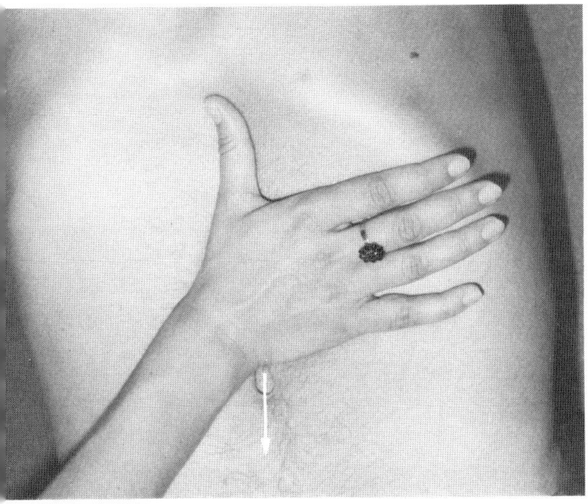

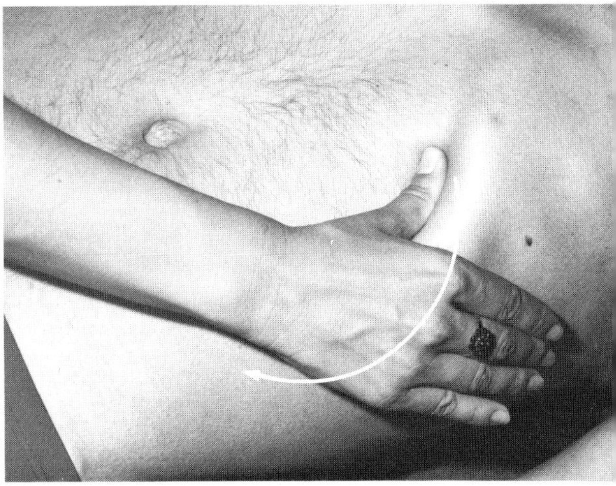

177

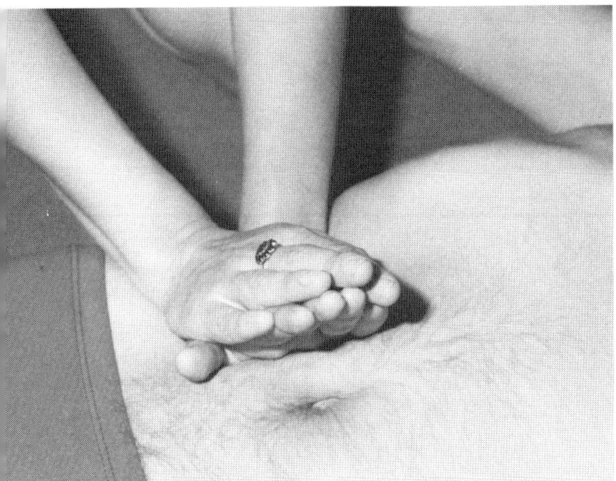

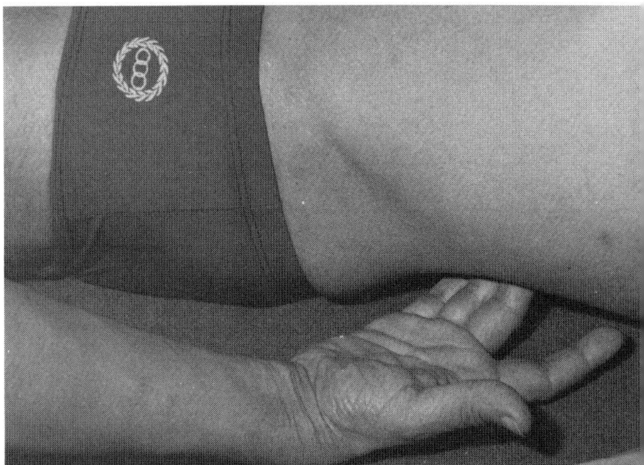

179

6) Partant des côtés, rapprocher les mains en faisant glisser le long de la taille, vers la ligne médiane du corps (Vaisseau Ceinture) — 3 passages.

7) Posez les mains sur les épines iliaques et par de petits appuis simultanés, assez rapides, mobilisez les hanches. (Photo 180)

8) *Pressions vibrées :* imperceptibles — mains superposées le long de la ligne médiane plexus-pubis ; 3 passages. (Photo 181)

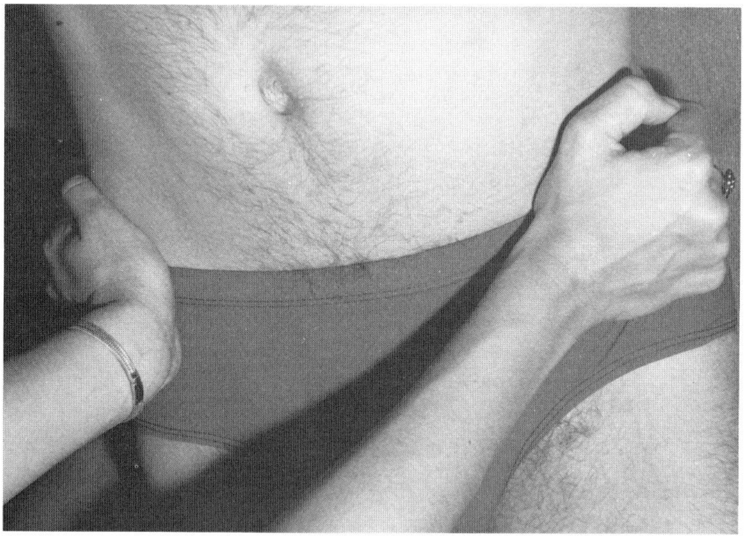
180

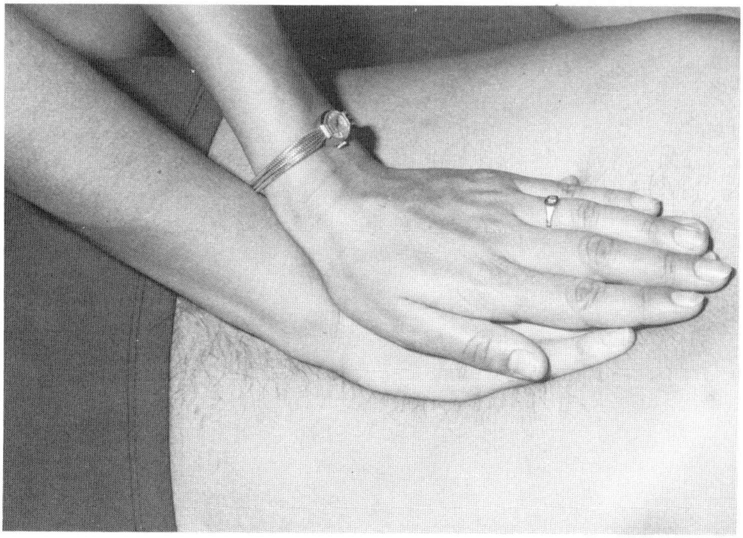
181

SEPTIEME SEQUENCE

JAMBES — PIEDS

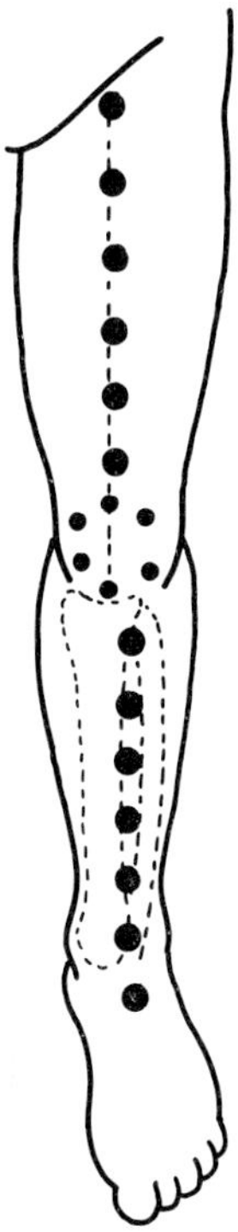

Schéma 50

Votre position : toujours en Seiza, parallèlement à votre partenaire (déplacez-vous selon le besoin).

1) *Aine*
Pressions avec le pouce, le long du pli — 3 passages.

2) *Jambes* (Schéma 50)
a) Face supérieure (E)
Pressions : — pouces superposés — de l'aine à la cheville :

- le long de la ligne médiane aine-genou (photo 182)
- autour de la rotule (voir *do in* des genoux)
- le long de la ligne externe du tibia vers cou-de-pied.

3 trajets.

b) Face externe (VB) (Schéma 51)
Votre position : en Seiza face à votre partenaire.
Pressions : pouces bout à bout ou superposés, mains en contact avec la jambe.
Suivez la ligne qui descend de la hanche vers la malléole externe ; 3 passages.

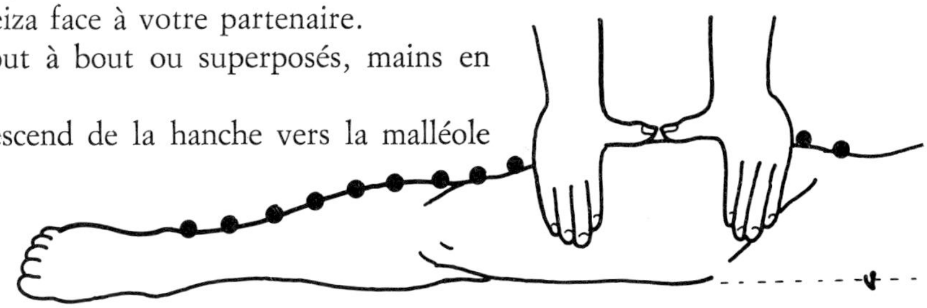

Schéma 51

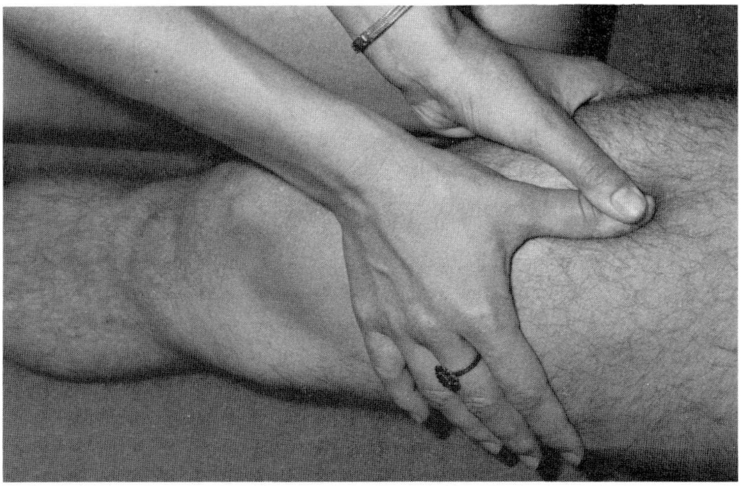

c) Face interne (F — R —RP) (Schéma 52)

Repliez et ouvrez la jambe de votre partenaire, en rabattant le genou vers vous (ajustez votre position). (Photo 182 bis)

Pressions : aine — malléole interne :

- le long de la ligne médiane aine-genou
- autour de la face interne du genou, toujours sensible
- le long du bord interne du tibia vers malléole.

Remettez la jambe en place.

3) *Cheville* (Schéma 53)

Pressions sur toute la face supérieure — plusieurs passages.

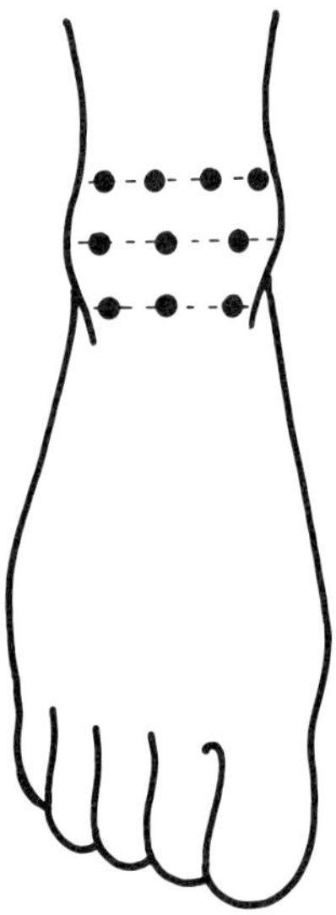

Schéma 53

Changez de côté, pour faire la jambe droite.

4) *Pieds*

Les pieds méritent toute notre attention. Vous avez pu lire dans le chapitre *do in* des pieds, l'importance du bon état de nos supports, de nos racines.

Avec *Shiatsu,* vous allez pouvoir faire aux autres tout ce que vous aimeriez qu'on vous fasse...

Reportez-vous à *do in,* à la charte des zones de projection, à la carte des méridiens. Mais surtout, suivez votre intuition...

Le massage peut durer de cinq minutes à une demi-heure ou plus... Ce n'est pas votre partenaire qui s'en plaindra. D'ailleurs, fort probablement, il dormira...

182 *bis*

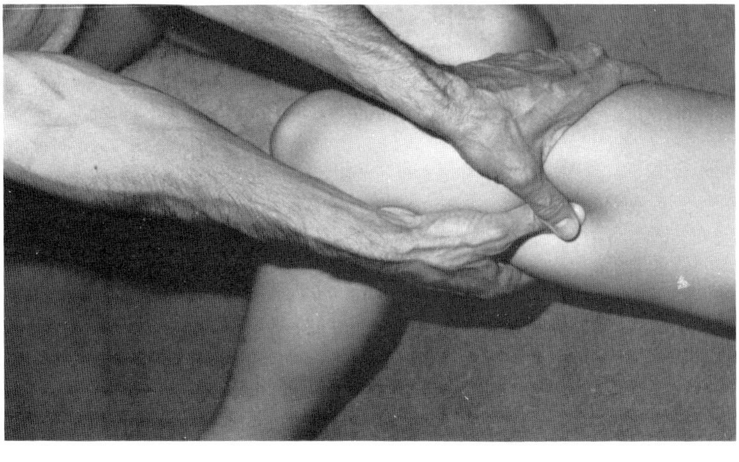

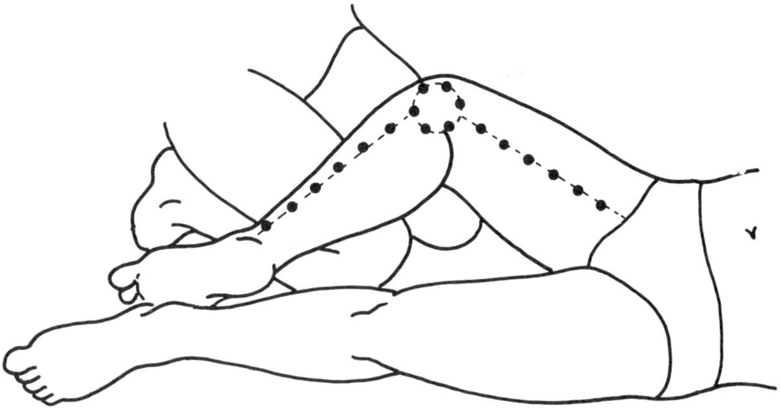

Schéma 52

Rappel de quelques manœuvres :
Votre position : en Seiza, aux pieds de votre partenaire.

- *Mobilisation douce des articulations.*

— Flexion — extension — rotation de la cheville (photo 183)
— Torsions.

- *Pressions :*

— sur le dessus du pied, entre les métatarsiens
— entre les orteils

183

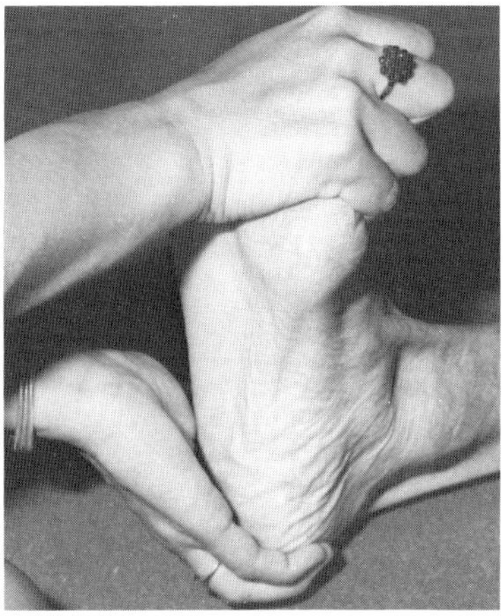

184

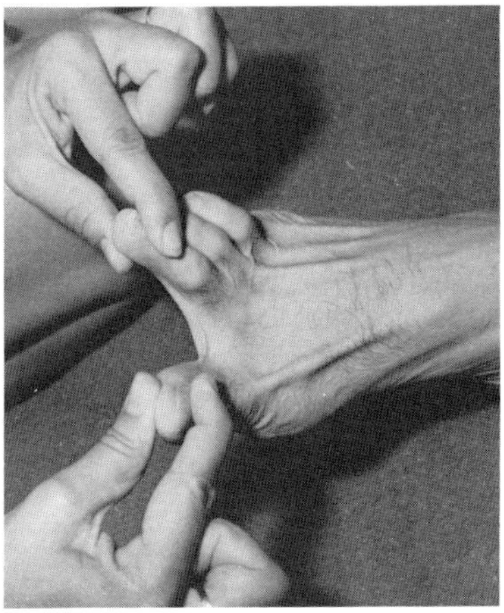

185

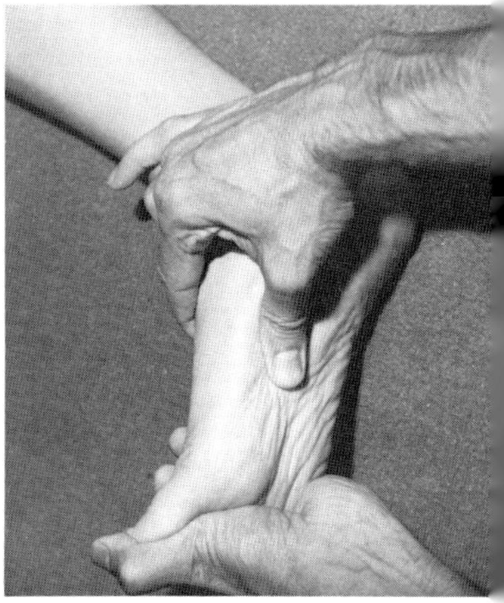

— sur les phalanges, de chaque côté
— vissez, dévissez, tirez sec
— mouvement de va-et-vient
— « grand écart » entre les orteils (photo 184)
— pressez en tournant sur chaque articulation
— pressez en tournant la pulpe de chaque orteil
— pincez les ongles, etc.

Plante : Pressions tout autour, sur la ligne médiane, insistez au niveau de la zone du plexus, le long de la « colonne vertébrale » du pied, etc. (Photo 185)

Mais ici, ni claque, ni coup de poing comme en *do in*... Achevez de donner Shiatsu avec la douceur d'une caresse...

Votre partenaire, même s'il ne dort pas, appréciera de rester encore allongé quelques instants, bien couvert, au calme.

Pour vous faciliter la pratique, tout au moins au début, voici un résumé filmé de *Shiatsu* que vous pourrez placer devant vous et consulter d'un œil... (Pages 186-187)

Résumé filmé du shiatsu

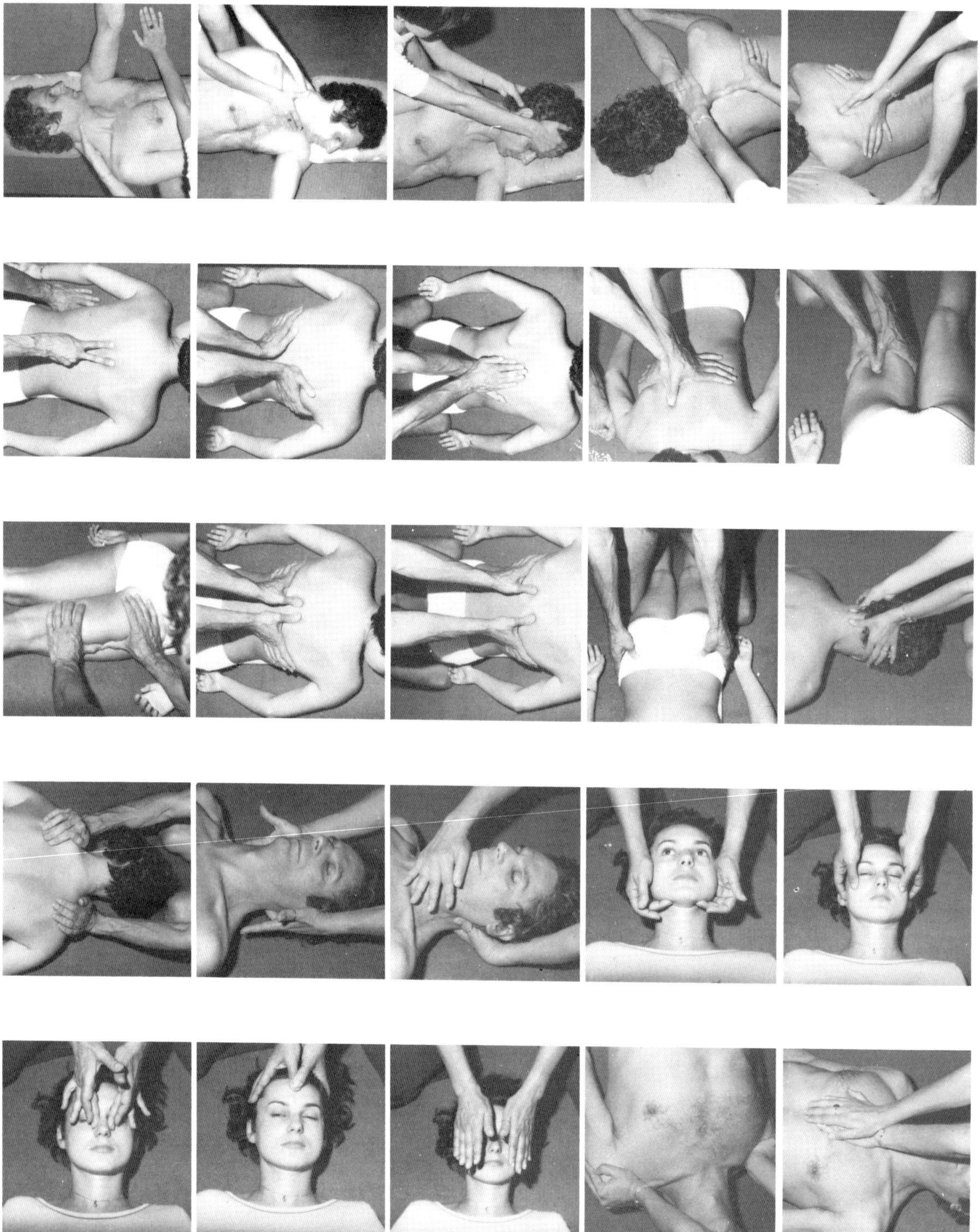

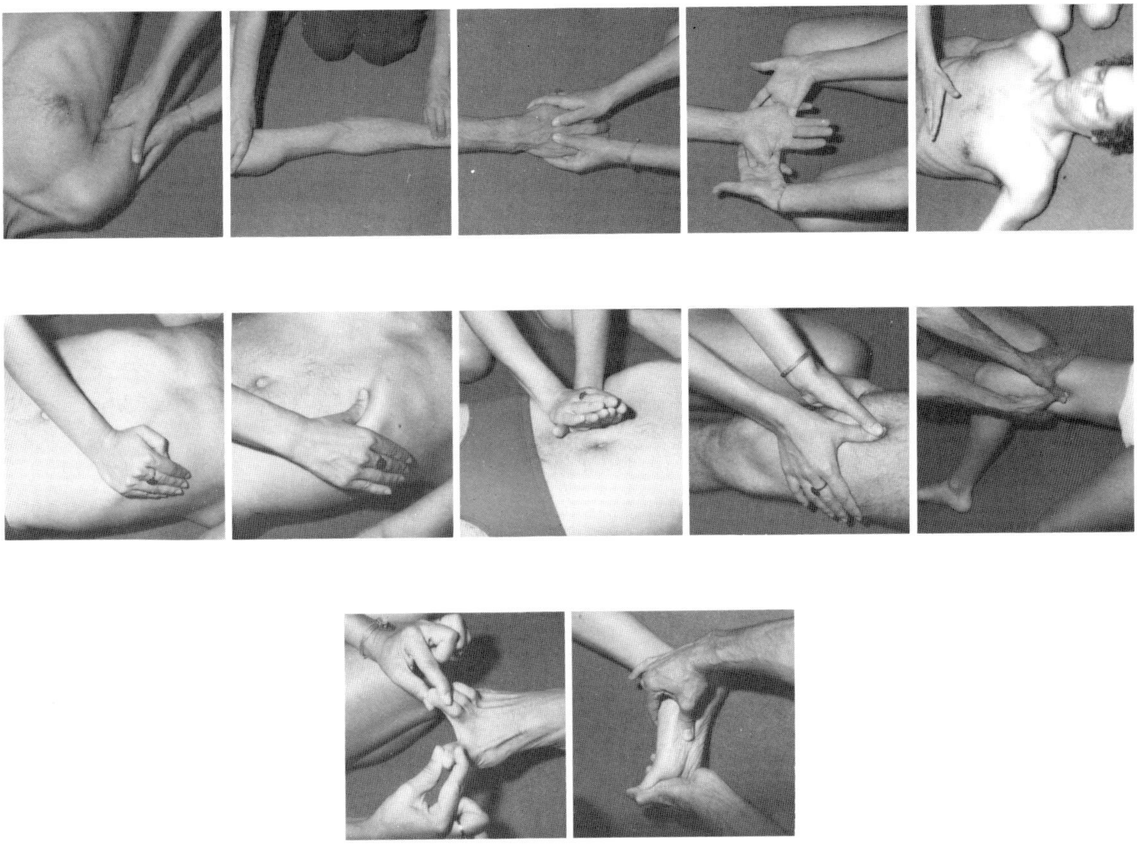

N. B. Le résumé filmé se lit page par page et de haut en bas.

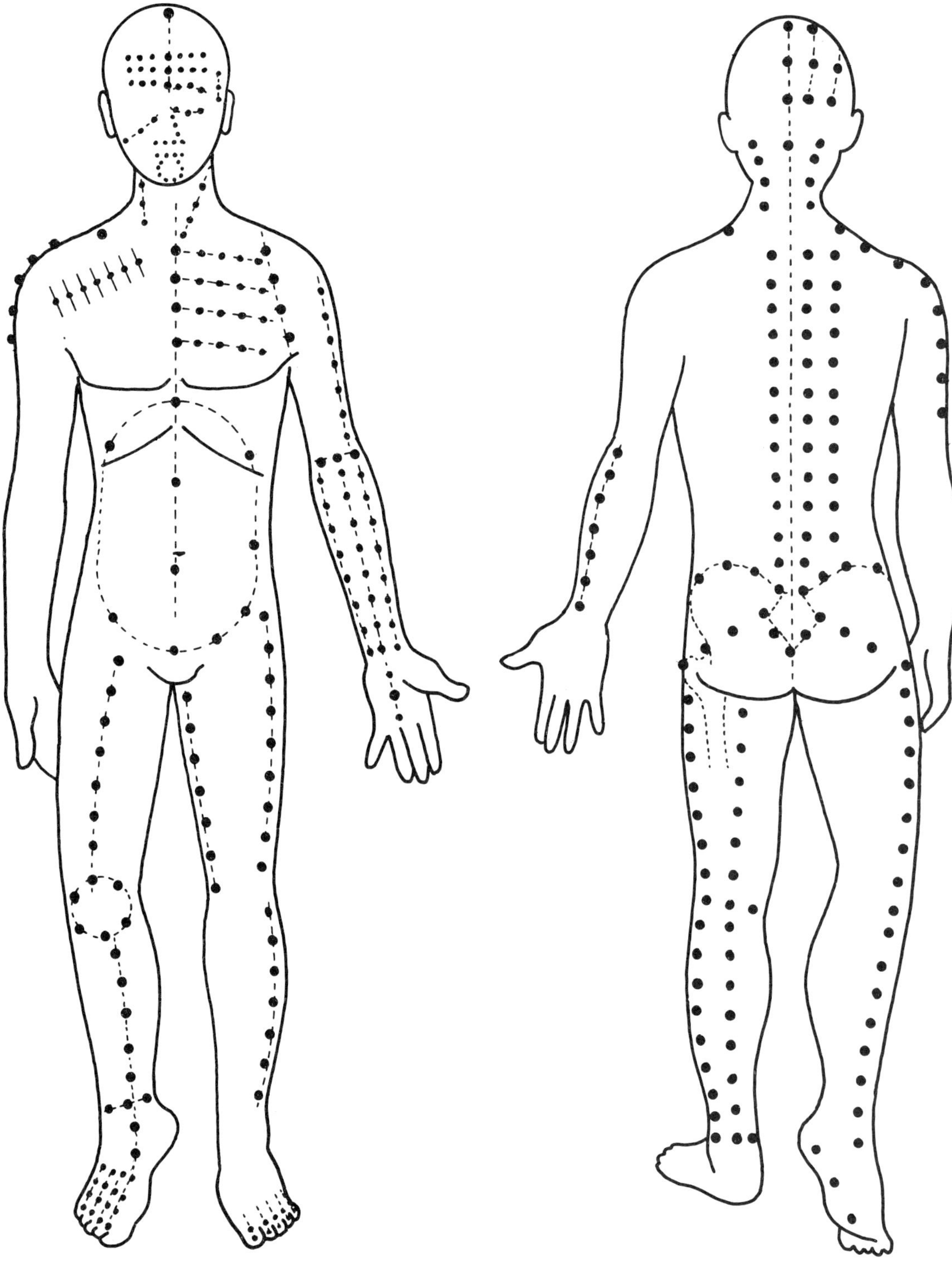

SCHEMAS RECAPITULATIFS A ET B

SHIATSU DU DOS

SUJET ASSIS

Relaxant, mais tonique, ce Shiatsu peut être aisément adapté aux circonstances.

Il peut en effet, être donné seul, faire suite à un Shiatsu partiel, et même pourquoi pas, à un Shiatsu complet.

Outre les pressions, il fait appel à des techniques spéciales, percussions, pincements, etc.

Position de votre partenaire

Assis devant vous, soit au sol, en Seiza, soit sur un siège sans dossier.

Votre position

Si votre partenaire est en Seiza, placez-vous à genoux dressés, à sa gauche.

S'il est sur un siège, restez debout.

1) Demandez à votre partenaire de laisser tomber son front dans votre main droite, en relâchant la tête. (Photo 186)

Avec la main gauche :

— pressions sur la base du crâne. Insistez sur le point central.

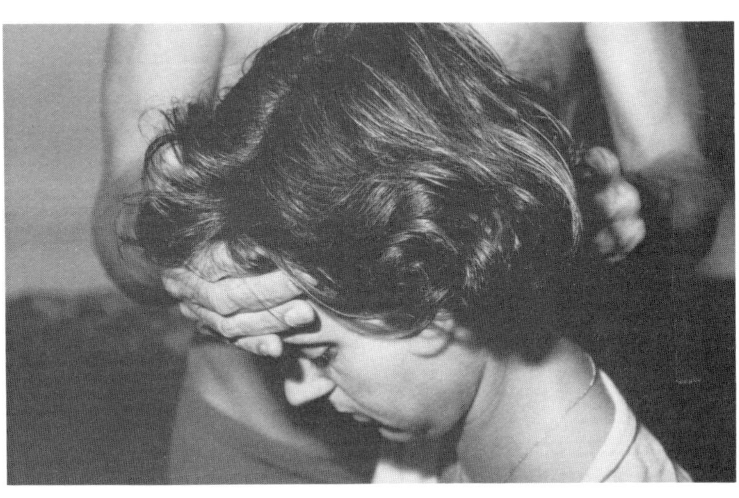

186

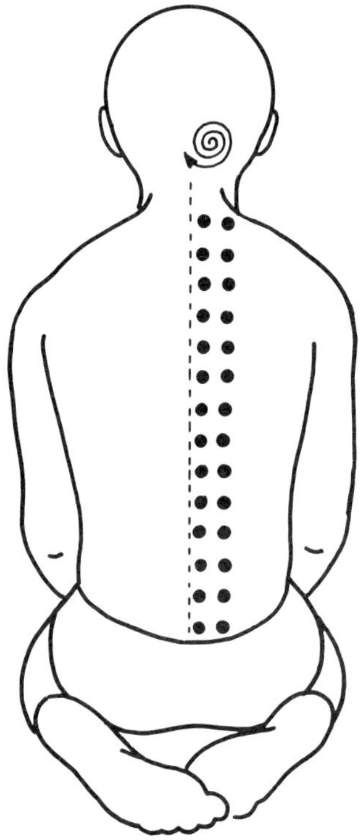

Schéma 54

— massez en tournant les fenêtres du ciel.

Puis placez-vous à genoux dressés *derrière* votre partenaire (ou debout).

2) Croisez vos doigts, et avec le talon des mains, emboîtez le haut de la nuque. Imprimez un léger mouvement de rotation de droite à gauche. La tête est entraînée passivement. Déplacez vos mains plus bas, et recommencez. (Photo 187)

3) Depuis les oreilles, étirez lentement les trapèzes vers l'extérieur. (Photo 188) 3 ou 4 fois, de plus en plus fermement.

4) Pincez les trapèzes entre pouce et doigts et, avec le pouce, chassez les trapèzes en avant, vers les clavicules. (Photo 189)

Replacez-vous en *seiza.*

5) Pressions, si possible vibrées, avec la pulpe des pouces, dans les gouttières vertébrales, depuis la base du crâne jusqu'au sacrum. 3 passages — puis même trajet à 3 centimètres en dehors — 3 passages. (Schéma 54 ; photo 190)

6) Entre index et majeur repliés, pincez la chair, le long du sillon vertébral, au niveau des omoplates. Tirez vers vous,

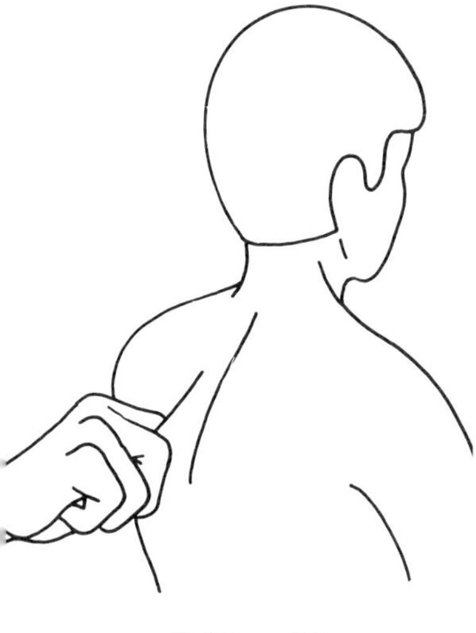

Schéma 55

187

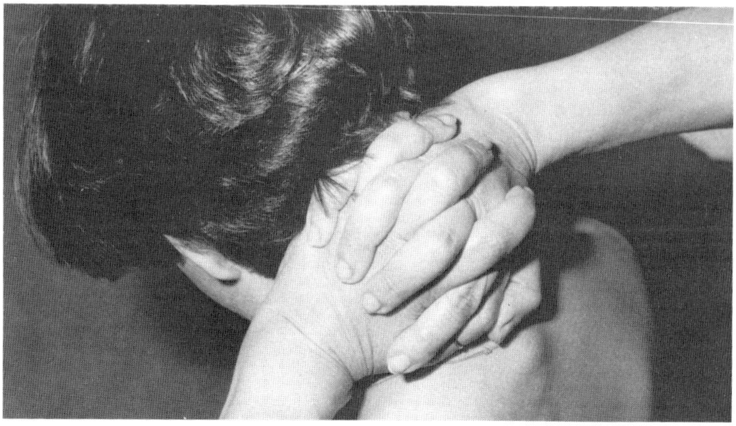

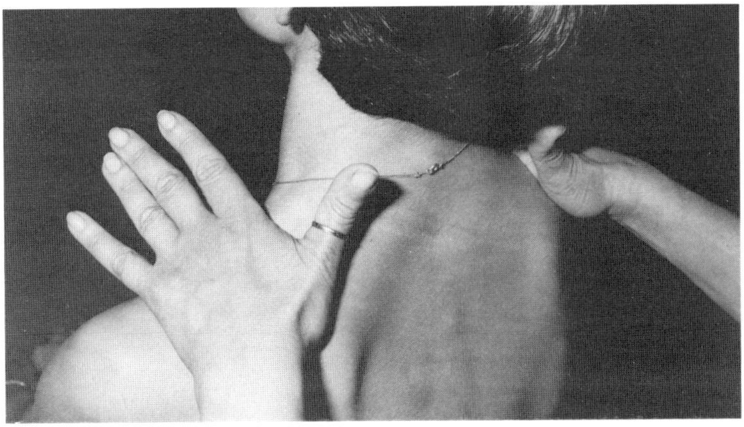
188

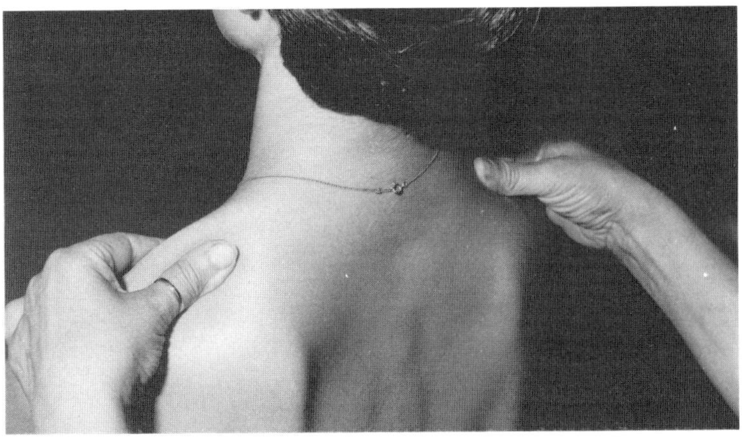
189

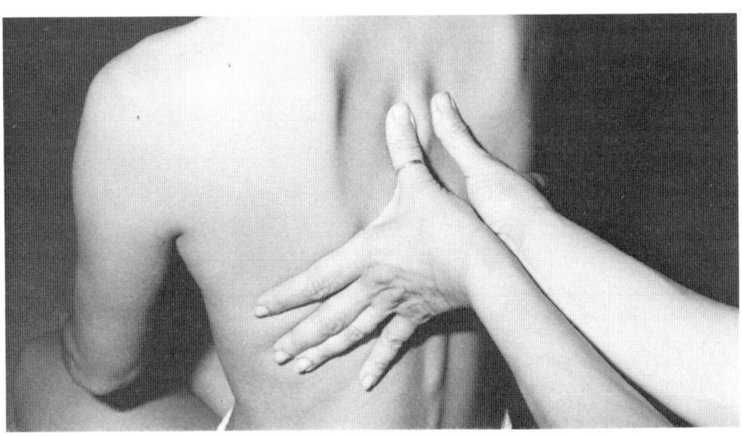
190

et lâchez assez sec. Descendez ainsi jusqu'au sacrum. (Photo 191)

Cette technique de « pincer-lâcher » peut s'appliquer à tout le dos, et même aux bras.

7) Depuis la taille, en remontant, pincez-roulez la chair le long du sillon vertébral ; 3 passages. (Photo 192)

8) Le « *hachoir* » (Schéma 56 [a]).

Avec le bord cubital de la main et des doigts, « cinglez » simultanément, en descendant, les côtés de la colonne vertébrale. (Photo 193)

Vous pouvez aussi faire profiter tout le dos de cette technique...

9) Série de percussions

a) trapèzes

— frappes simultanées, poings à demi fermés côté cubital. (Schéma 56 [c])

— mains en coque. (Schéma 56 [b])

b) sur tout le dos et les hanches en tournant :

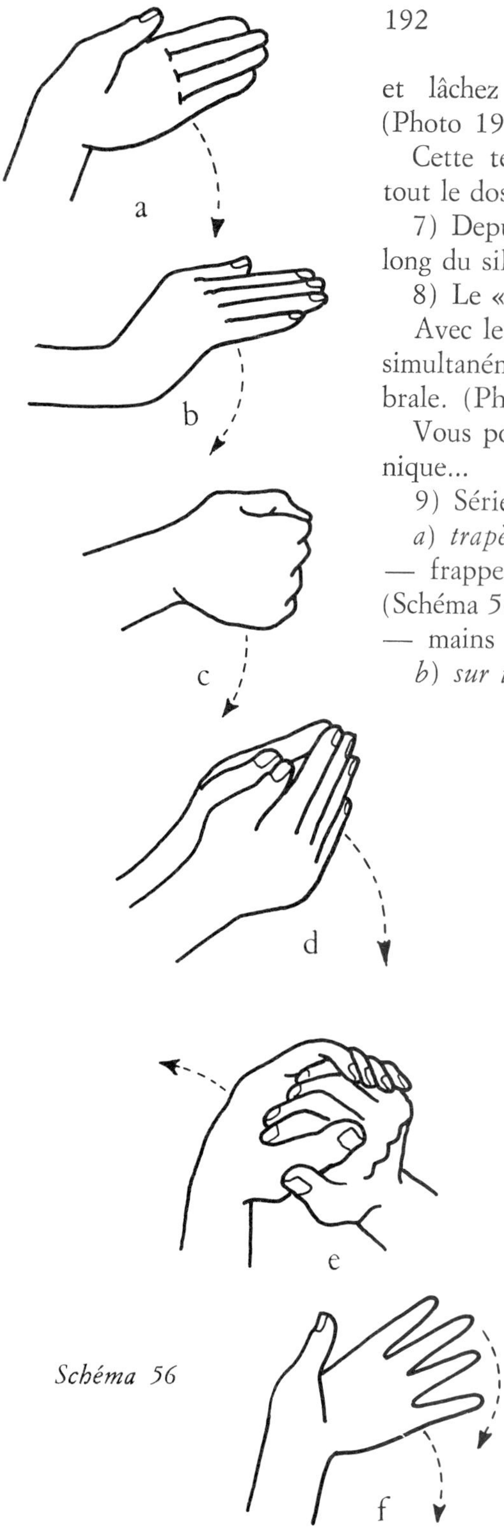

Schéma 56

191

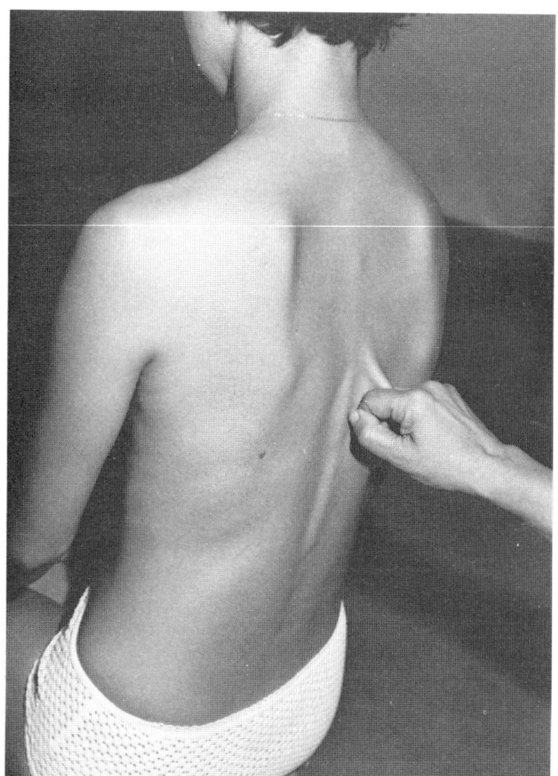

« *Tam-tam* » — poings à demi fermés côté cubital
« *clocher* » — mains jointes en coque, frappes avec le bord cubital des mains. (Schéma 56 [d])
Coussin d'air
— prenez une main dans l'autre sans les serrer, de façon à ce qu'il y ait un vide entre elles, frappes sèches, mais légères, avec le dos d'une main. (Schéma 56 [c])
Hachures
— frappes très sèches, rapides avec les doigts entrouverts, détendus (bord cubital). (Schéma 56 [f])
10) Frictions-caresses, en rond, sur tout le dos et les hanches.

Toutes ces manœuvres doivent durer de 1 à 3 minutes chacune et procurer une sensation *à la limite du plaisir et de la douleur...* mais cependant agréable...

Elles ont pour but d'intensifier la circulation sanguine, de réduire la tension nerveuse, d'éliminer fatigue et tensions musculaires.

192

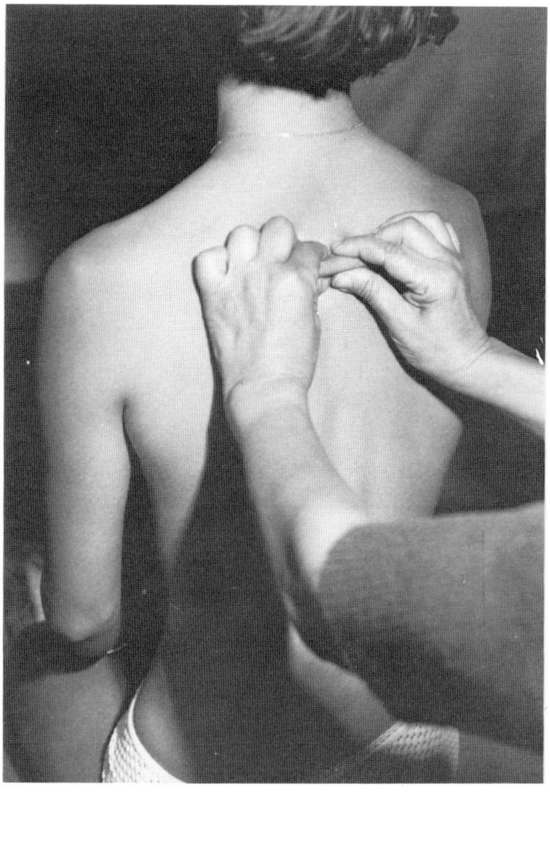

193

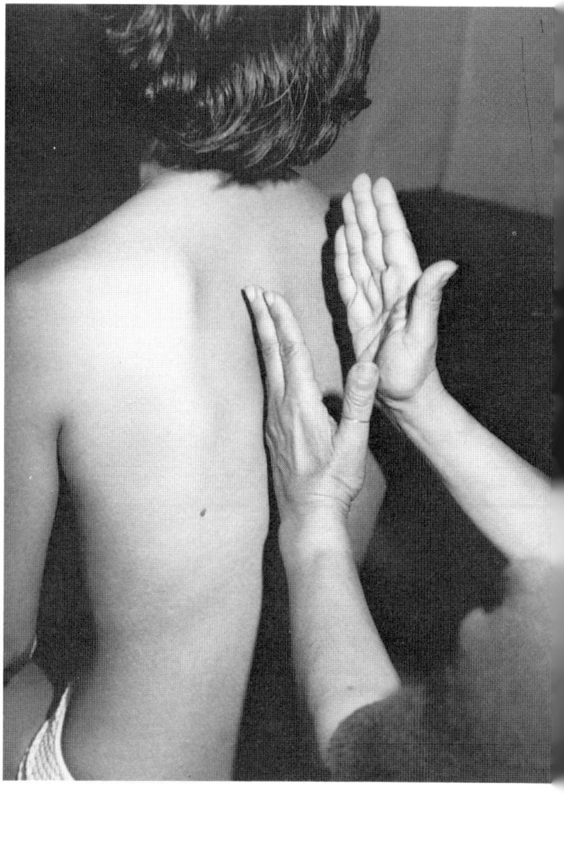

SHIATSU « MINUTE »

Pour le cas où vous ne disposez que de peu de temps, voici une technique, rapide mais cependant efficace. (Schéma 57 à 61)

1) Pressions sur le sommet de la tête, sur les 2 ex-fontanelles. (Photo 194-195)

2) Pressions sur le buste en 3 points : — cœur (photo 196) ; — estomac ; — *hara.*

3) Pressions sur le creux des omoplates (photo 197) et les points correspondants des fessiers. (Photo 198)

4) Pressions au creux des paumes.

5) Pressions au centre de la plante des pieds et sur le point d'entrée du méridien du rein.

Faites 5 à 10 pressions sur chaque point, obligatoirement accompagnées du souffle.

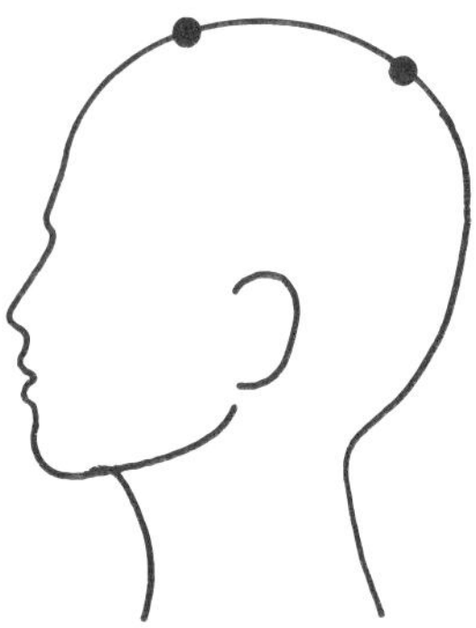

Schéma 57

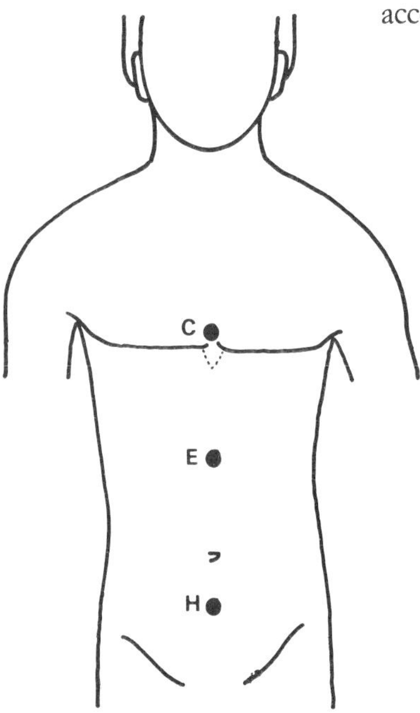

Schéma 58

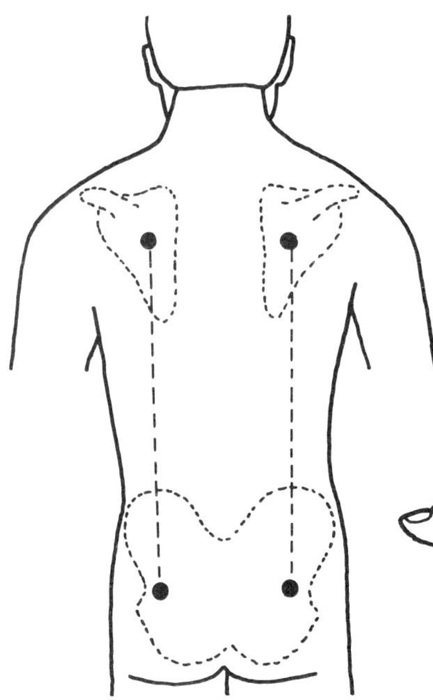

Schéma 59

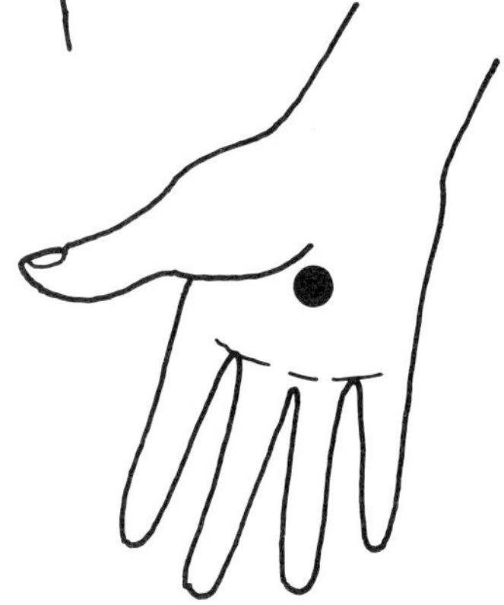

Schéma 60

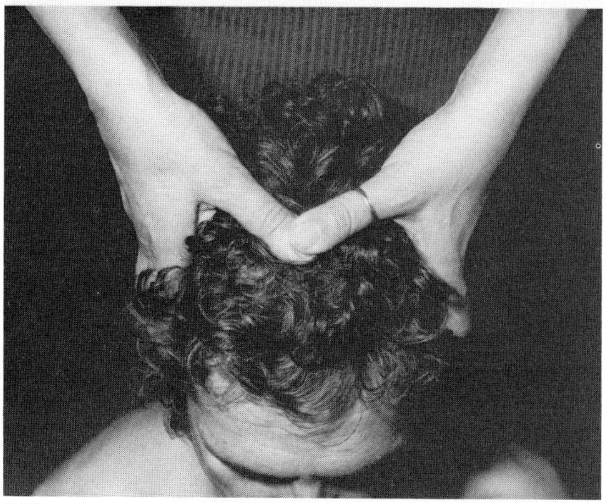

194

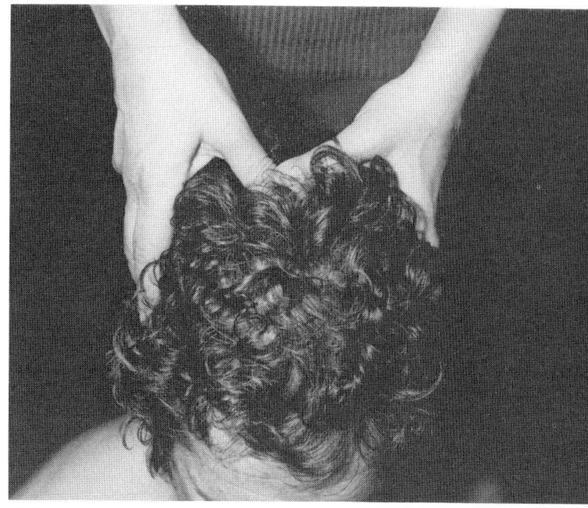

195

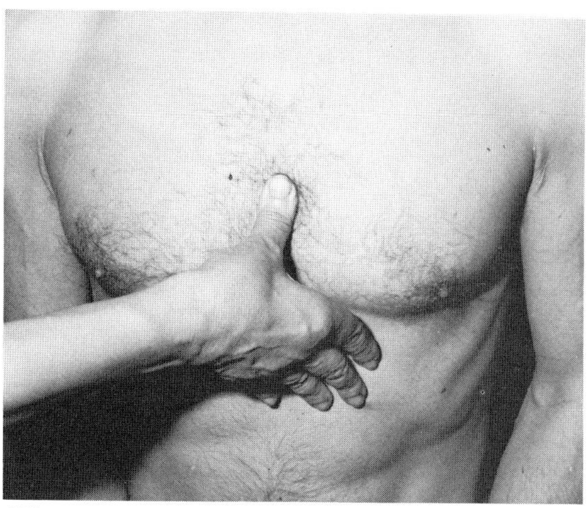

196

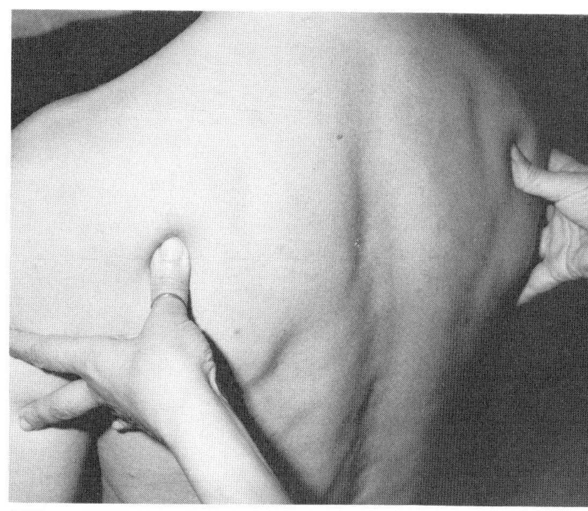

197

Schéma 61

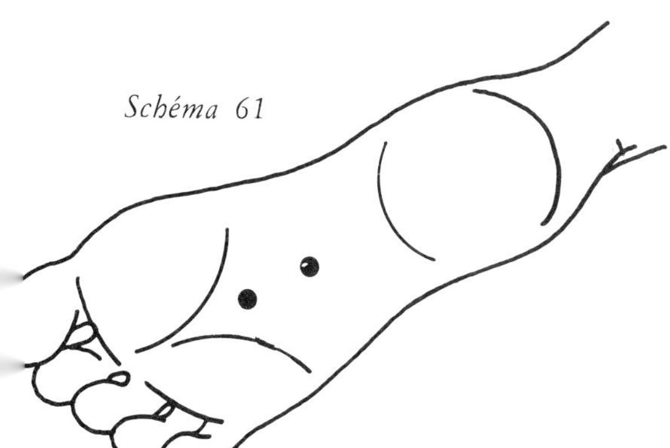

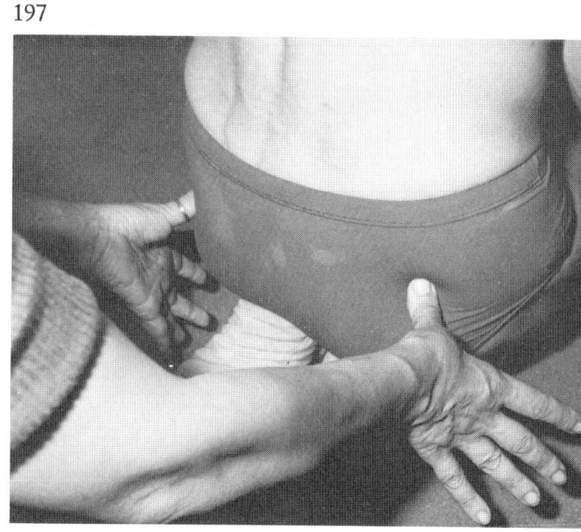

Alimentation

La pratique de *do in* et *shiatsu* et une meilleure compréhension des lois de l'énergie vous conduiront insensiblement à une remise en question de votre alimentation.

La maladie résultant d'un déséquilibre yin/yang, comment faire pour bien se nourrir, respecter les grands équilibres naturels, fournir au corps l'énergie « juste » qui le maintient toujours en bonne santé physique et mentale ? Le mode alimentaire qui, dans l'absolu, correspond idéalement à cette demande est sans conteste, la *macrobiotique.*

Mais proposant des directives très particulières et rigoureuses, elle oblige à faire table rase de toutes les idées reçues. Selon son créateur, le professeur japonais *Oshawa :* « C'est l'art de se nourrir en harmonie avec les lois de l'Univers en fonction des besoins du moment pour aboutir au bonheur en passant par la paix et la santé. »

La macrobiotique consiste donc à établir un régime individuel qui tient compte des tendances et de l'environnement personnels. Ce n'est pas si simple !

Cette cuisine personnalisée où les aliments yin/yang sont dosés avec minutie se compose principalement d'algues, de céréales, de légumes verts (très peu). Elle accepte les protéines animales en toute petite quantité, limite sévèrement thé, café et n'admet comme sucre que le miel, la mélasse, quelques fruits secs et frais.

Appliquée à la lettre, elle risquerait, semble-t-il, de provoquer des carences en vitamines B 12, en fer, en calcium, en protéines. Mais ceci est peut-être dû à une application de principes et de règles si différents de nos conceptions et qui bouleversent complètement nos habitudes. A vous de vous renseigner, d'essayer avec prudence cette discipline alimentaire qui, plus qu'un régime, est une philosophie et un style de vie dont *do in* et *shiatsu* font partie. A vous de décider, de prendre en charge votre équilibre énergétique et votre santé par un choix judicieux des produits que vous absorbez.

Mais surtout ne tombez pas d'un esclavage dans un autre, ne devenez pas sectaire ; ne vous composez pas un mode d'alimentation qui contrarie vos besoins profonds. Vous ne pourriez le supporter longtemps, et un sentiment de culpabilité viendrait vite aggraver celui de votre frustration...

S'il vous est difficile de changer toutes vos habitudes, contentez-vous d'adopter quelques règles de base :

— Consommez fruits et légumes frais et naturels en tenant compte du rythme des saisons ;

— préférez un jour sur deux les protéines des céréales complètes, noix, fromages, à la viande animale trop riche en toxines ;

— évitez les mélanges compliqués à un même repas ;

— éliminez progressivement tabac, alcool, café, thé et surtout le sucre et ses dérivés qui inhibent les fonctions digestives ;

— prenez le temps de choisir des aliments sains et pleins de vitalité. C'est de leur énergie que vous tirez une partie de votre substance ;

— abstenez-vous de boire en mangeant pour ne pas diluer les sucs digestifs ;

— observez, si cela ne vous « traumatise » pas, un jour de jeûne par semaine, toujours le même de préférence.

Mais... rappelez-vous que les petits « extras » sont nécessaires pour le psychisme...

Un pratiquant *do in* et *shiatsu* doit être gai. Le contentement fait aussi partie de la qualité de ces techniques de bien-être.

Quelques points « dépannage »

EN ATTENDANT LES SOINS DU SPECIALISTE

Localisez au mieux le ou les points que vous devez presser : la pose de l'aiguille nécessite une grande précision, mais la largeur de votre doigt couvre une surface assez importante, pour atteindre le point recherché.

Celui-ci est d'ailleurs sensible, spontanément ou au toucher. C'est le meilleur repère. Appliquez une pression ferme et progressive, tout en expirant. Maintenez la pression maximale 3 à 5 secondes. Relâchez lentement et recommencez, si besoin est.

Vous effectuerez aisément le repérage des points ci-dessous sur les planches 1 à 12 (chiffres entre parenthèses).

• *Acné*

24 VC — mi-distance entre pointe menton et lèvre. (1)

Aérophagie

45 E — angle externe ongle deuxième orteil. (8)

• *Aphonie*

6 P — 3 travers de doigts, sous le côté externe (côté pouce) du pli du coude. (6)

4 GI — angle 1er/2e métacarpien (contre le 2e) — face dorsale. (4)

15 VG — point médian à la base du crâne. (1)

• *Asthme*

1 R — sous le pied, dans le creux en recroquevillant le pied. (8 bis)

17 VC — milieu des mamelons sur le sternum. (5)

1 P — dans le creux, sous la clavicule. (5)

• *Ballonnements*

27 VB — point culminant crête iliaque (hanche). (9)

2 GI — 1re phalange index (côté pouce) contre la bosse métacarpo-phalangienne. (4)

45 E — angle externe ongle 2e orteil (côté 3e). (8)

• *Boulimie*

36 E — côté externe du tibia — 3 à 5 doigts au-dessous de la rotule. (9)

•*Boule dans la gorge*

18 VG — sur la ligne médiane du crâne (2 travers de doigts au-dessus du pavillon de l'oreille). (1)

•*Bourdonnements d'oreille*

21 TR/22 TR — sillon du cartilage de l'oreille. (1)

•*Bras* (toutes névralgies)

14 TR — pointe de l'épaule (pointe de l'Acromion). (7)

•*Brûlures d'estomac*

21 VC — ras de la fourchette sternale. (5)

•*Cauchemars*

45 E — angle externe ongle 2e orteil. (8)

44 E — fin pli entre 2e et 3e orteil. (8)

•*Céphalées* (maux de tête)

4 GI — angle 1er et 2e métacarpien (contre le 2e) face dorsale. (4)

7 P — dans la gouttière où battent les pouls — à 4 centimètres environ du pli du poignet appuyez 10 secondes, environ. (6)

10 V — fenêtre du ciel, de part et d'autre de l'apophyse épineuse. (1)

21 TR — sillon cartilage de l'oreille. (1)

1 VB — coin externe de l'œil, bord de la tempe. (1)

20 VB — bord postérieur mastoïde (base du crâne). (1)

24 VG — centre des deux sourcils. (1)

41 E — sous le tibia entre les 2 tendons (migraines ophtalmiques). (8)

•*Chevilles gonflées*

3 F — angle 1er/2e métatarsien. (8)

•*Constipation*

F 2 — fin pli entre 1er et 2e orteil. (8)

4 GI — angle 1er et 2e métacarpien (contre le 2e). (4)

36 E — 3 à 5 doigts au-dessous de la rotule — côté externe du tibia. (9)

2 GI — 1re phalange de l'index (côté pouce) contre la base métacarpo-phalangienne. (4)

•*Coude*

4 IG — bord cubital de la main — dans le creux après le 5e métacarpe. (4)

11 GI — creux situé à la fin de la saignée du coude (côté

auriculaire lorsqu'on met la main sur la tête. (2)

•*Coup de soleil*

7 MC — milieu du pli du poignet, bord de la paume. (3)

•*Crampes mollet*

57 V — entre les 2 jumeaux, en se mettant sur la pointe du pied. (10)

•*Crampes pied*

41 E — sur le milieu du cou-de-pied — sous le tibia.(8)

•*Diarrhée*

36 E — 3 à 5 doigts au-dessus de la rotule, côté externe du tibia. (9)

41 E — point au milieu du cou-de-pied, sous le tibia. (8)

•*Dents*

44 E — fin du pli, entre 2e et 3e orteil, le meilleur point.(8)

45 E — angle externe ongle 2e orteil. Pincer fortement.(8)

4 GI — angle 1er et 2e métacarpien (contre le 2e) — face dorsale. (4)

1 E — sous l'œil (sous le centre de l'orbite). (1)

4 E — 2 doigts en arrière de la commissure labiale. (1)

1 GI — angle de l'ongle index, côté pouce. (4)

•*Digestion difficile*

45 E — angle externe de l'ongle du 2e orteil (côté 3e).(8)

•*Enfant qui travaille mal en classe*

36 E — côté externe du tibia — 3 à 5e doigts au-dessous de la rotule. (9)

19 VG — fontanelle arrière (ouverture de l'esprit, mémoire, goût d'apprendre). (1)

•*Enrouement*

6 P — 3 travers de doigts sous le bord externe (côté pouce) du pli du coude. (6)

•*Epaule*

15 TR — arête de l'épaule, entre base du cou et pointe de l'épaule. (7)

11 IG — creux de l'omoplate (arthrite). (7)

•*Estomac* (maux)

34 E — 5 centimètres au-dessus du bord externe de la rotule. (9)

25 E — 5 centimètres à droite et à gauche du nombril, et à 2 travers de doigts en-dessous. (5)

•*Eternuements* (crise)
5 P — début du pli du coude (côté pouce). (6)
•*Fatigue*
8 MC — creux de la paume. (3)
•*Foie*
3 F — angle 1er et 2e métatarsiens. (8)
2 F — fin du pli 1er et 2e orteil. (8)
39 VB — 4 travers de doigts au-dessus de la malléole externe. (8)
•*Genou*
7 F — douleur à la flexion (tubérosité interne du tibia). (9)
8 F — pli du genou, bord interne, en dedans du tendon (muscle *demi-membraneux*). (10)
•*Gonflement*
45 E — angle externe de l'ongle du 2e orteil (côté 3e). (8)
•*Gueule de bois*
6 MC — 3 travers de doigts au-dessus du milieu du pli du poignet. (6)
8 VB — dans la fossette située dans la tête, 2 travers de doigts au-dessus de l'oreille. (1)
10 P — milieu éminence thénar, base 1er métacarpien. (3)
•*Hanche*
54 V — milieu du pli du genou. (10)
30 VB — sur le grand Trochanter (haut de la cuisse).(9)
•*Hémorroïdes*
1 F — angle externe ongle gros orteil, côté 2e orteil. (8)
1 RP — ongle interne gros orteil, prévient la crise. (8)
•*Hoquet*
22 VC — sous la pomme d'Adam. (5)
21 VC — fourchette sternale (creux). (5)
•*Idées noires*
36 E — 3 à 5 doigts au-dessous de la rotule, côté externe du tibia. (9)
C 3 — extrémité pli du coude — côté auriculaire. (2)
•*Inquiétude*
C 7 — creux du pli poignet et paume, côté 5e doigt. (3)
MC 3 — milieu pli du coude, côté interne du tendon (côté pouce). (6)

•*Insomnie*

6 R — creux sous la malléole interne. (8 bis)

10 TR — fossette au-dessus de la pointe du coude (poing sur la hanche). (7)

6 MC — 3 travers de doigts, au-dessus milieu pli du poignet. (6)

•*Ivresse*

25 VG — pointe du nez (*Pintchoun*). (5)

8 VB — dans la fossette située dans la tête, 2 travers de doigts au-dessus de la pointe de l'oreille. (1)

10 P — *éminence Thénar* — base 1er métacarpien. (3)

•*Lassitude*

8 MC — creux de la paume. (3)

•*Mal de gorge*

11 P — angles ongle du pouce (les 2 angles). (4)

•*Mal des transports*

12 VC — mi-chemin entre base appendice xyphoïde et nombril. (5)

•*Manque d'attention*

19 VG — fontanelle arrière du sommet crâne. (1)

36 E — 3 à 5 doigts au-dessous de la rotule — côté externe du tibia. (9)

•*Nervosité*

15 VC — pointe appendice xyphoïde. (5)

•*Nez obstrué*

20 GI — petits creux côtés base du nez. (1)

24 VC — entre menton et lèvres. (1)

•*Nausée*

11 P — angles ongle pouce. (4)

6 MC — 3 travers de doigts au-dessus milieu pli du poignet. (6)

12 VC — mi-chemin entre base appendice xyphoïde et nombril. (5)

•*Oreilles*

17 TR — derrière le lobe de l'oreille dans le trou quand on ouvre la bouche. (1)

•*Palpitations*

C 9 — angle ongle 5e doigt côté 4e. (4)

7 MC — milieu pli poignet, contre paume. (3)

C 7 — creux entre pli du poignet et paume, côté du 5e doigt. (3)

•*Perte de mémoire*

19 VG — fontanelle, arrière sommet du crâne. (1)

36 E — 3 à 5 doigts au-dessous de la rotule, côté externe du tibia. (9)

•*Pieds fatigués*

44 E — fin du pli entre 2e et 3e orteil. (8)

•*Pessimisme*

16 VC — sur le sternum, 2 travers de doigts au-dessus de l'appendice xyphoïde. (5)

•*Réanimation*

26 VG — sous la base du nez (environ 2 mm) (1) simultanément avec

15 VG — point médian à la base du crâne simultanément.

C 9 — angle ongle 5e doigt (côté 4e). (4) (1)

1 R — sous le pied, dans le creux formé en recroquevillant l'avant du pied. (8 bis)

•*Respiration difficile*

17 VC — sur le sternum, niveau mamelon (3e/4e côte).

11 P — angle ongle du pouce. (4) (5)

10 P — éminence thenar — angle 1er métacarpien. (3)

•*Rhume de cerveau*

20 GI — base de l'aile du nez. (1)

2 V — encoches sous la base du sourcil. (1)

4 GI — angle 1er/2e métacarpien. (4)

•*Rhume des foins*

20 GI — base de l'aile du nez. (1)

2 V — encoches sous la base du sourcil. (1)

•*Rhume ordinaire*

1 P — dans le creux sous la clavicule. (5)

20 VB — bord postérieur mastoïde près du crâne. (1)

•*Saignement de nez*

20 GI — base de l'aile du nez. (1)

15 VG — point médian à la base du crâne. (1)

•*Sciatique*

54 V — milieu du pli du genou (presser très fort). (10)

36 E — 3 à 5 doigts au-dessous de la rotule, côté externe du tibia. (9)

30 VB — sur le grand Trochanter (bosse sur le haut de la cuisse). (9)

•*Tennis Elbow*

11 GI — creux à la fin de la saignée du coude. (2)

•*Tension émotionnelle*

10 TR — fossette au-dessus de la pointe du coude (poing sur la hanche). (7)

•*Tête qui tourne*

4 GI — angle 1er/2e métacarpien contre le 2e (main face dorsale). (4)

3 F — angle 1er/2e métatarsien (pied). (8)

1 R — sous le pied dans le creux lorsque l'avant du pied est recroquevillé. (8 bis)

•*Torpeur*

26 VG — sous la base du nez (environ 2 mm). (1)

•*Torticolis*

24 VC — entre menton et lèvre. (1)

67 V — angle externe ongle 5e orteil. (8)

10 V — fenêtre du ciel, de part et d'autre de l'apophyse épineuse. (1)

•*Toux*

22 VC — sous la pomme d'Adam. (5)

•*Trac*

C 3 — extrémité pli du coude — côté auriculaire. (2)

•*Tristesse*

C 9 — angle ongle 5e doigt (côté 4e). (4)

C 3 — extrémité pli du coude. (2)

•*Vomissements*

12 VC — mi-distance entre nombril et appendice xyphoïde. (5)

•*Yeux gonflés*

20 VB — bord postérieur mastoïde, limite du crâne. (1)

Planches récapitulatives

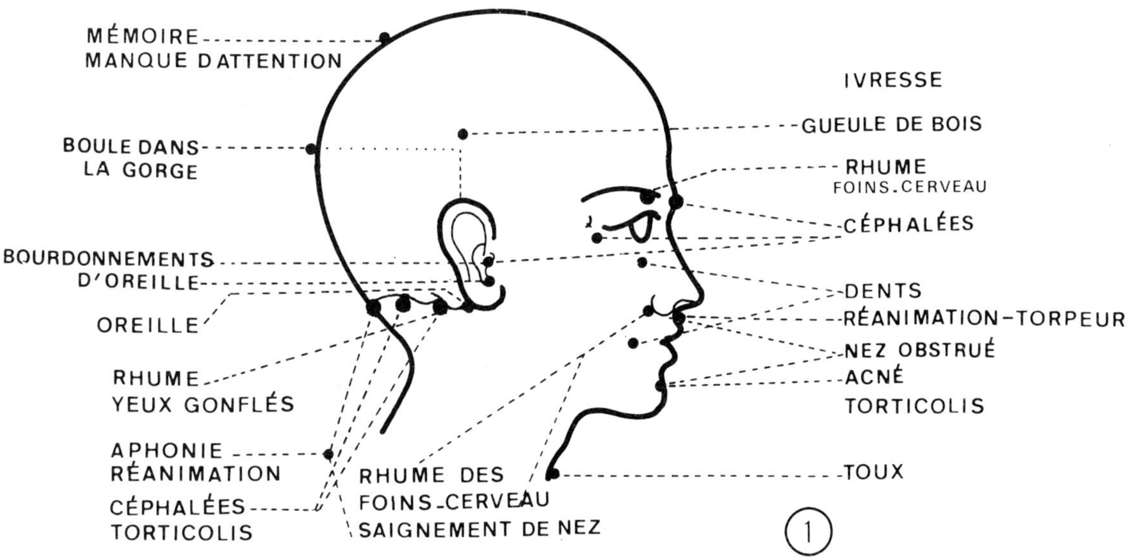
MÉMOIRE
MANQUE D'ATTENTION
BOULE DANS
LA GORGE
BOURDONNEMENTS
D'OREILLE
OREILLE
RHUME
YEUX GONFLÉS
APHONIE
RÉANIMATION
CÉPHALÉES
TORTICOLIS
RHUME DES
FOINS-CERVEAU
SAIGNEMENT DE NEZ
IVRESSE
GUEULE DE BOIS
RHUME
FOINS-CERVEAU
CÉPHALÉES
DENTS
RÉANIMATION-TORPEUR
NEZ OBSTRUÉ
ACNÉ
TORTICOLIS
TOUX

①

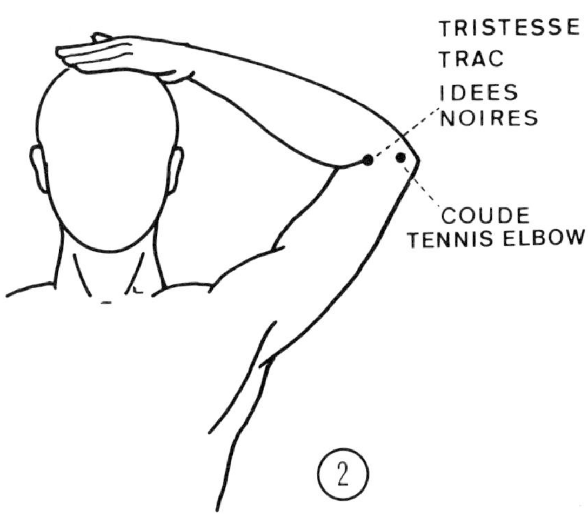
TRISTESSE
TRAC
IDEES
NOIRES
COUDE
TENNIS ELBOW

②

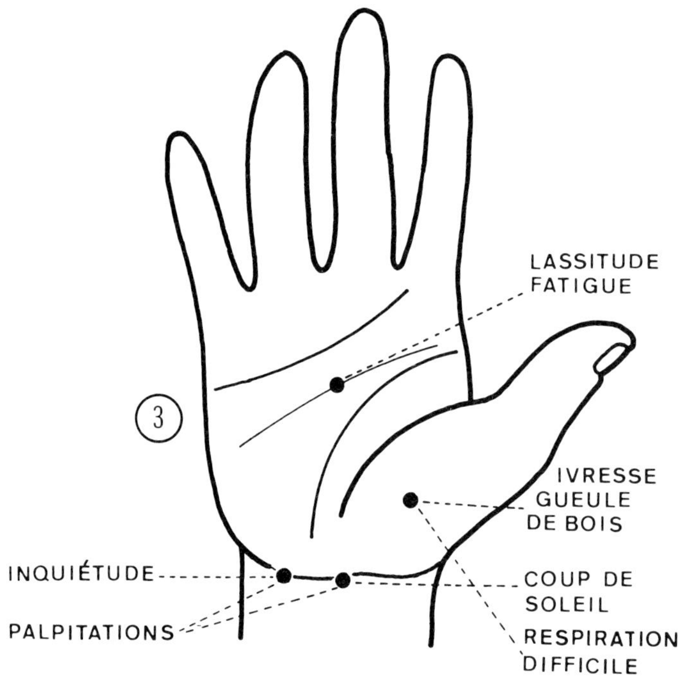
3
LASSITUDE
FATIGUE
IVRESSE
GUEULE
DE BOIS
INQUIÉTUDE
COUP DE
SOLEIL
PALPITATIONS
RESPIRATION
DIFFICILE

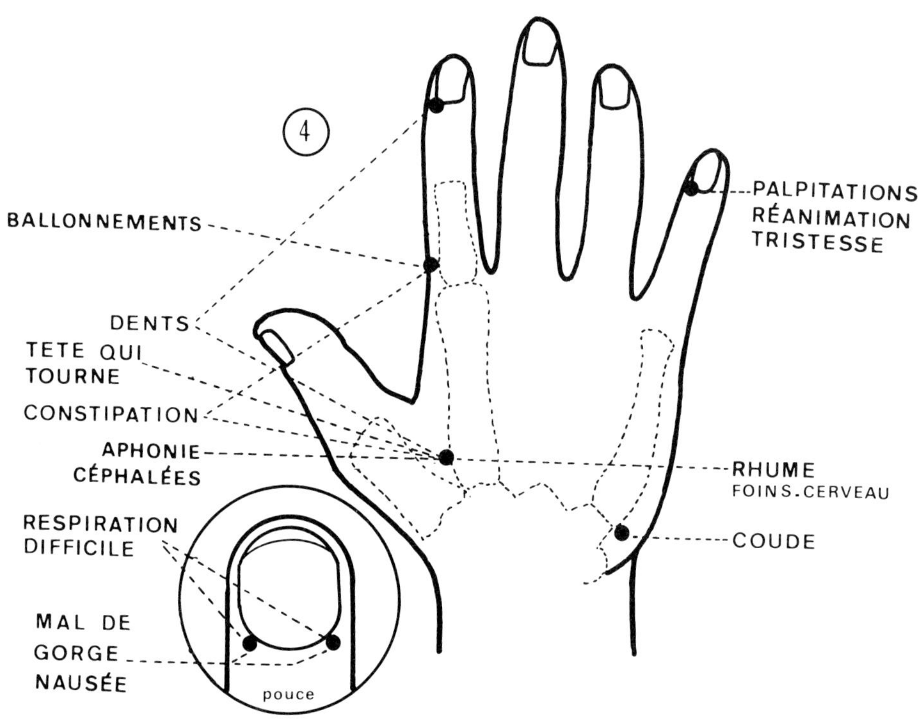
4
PALPITATIONS
RÉANIMATION
TRISTESSE
BALLONNEMENTS
DENTS
TETE QUI
TOURNE
CONSTIPATION
APHONIE
CÉPHALÉES
RHUME
FOINS.CERVEAU
COUDE
RESPIRATION
DIFFICILE
MAL DE
GORGE
NAUSÉE
pouce

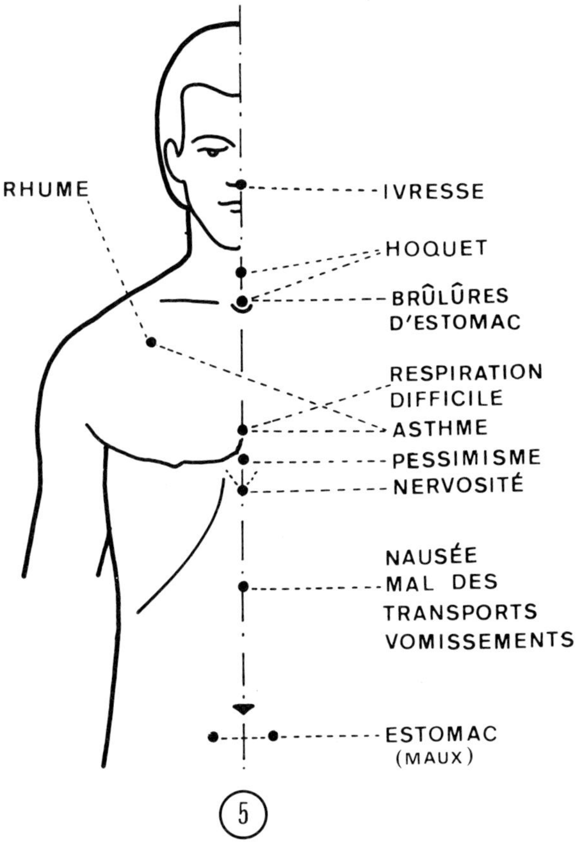
RHUME
IVRESSE
HOQUET
BRÛLÛRES
D'ESTOMAC
RESPIRATION
DIFFICILE
ASTHME
PESSIMISME
NERVOSITÉ
NAUSÉE
MAL DES
TRANSPORTS
VOMISSEMENTS
ESTOMAC
(MAUX)
5

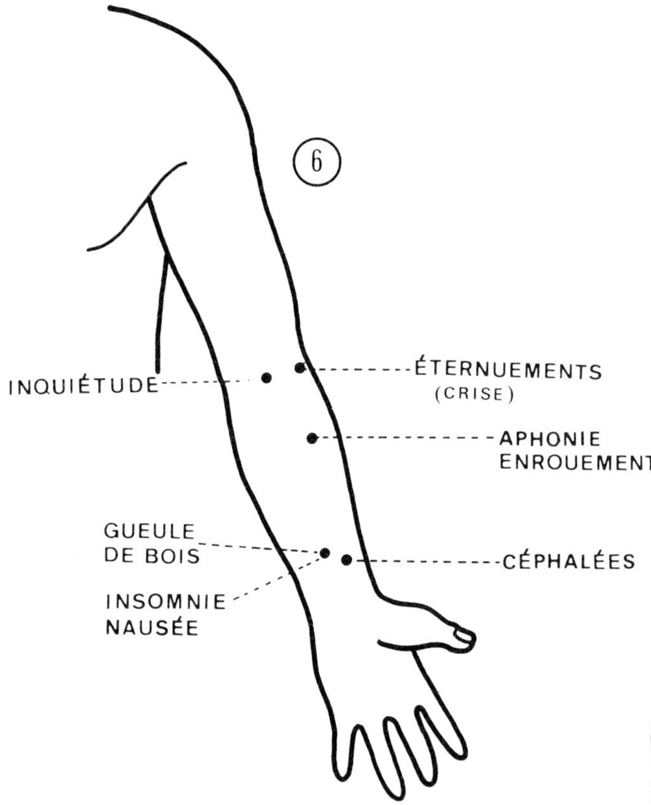
6
INQUIÉTUDE
ÉTERNUEMENTS
(CRISE)
APHONIE
ENROUEMENT
GUEULE
DE BOIS
CÉPHALÉES
INSOMNIE
NAUSÉE

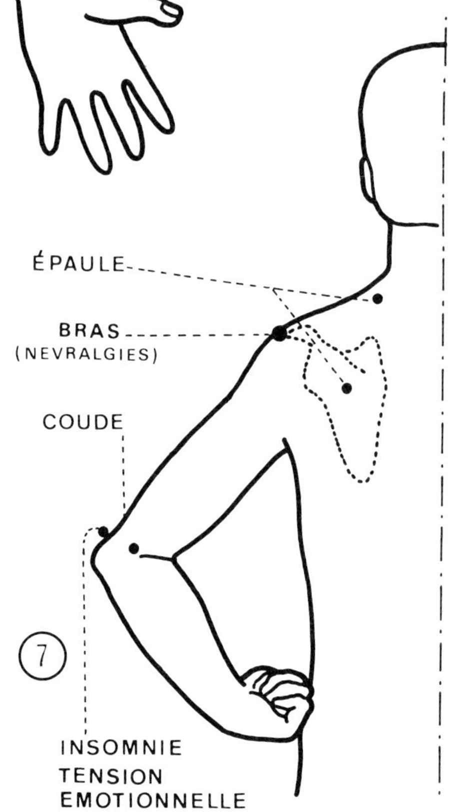
ÉPAULE
BRAS
(NEVRALGIES)
COUDE
7
INSOMNIE
TENSION
EMOTIONNELLE

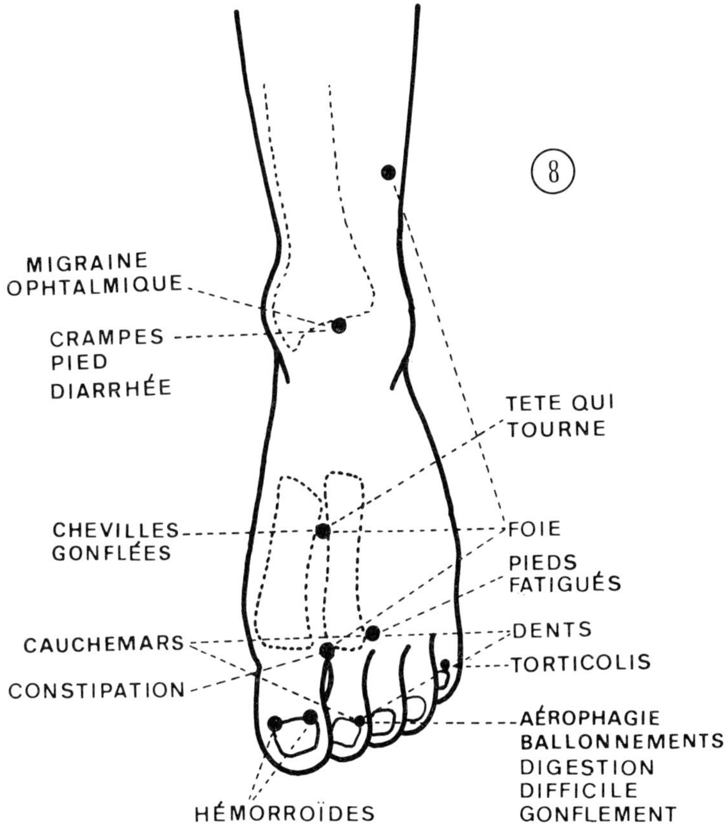
8
MIGRAINE
OPHTALMIQUE
CRAMPES
PIED
DIARRHÉE
TETE QUI
TOURNE
CHEVILLES
GONFLÉES
FOIE
PIEDS
FATIGUÉS
CAUCHEMARS
DENTS
TORTICOLIS
CONSTIPATION
AÉROPHAGIE
BALLONNEMENTS
DIGESTION
DIFFICILE
GONFLEMENT
HÉMORROÏDES

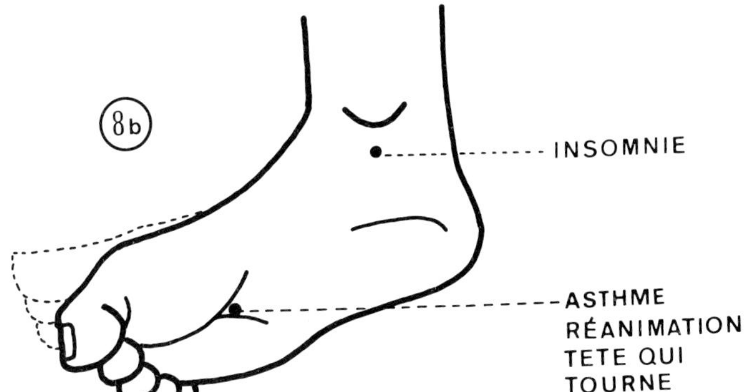
8b
INSOMNIE
ASTHME
RÉANIMATION
TETE QUI
TOURNE

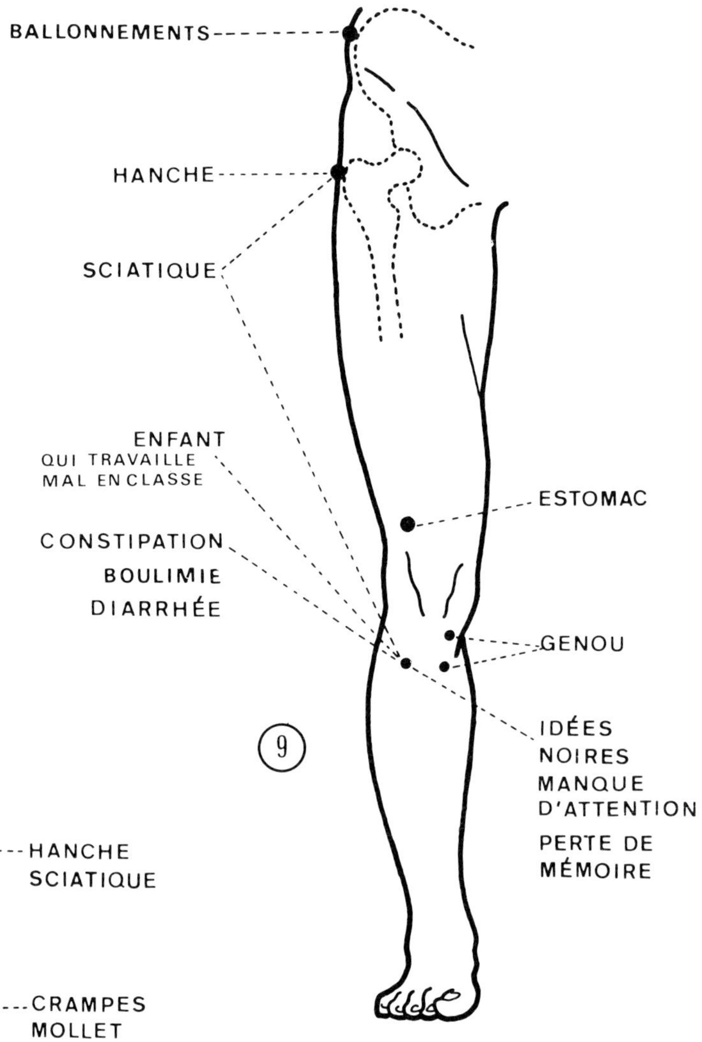
BALLONNEMENTS
HANCHE
SCIATIQUE
ENFANT
QUI TRAVAILLE
MAL EN CLASSE
CONSTIPATION
BOULIMIE
DIARRHÉE
ESTOMAC
GENOU
IDÉES
NOIRES
MANQUE
D'ATTENTION
PERTE DE
MÉMOIRE
9

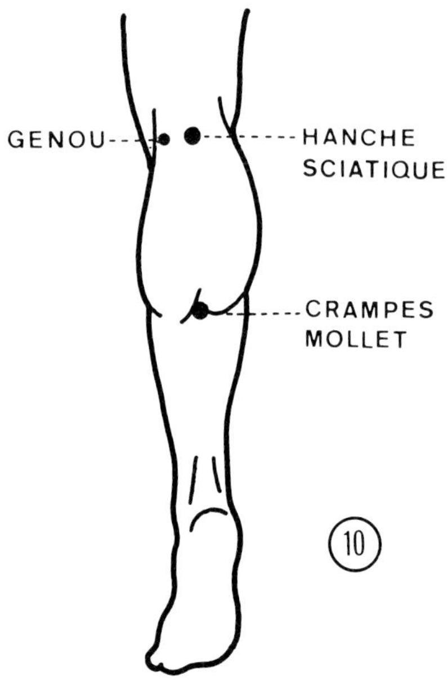
GENOU
HANCHE
SCIATIQUE
CRAMPES
MOLLET
10

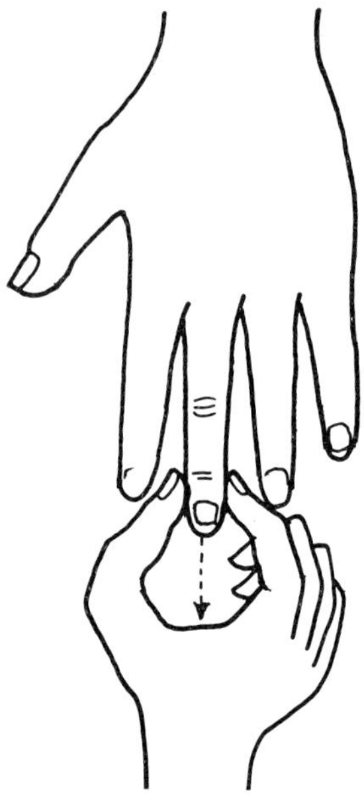

Schéma 63

QUELQUES PETITS « TRUCS » A ESSAYER...

Attente inquiète (schéma 63) :

1) Tirer sur le majeur en pinçant fortement l'extrémité.

2) Avec le pouce, glisser sur la surface interne du bras, selon une ligne médiane, saignée du coude creux de la paume (longuement). (Schéma 64)

Chute des cheveux :

Do in de la tête

— glisser le long des méridiens V et VC.

— Pressions à la base de la 7e cervicale. (Schéma 65)

Cœur (palpitations) :

Presser doucement les pouls carotidiens.

Cœur (malaise — syncope).

1) Tirer fortement sur l'auriculaire gauche.

2) Pression intense (avec l'ongle) sous la base du nez avec en même temps pincements rythmés sur l'extrémité de l'auriculaire.

Coup de froid :

En tenant de chaque main les bouts d'une serviette roulée, frotter fort de long en large, les fenêtres du ciel.

Coup de soleil, coup de chaleur :

Boucher la narine droite, et faire pendant 3 minutes au moins, des respirations par la narine gauche. Reprendre plusieurs fois dans la journée.

Crampes d'estomac :

1) Presser en rond le nombril avec la paume de la main.

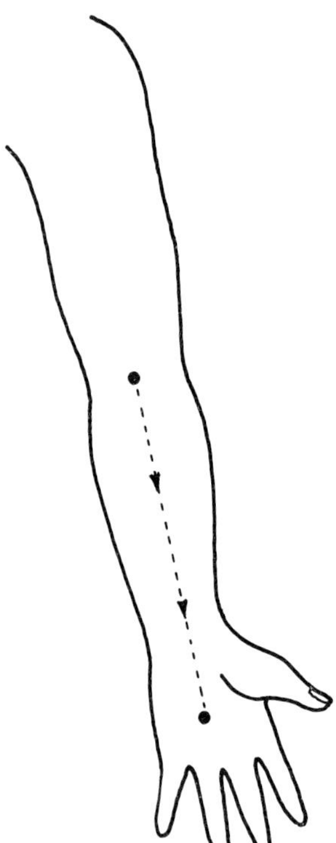

Schéma 64

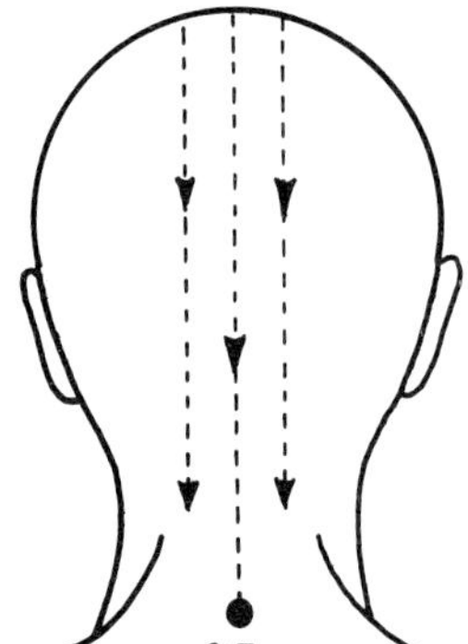

Schéma 65

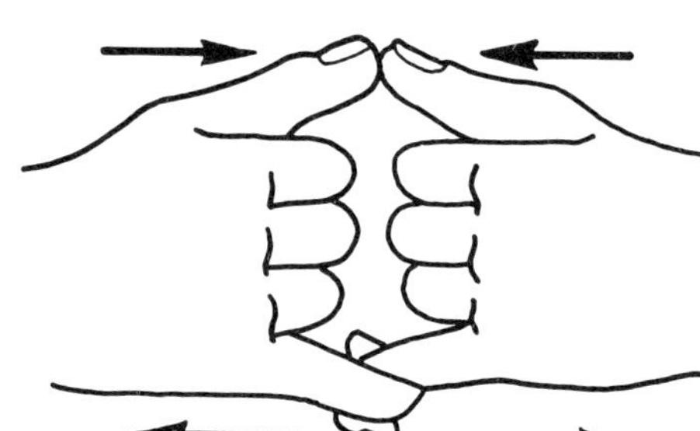

Schéma 66

2) Faire des pressions avec le pouce autour du nombril.

Crampe du mollet :

Pincer fortement le 5e orteil tout en appuyant sous le genou sur la ligne médiane (à environ 3 cm du pli).

Ebriété :

Avec la paume de la main, appuyez fortement sur la pointe du nez en tournant.

Fatigue, manque d'entrain :

Une cinquantaine de pressions dans le creux des paumes.

Hoquet :

— Croiser et accrocher les petits doigts entre eux. Tirer les petits doigts, tout en pressant les pouces l'un contre l'autre jusqu'à... disparition du hoquet. (Schéma 66)

ou :

— Pincer entre les ongles des pouces et majeur, la 1re articulation des majeurs... le temps nécessaire. (Schéma 67)

ou encore :

— Poser le talon des mains sur les yeux, et faites des pressions douces.

Genou :

— Glisser fortement ou presser le bord externe de la plante du pied, du creux au talon. (Schéma 68)

Insomnie :

— Glisser le long de la pulpe du gros orteil gauche : avec l'ongle de la main droite, descendre de la pointe vers la base, et remonter. Pendant... un certain temps.

— Avec le pouce, presser plusieurs fois la pulpe de chaque doigt.

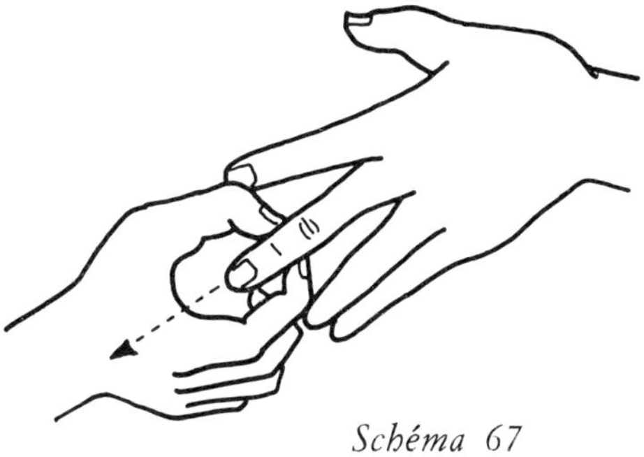

Schéma 67

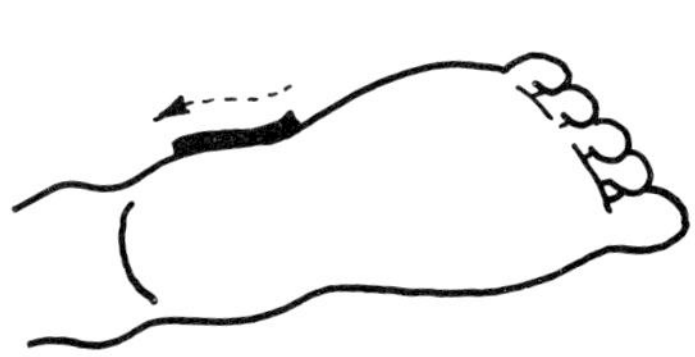

Schéma 68

Mal de gorge :

— Avec l'ongle du pouce gauche, presser l'angle de l'ongle du pouce droit, tout en déglutissant jusqu'à ce que vous ne sentiez plus d'irritation dans la gorge. Reprendre plusieurs fois au cours de la journée.

Mal des transports :

— Accrocher les petits doigts entre eux, et maintenir.

Nez bouché :

— Poser les index sur les majeurs, et faites des pressions depuis la base, le long des parois du nez. (Schéma 69)

ou :

— Presser longuement la pulpe des orteils.

Oreilles (douleur) :

1) Ouvrir la bouche, et presser le creux qui se forme devant l'oreille.

2) Remonter en spirale, la projection de l'oreille sur le crâne.

Saignement de nez :

— Mettre la tête en arrière, main gauche sur le front, et avec le pouce droit presser en tournant les fenêtres jusqu'à cessation de l'écoulement.

— Pincer les côtés des orteils et des doigts.

Sommeil intempestif :

— Glisser le doigt sous la lèvre supérieure jusqu'à la jointure de la lèvre, et presser fortement.

Toux :

— Avec le bout des doigts, glisser du menton jusqu'à la pomme d'Adam, plusieurs fois. (Schéma 70)

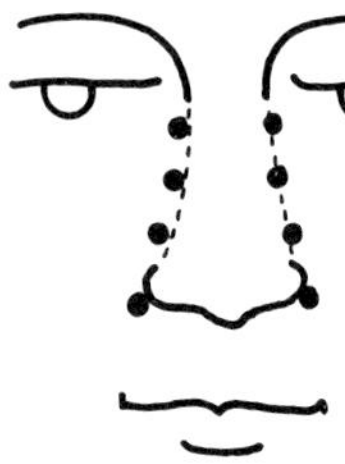

Schéma 69

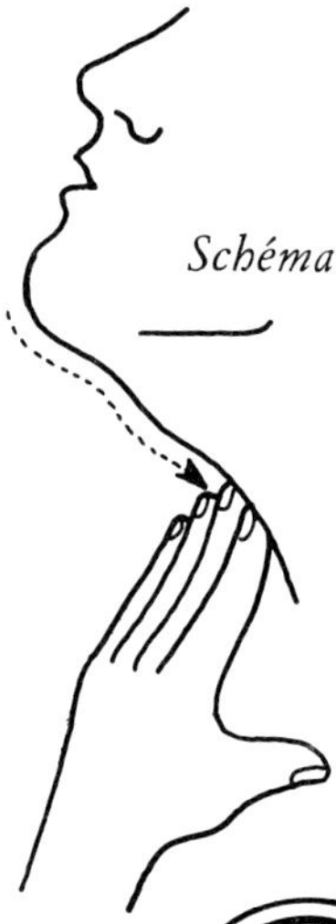

Schéma 70

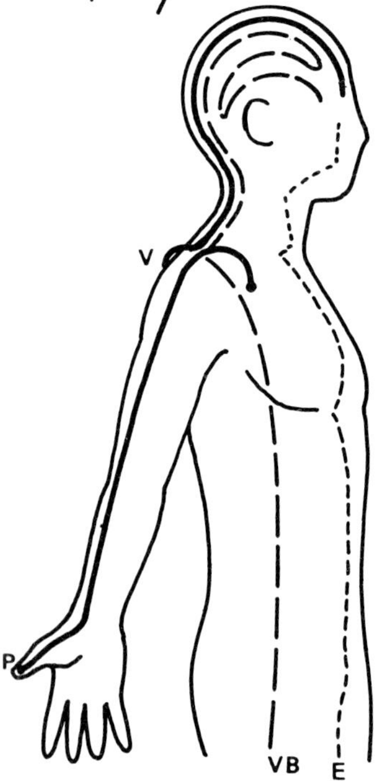

Schéma 71

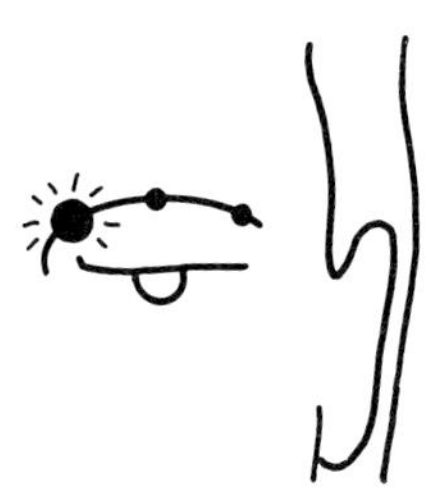

Schéma 72

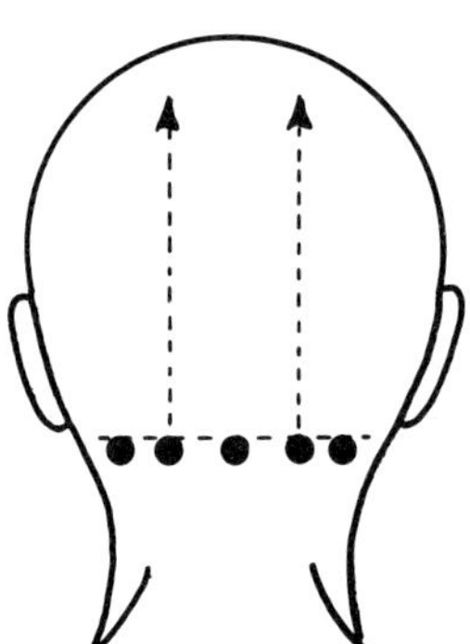

Schéma 73

Quant aux migraines :

— Douleur à *l'avant* de la tête.

— Appuyer en glissant les méridiens E et P.

— Douleur d'*un côté* de la tête.

— Appuyer VB depuis le côté de l'œil sur son trajet crânien.

— Douleur à *l'arrière* de la tête.

— Glisser sur les méridiens V depuis le coin de l'œil en remontant et contournant la tête jusqu'à la base de la nuque. (Schéma 71)

Et encore selon les endroits douloureux, pratiquer une ou plusieurs manœuvres.

— Pincer très fortement la chair entre les 2 sourcils pendant 30 secondes environ.

— Pincer en tournant la racine du nez entre pouce et majeur d'une main tandis que l'autre main empaume l'occiput à la base, en appuyant légèrement.

— Presser la racine du nez en tournant jusqu'au fond des creux, de l'arête du nez vers l'intérieur.

— Presser les encoches le long de l'arcade sourcilière en insistant sur la 1re encoche près du nez. (Schéma 72)

— Etirer longuement le front au-dessus des sourcils, vers les tempes.

— Pressions avec les pouces tout autour des tempes.

— Appliquer le talon des mains sur les tempes, presser intensément, lâcher et reprendre.

— Pressions profondes sur le point central de la base du crâne, suivies de pressions dans les fenêtres du ciel et de pressions glissées en remontant des creux vers le sommet de la tête. (Schéma 73)

— Pressions glissées :

1) Avec les pouces, glisser en remontant le long du bord postérieur de la mastoïde, et tourner le long du crâne jusqu'au point central.

2) Même trajet remontant, et tourner environ 2 centimètres plus haut, jusqu'à la ligne médiane.

3) Même trajet remontant mais continuer à monter, en contournant les oreilles. (Schéma 74)

Schéma 74

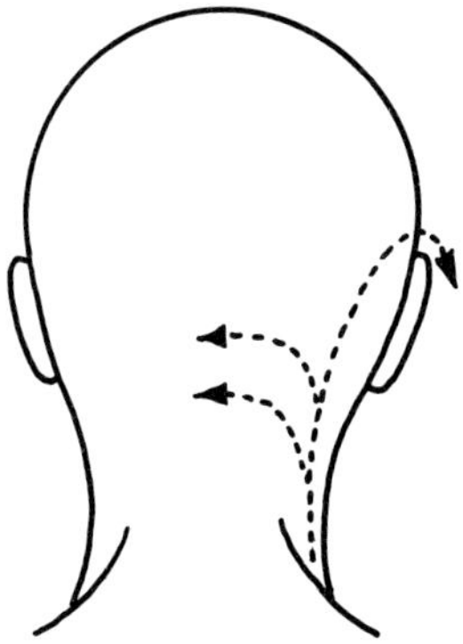

TABLE DES PLANCHES ET DESSINS
(autres que ceux des exercices

Achevé d'imprimer le 6 janvier 1992
dans les ateliers de Normandie Roto S.A. à Lonrai (Orne)
N° d'impression : I1-2386

Dépôt légal : janvier 1992